LE DROIT D'EXERCICE DES VÉTÉRINAIRES ÉTRANGERS ET/OU JUIFS AVANT, PENDANT ET APRÈS VICHY

Le parcours de Léon Palaria, vétérinaire juif roumain, et de plusieurs de ses confrères

Historiques

La collection « Historiques » a pour vocation de présenter les recherches les plus récentes en sciences historiques. La collection est ouverte à la diversité des thèmes d'étude et des périodes historiques.

Elle comprend trois séries : la première s'intitulant « travaux » est ouverte aux études respectant une démarche scientifique (l'accent est particulièrement mis sur la recherche universitaire) tandis que la deuxième intitulée « sources » a pour objectif d'éditer des témoignages de contemporains relatifs à des événements d'ampleur historique ou de publier tout texte dont la diffusion enrichira le corpus documentaire de l'historien ; enfin, la troisième, « essais », accueille des textes ayant une forte dimension historique sans pour autant relever d'une démarche académique.

Dernières parutions

Jean-Louis RIZZO, *Le général Sarrail (1856-1929), Un sabre pour la République*, série « Travaux », 2025.
Yajaira VARGAS VELASQUEZ, *Bretons dans la mer des Caraïbes. Dans les pas des marins bretons à l'époque moderne*, série « Travaux », 2025.
Janine et Jean-Claude FOURRIER, *Anatomie d'une rue de Bordeaux. La rue Bouffard, au fil du temps,* série « Travaux », 2025.
Jean-Luc BOULY, Envahir l'Angleterre ! *L'impossible défi de Napoléon Bonaparte*, 2 tomes, série « Travaux », 2025.
Régis MARTIN, *Classique contre gothique. L'architecture contre-nature*, série « Travaux », 2025,
Guy BRUNET, *Destins algériens au XXe siècle*, série « Travaux », 2025.
Kerryan CAMPOURCY, *Une armée, une nation, un regard controversé. Retour d'expérience et perception de la mobilisation d'une armée française en reconstruction en 1887*, série « Travaux », 2025.
Sabrina JUILLET GARZON, *Charles Stuart, prince de Galles, et le duc de Buckingham en Espagne. 1623. Histoire d'un désastre diplomatique*, série « Travaux », 2025.
Valentin MACHUT, *La royauté au Xe siècle en Francie occidentale selon Richer de Reims et Gerbert d'Aurillac*, série « Travaux », 2025.
Jérémy MALOIR, *Portraits et destins des ministres de la Révolution française*, série « Travaux », 2025.
Calixte BANIAFOUNA, *Le néocolonialisme français à l'épreuve du panafricanisme Une histoire de la « patate chaude » (1960–2025),* série « Travaux », 2025.
Patricia JEAN-MARIE, *L'Église et l'esclavage en Martinique, Guadeloupe et Saint-Domingue. Des débuts de la colonisation à la fin de l'Ancien Régime (1635-1794),* série « Travaux », 2025.

Yves Soyeux

LE DROIT D'EXERCICE DES VÉTÉRINAIRES ÉTRANGERS ET/OU JUIFS AVANT, PENDANT ET APRÈS VICHY

Le parcours de Léon Palaria, vétérinaire juif roumain, et de plusieurs de ses confrères

Préface de Gérard Larcher

L'Harmattan

En couverture : Portait de Léon Palaria, extrait du photomontage de David Diamant *« Portraits de douze résistants d'origine bessarabienne : Héros bessarabiens morts pour la liberté. Gloire immortelle »* (Référence : ML_A2_72.jpg). Avec l'autorisation du Mémorial de la Shoah. Musée, centre de documentation, service Photothèque. Ce portrait est maintenant consultable sur le mur numérique du Mémorial de la Shoah.

5-7, rue de l'École-Polytechnique, 75005 Paris
http://www.editions-harmattan.fr
ISBN 978-2-336-57284-0
EAN : 9782336572840

À mes chers enfants,
Emmanuel et Maïa

À mes chers petits-enfants,
Orelle et Dan,
Nathan, Yossef Chlomo, Yitzhak, Yehoudit Sim'ha, Sarah, Arié,
Hadassa et Yaacov

À mes chers arrière-petits-enfants,
Michaël Yehouda, Esther Léa, Moshé Arié, Benyamin et Méir
Michaël Yitzhak, Yaacov et Yehouda,
Michaël et Ayala
...

À la mémoire du docteur vétérinaire Léon Palaria (1909-1944)

« Quand le passé n'éclaire plus l'avenir,
l'esprit marche dans les ténèbres. » (Tocqueville)

Grâce à vous, lectrices et lecteurs, la mémoire se transmet.
Soyez-en remerciés !

Avertissements orthographiques

1. De nombreux noms de lieu sont cités dans le présent ouvrage. Leur graphie peut être variable d'un document à l'autre, d'une époque à l'autre. En règle générale, le choix a été fait, à la première occurrence d'un nom de lieu, de respecter la graphie du document consulté et de signaler, en note de bas de page, les autres graphies rencontrées selon les documents consultés.

La même modalité a été adoptée pour les patronymes.

2. La graphie du mot "juif" respecte les conventions suivantes : si le mot est un substantif, la lettre "J" est une majuscule, si le mot est un adjectif, le "j" est une minuscule. Toutefois, lorsque dans le présent ouvrage, un extrait de la source consultée est reproduit tel quel, la convention retenue est de le mettre entre guillemets et en italiques et de respecter alors pour le mot "juif" la graphie d'origine.

Préface

Il n'est pas rare que l'Histoire se dévoile au travers de parcours personnels. Le lecteur se retrouve alors immergé au plus proche de ce qui a pu être vécu. Et touche du doigt le réel dans sa complexité comme dans son caractère tragique.

C'est par l'étude de ces trajectoires de vie, en particulier celle de Léon Palaria, que le Professeur Yves Soyeux nous livre une contribution déterminante pour la compréhension de l'Histoire de la profession vétérinaire sous le régime de l'État français, près de trois décennies après l'émergence d'une controverse à ce sujet.

Six vétérinaires ont alors été frappés d'interdiction d'exercice par le ministère de l'Agriculture parce qu'étrangers, et pour certains juifs. Quand bien même ils auraient été naturalisés ou exerçaient déjà sur le sol français lors de la loi de 1938, et alors qu'ils étaient appréciés et loués pour leurs compétences par la population, notamment par les éleveurs. En somme, du simple fait qu'ils étaient nés ailleurs, et malgré leur pleine intégration dans la société. Ce faisant, le régime de l'État français rompait avec une tradition d'accueil des vétérinaires, notamment à partir des pays de l'Europe centrale et orientale.

Preuve qu'eux ne souhaitaient pas renoncer à la devise et aux valeurs de la République auxquelles ils croyaient, plusieurs de ces vétérinaires se sont engagés dans la Résistance ; l'un d'entre eux – Léon Palaria – y a laissé sa vie.

Le 22 juillet dernier, une cérémonie était organisée au ministère de l'Agriculture et de la Souveraineté alimentaire à l'initiative du Conseil national de l'Ordre, pour rendre hommage aux vétérinaires iniquement interdits d'exercice par le régime de l'État français. Athanas Ivanoff, Simon Kirmaier, Petko Maltcheff, Boris Marcoff, Michel Kirsch et Léon Palaria, ces confrères aux parcours et aux destins si différents, ont reçu à cette occasion la réparation symbolique qui leur était due, pour l'indignité dont ils ont été injustement atteints. Car il est de notre devoir non seulement de réparer, mais de faire vivre cette mémoire, si douloureuse soit-elle.

L'ouvrage du Professeur Soyeux a été déterminant pour que cette démarche voie le jour et constitue une lecture indispensable à qui veut comprendre, de façon incarnée et documentée, comment l'exercice de la profession vétérinaire a été également touchée par ce qui reste l'une des plus grands drames de notre Histoire, quand notre Nation s'est effondrée, et notre République s'est effacée. À ne jamais oublier.

Gérard Larcher
Docteur vétérinaire
Président du Sénat

Liste des principales abréviations

AD	Archives départementales
AN	Archives nationales
APP	Archives de la préfecture de Police de Paris
art. cit.	article déjà cité
ATE	Autorisation temporaire d'exercice
cf.	*confer* (comparez avec)
CEE	Communauté économique européenne
CGQJ	Commissariat général aux questions juives
CSC	Commission supérieure de contrôle
CSEV	Conseil supérieur de l'enseignement vétérinaire
éd.	éditeur/édition
CNOV	Conseil national de l'Ordre des vétérinaires
CPLMV	Collectif pour la mémoire vétérinaire
CSOV	Conseil supérieur de l'Ordre des vétérinaires
DSV	Directeur (ou Direction) des services vétérinaires
EEE	Espace économique européen
ENV	École(s) nationale(s) vétérinaire(s)
ENVA	École nationale vétérinaire d'Alfort
ENVL	École nationale vétérinaire de Lyon
ENVT	École nationale vétérinaire de Toulouse
EVC	Épreuves de vérification des connaissances

FFI	Forces françaises de l'intérieur
FTP	Francs-Tireurs Partisans
JOA	*Journal officiel de l'Algérie*
JOCE	*Journal officiel des Communautés européennes*
JOEF	*Journal officiel de l'État français*[1]
JORF	*Journal officiel de la République française*
JOUE	*Journal officiel de l'Union européenne*
MRLC	Maladies réputées légalement contagieuses
NC	Numéro complémentaire
NDLR	Note de la rédaction
NP	Non paginé
op. cit.	ouvrage déjà cité
p.	page
Padhue	Praticiens à diplôme hors Union européenne
PCC	Parcours de consolidation des compétences
pp.	pages
R.	rectificatif
Rec.	Recueil
SNVF	Syndicat national des vétérinaires de France
UE	Union européenne
vol.	volume

[1] Intitulé en vigueur du 4 janvier 1941 au 25 août 1944.

Prologue

Ce prologue présente la genèse des recherches entreprises pour connaître les conditions légales d'exercice des vétérinaires des années 30 aux années 40, notamment ceux d'origine étrangère dont certains étaient juifs. La bibliographie disponible sur cette question est en effet réduite. Il semble que le discours du 16 juillet 1995 de Jacques Chirac[1], Président de la République en exercice, ait permis de s'interroger à nouveau sur l'édiction de réglementations par le Gouvernement de Vichy devenant plus contraignantes et qui n'ont pas épargné la profession vétérinaire pendant la Seconde Guerre mondiale.

1. Dans un article de 1997 intitulé *« Quels fonts baptismaux pour le Conseil de l'Ordre ? »*[2], Michel Roca, docteur vétérinaire, praticien à Toulouse, signale la publication dans la Revue de médecine vétérinaire[3] du *« texte de la loi du 31 décembre 1941 (J.O., 27 janvier 1942) sur l'exercice de la médecine vétérinaire et de la chirurgie des animaux, venant remplacer et aggraver une loi du 12 novembre 1940, première loi exigeant la nationalité française d'origine pour exercer. »* Il en cite l'article 1er énonçant cette condition et ajoute que l'article 2 précise toutes les possibilités de dérogation, notamment celles relatives à certains des Alsaciens et Lorrains réintégrés de plein droit dans la nationalité française à compter du 11 novembre 1918. L'auteur poursuit en signalant que le Recueil de médecine vétérinaire et la Revue de médecine vétérinaire publieront régulièrement, sous la rubrique anodine intitulée *« Informations diverses »*, le nom des personnes d'origine étrangère autorisées à exercer

---

[1] *« Ne rien occulter des heures sombres de notre Histoire, c'est tout simplement défendre une idée de l'Homme, de sa liberté et de sa dignité. C'est lutter contre les forces obscures, sans cesse à l'œuvre. Cet incessant combat est le mien autant qu'il est le vôtre. »* Discours prononcé à l'occasion du 53e anniversaire de la Rafle dite du Vèl d'Hiv (16-17 juillet 1942).

[2] La Semaine Vétérinaire, n° 870, 25 octobre 1997, pp. 4 et 6.

[3] Revue de médecine vétérinaire, Tome XCII, Nouvelle série, Tome IV, mars 1943, p. 45.

la médecine et la chirurgie des animaux et celui de celles à qui cela est désormais interdit[4]. Ainsi, dans le Recueil de médecine vétérinaire, Tome CXIX, n° 3, mars 1943, à la page 48, figure la liste de quatre vétérinaires praticiens d'origine étrangère auxquelles l'exercice de la médecine vétérinaire est interdit :

M. IVANOFF (A.), exerçant à Gimont (Gers).

M. MALTCHEFF (P.), exerçant à Salers (Cantal).

M. MARCOF (B.), exerçant à Lignac (Haute-Vienne).

M. PALARIA (L.), exerçant à Paris.

Il convient de noter que ni la source de cette information ni l'identité de l'auteur de cette interdiction ne sont mentionnées dans le Recueil de médecine vétérinaire. Sans que cela soit écrit explicitement, le ton de cet article et le contexte de sa publication (cf. paragraphe suivant) laissent entendre que l'ordre des vétérinaires est l'auteur de l'interdiction d'exercice de ces quatre vétérinaires.

En effet, l'article publié dans la Semaine vétérinaire comportait en encadré une lettre ouverte de Michel Roca au Président de l'Ordre des vétérinaires. En voici quelques extraits : *« L'Ordre des vétérinaires doit faire repentance, à l'instar de l'Ordre des médecins ou de l'Église de France. [...] L'Ordre a été, à la naissance, une émanation du régime de Vichy [...], à sa façon, un instrument de la politique vichyste. [...] [Il n'a] jamais officiellement protesté [...] contre l'interdiction d'exercer infligés aux vétérinaires non nés de père français. [...] L'Ordre accroîtra son autorité morale s'il reconnaît aujourd'hui ses graves fautes et manquements d'hier. [...] Il vaut mieux, monsieur le Président, assumer son passé et reconnaître ses fautes, même cinquante-cinq ans après, même si on n'est pas soi-même directement responsable, que de faire silence. Il y va de l'honneur et de la grandeur de notre profession. »*

2. Cette lettre ouverte ne laissa pas indifférent le Président du Conseil Supérieur de l'Ordre des vétérinaires de l'époque, le Professeur Michel Lapras. Il y répond fin 1997[5] dans la dernière partie de son éditorial intitulé

---

[4] La Revue de médecine vétérinaire n'a pas publié cette information. Elle a publié une seule fois, dans la rubrique" Documents officiels", un arrêté d'autorisation d'exercice pour des vétérinaires étrangers (arrêté du 12 juin 1943) en précisant sa date de publication au Journal officiel, 4 août 1943 (Revue de médecine vétérinaire, Tome XCII, Nouvelle série, Tome IV, septembre-octobre 1943, p. 231).

[5] Lapras (Michel), *L'Ordre, l'Anniversaire et la Souvenance*, Revue de l'Ordre des vétérinaires, 4e trimestre 1997, pp. 158-160.

« L'Ordre, l'Anniversaire et la Souvenance » : « Quelles que soient les époques, il se trouve toujours des voix pour hurler avec les loups. Dans le contexte actuel, certains au demeurant rares ont jugé sans autre procès ni considération, que notre Ordre et son Président, à l'instar d'autres institutions, devaient faire « repentance ». Le seul reproche avancé était d'avoir existé, même sous une forme différente, durant la dernière guerre, entre 1942 et 1947. Cette démarche ne m'a pas laissé indifférent, mais je ne suis pas d'un tempérament à me couvrir la tête de cendres, sous le seul prétexte que c'est chose ordinaire par les temps qui courent. J'ai donc voulu savoir et me suis livré à un travail de « mémoire » rassemblant les documents enfouis au plus profond de nos archives poussiéreuses. [...] Que furent à cette époque les responsables de notre organisation professionnelle ? Que l'on se rassure : tous les documents que j'ai eus entre les mains (et ils sont disponibles pour qui voudraient les consulter) prouvent que nos anciens, au sein des Conseils régionaux comme au sein du Conseil Supérieur, firent de leur mieux pour faciliter l'exercice professionnel de tous nos confrères. J'ai vu des israélites, dont je pourrai citer les noms, autorisés à exercer par dérogation aux lois de 1941, j'ai vu des étrangers également protégés, et naturalisés dès que la possibilité en fut venue. [...] C'est faire un mauvais procès que vouloir à tout prix jeter l'opprobre sur les responsables de notre organisation professionnelle durant cette période difficile de notre histoire nationale. Ils ont voulu seulement que notre profession continue à exister. C'est faire offense à leur honneur et à leur dignité, alors qu'ils n'ont pas démérité. »

L'invitation du Professeur Michel Lapras à venir consulter les documents de cette époque disponibles au Conseil supérieur de l'Ordre ouvrait des perspectives pour les chercheurs s'intéressant à cette période. Pour mener la présente recherche entamée en 2017, la consultation des archives du CSOV s'imposait. Mais l'invitation du Professeur Lapras de 1997 avait-elle encore cours ? Il était permis d'en douter à la lecture de la page 15 de la thèse d'Audric Capella faisant état de ses demandes restées infructueuses auprès des différents conseils de l'ordre de professions médicales et paramédicales[6] : *« Les Archives nationales et les comptes-rendus détenus à Pierrefitte-sur-Seine et à Fontainebleau ont permis de remédier à l'absence de réactivité des dirigeants des conseils de l'ordre et des principaux groupements*

[6] Audric Capella, *L'encadrement des professions libérales en France : l'exemple du corps médical de la IIIe République à la IVe République. De la conception à la confirmation des ordres de santé.* Thèse de doctorat en droit, Université Nice Sophia Antipolis – Faculté de droit et science politique, 23 novembre 2015, 850 pages.

médicaux quant à la conservation de leurs archives privées. Les fonds de la Confédération des syndicats médicaux portant sur la période allant de la IIIe République à la Libération auraient ainsi, selon le secrétaire général de l'institution, Pierre Levy, entièrement « disparu » en raison de leur ancienneté. En dépit d'une ouverture supposée au public, les archives des conseils nationaux des ordres de santé demeurent également sensiblement hermétiques à toute tentative de recherches universitaires. Les courriers et appels répétés à destination des présidents des ordres des médecins, pharmaciens, chirurgiens-dentistes et vétérinaires sont à cet égard restés lettre morte et seule la présidente du Conseil national de l'Ordre des sage-femmes, madame Marie Josée Keller, a accepté de divulguer quelques éléments d'information. Ces derniers étaient toutefois aussi rares que parcellaires en raison de l'absence de conservation par le groupement d'un quelconque fonds privé antérieur à la Ve République ».

Pourtant, dès 1997, la circulaire *« Jospin »* permet aux chercheurs d'accéder aux archives publiques de la période 1940-1945 en sollicitant des dérogations aux dispositions de la loi n° 79-18 du 3 janvier 1979 sur les archives[7]. Puis, en 2015, un arrêté du 24 décembre 2015[8] prévoit une dérogation générale destinée à faciliter l'accès aux archives publiques relatives à la Seconde Guerre mondiale.

C'est dans ce contexte que des démarches ont été engagées auprès du Conseil national de l'Ordre des vétérinaires (CNOV)[9]. La loi du 23 août 1947 relative à l'institution d'un ordre national des vétérinaires[10] précise, en son article 24, que *« Les archives et tous documents des chambres de discipline de l'ordre dissous seront remis au conseil supérieur de l'ordre qui en assurera la répartition »*. Ainsi, en septembre 2017, Nathalie Roussarie, docteur en histoire, est allée consulter les archives du CNOV en son siège parisien. Elle n'y a pas trouvé trace de ce à quoi le Professeur Michel Lapras fait allusion dans son article précité[11]. L'auteur du présent ouvrage a fait la même constatation lorsqu'il est allé lui aussi consulter ces

---

7 Circulaire du 2 octobre 1997 relative à l'accès aux archives publiques de la période 1940-1945 (JORF, 3 octobre 1997, pp. 14339-14340).

8 Arrêté du 24 décembre 2015 portant ouverture d'archives relatives à la Seconde Guerre mondiale (JORF, 27 décembre 2015, texte 2 sur 196).

9 En vertu de l'article 4 de l'ordonnance n° 2015-953 du 31 juillet 215 relative à la réforme de l'ordre des vétérinaires (JORF n° 0177 du 2 août 2015, texte n° 24) créant l'article L. 242-3-1 du code rural et de la pêche maritime, le CNOV remplace le CSOV.

10 Loi n° 47-1564 du 23 août 1947 relative à l'institution d'un ordre national des vétérinaires (JORF du 24 août 1947, pp. 8375-8377).

11 Nathalie Roussarie-Sicard, septembre 2017 (communication personnelle).

archives le 9 janvier 2020, obligeamment mises à sa disposition par Marc Veilly, secrétaire général du Conseil national de l'ordre des vétérinaires. Le nombre des courriers et documents que ces archives renferment est peu important, ils occupent un seul carton (dimensions en cm : 25x23x10). Une seconde consultation plus minutieuse effectuée le 13 juillet 2023 donne des résultats similaires. On y trouve principalement des échanges de correspondance et des circulaires adressées aux présidents des conseils régionaux de l'époque. Certaines de ces lettres ou circulaires font référence à des documents qui ne sont pas dans le dossier[12]. Au total, un très faible nombre des documents consultables se révèle utile pour la présente recherche, mais rien de ce dont parle le Professeur Michel Lapras à propos des Israélites et des étrangers protégés n'y figure. En 2024, 19 petits classeurs logeant dans un carton de 30x30x20 cm, empruntés pour inventaire, ont été rapatriés au siège du CNOV. De leur consultation effectuée le 17 juillet 2025, il ressort qu'ils rassemblent les correspondances entre le CSOV et les conseils régionaux et n'apportent que peu d'éléments exploitables pour la présente recherche (cf. infra, points 44 et suivants).

3. Presque vingt ans après la publication de son article, Michel Roca décide avec Lionel Darrasse, docteur vétérinaire à Canet-en-Roussillon, et Céline Lefrou de la Colonge, auxiliaire vétérinaire, de créer le Collectif pour la Mémoire vétérinaire et de rassembler sur le site internet du même nom[13] le résultat de leurs recherches. Ce site comporte une fiche consacrée à Léon Palaria. On y lit notamment que *« le conseil de l'Ordre des vétérinaires interdit d'exercice en mars 1943 le docteur vétérinaire Léon Palaria, praticien à La Garenne Colombes près de Paris parce qu'il n'est pas français ni né de père français, selon les termes de la loi du 31-12-1941. Il envoie le docteur vétérinaire Léon Palaria à une mort certaine : Léon Palaria est juif de Bessarabie. Interdire d'exercice un juif à cette époque, c'est l'exposer à l'arrestation par la police française, à la spoliation de tous ses biens, à l'internement puis à la déportation et l'extermination en chambre à gaz par les nazis. »* Partant sans doute du constat que, de nos jours, tout vétérinaire praticien doit se faire inscrire au tableau de l'Ordre des vétérinaires pour pouvoir exercer, l'hypothèse qui

[12] C'est le cas de la circulaire du 1er juin 1943 à laquelle renvoie celle du 7 juillet 1943. C'est aussi le cas du questionnaire à renseigner par les vétérinaires pour leur inscription à l'ordre des vétérinaires, annoncé dans la lettre-type du président de chaque conseil régional.

[13] Memoireveterinaire.eklablog.fr

parait la plus vraisemblable aux rédacteurs de la fiche est celle d'une décision d'interdiction d'exercice prononcée par cette instance. Comme cela est indiqué plus loin (cf. infra, point 27), cette hypothèse, que les auteurs présentent comme un fait établi sans en apporter la preuve, est erronée.

Le 15 décembre 2015, jour anniversaire de la mort de son grand-père maternel fusillé par les nazis[14], Jacqueline Peker, docteur vétérinaire, rescapée du génocide des Juifs d'Europe entre 1939 et 1945, a adressé une lettre, restée sans réponse à ce jour, au ministre de l'Agriculture. En voici quelques extraits[15] : *« Je vous écris pour vous demander solennellement de réhabiliter le docteur vétérinaire Léon Palaria, vétérinaire juif bessarabien, diplômé de l'École nationale vétérinaire de Maisons Alfort en 1933, interdit d'exercice par un jugement de l'Ordre des vétérinaires en mars 1943 en tant qu'étranger. [...] J'espère que vous saurez user de votre autorité sur l'Ordre des vétérinaires qui n'a toujours pas répondu à cette demande de révision portée par plus de 160 signataires. Si par malheur l'Ordre des vétérinaires se refusait à réparer l'injustice criminelle causée par l'Ordre des vétérinaires pendant l'Occupation, il se situerait alors en dehors de la République qui, depuis le discours du Président Jacques Chirac, demande aux institutions de reconnaître les crimes antisémites du régime du Maréchal Pétain et en tant que Ministre de tutelle, vous partageriez alors, avec lui, la responsabilité du crime commis contre Léon Palaria. »*

4. Les trois autres vétérinaires cités plus haut, ainsi que Simon Kirmaier[16] et Michel Kirsch, eux aussi interdits d'exercice (leur situation est évoquée plus loin, respectivement aux points 52 et 48), ont pu survivre à l'Occupation et reprendre leur exercice professionnel après la Libération (c'est une certitude pour le premier nommé, ce n'est qu'une hypothèse pour le second), ce qui ne fut pas le cas de Léon Palaria, qui connut en 1944 une fin tragique comme cela est précisé au point 42.

Le présent ouvrage est spécialement dédié à Léon Palaria et tente de retracer sa vie à partir de quelques témoignages et des documents consultés, notamment aux Archives nationales à Pierrefitte-sur-Seine, au Mémorial de la Shoah, au Service historique de la Défense au château de

---

[14] Feldman Froïm, né le 18 octobre 1891 à Lukow (Pologne), un des 75 otages fusillés au Mont Valérien le 15 décembre 1941 (NDLR).

[15] Le texte intégral de sa lettre est reproduit à l'annexe I.

[16] Nathalie Roussarie : *L'affaire Kirmaier ou le vétérinaire juif et les paysans*, Bull.soc.fr.hist.méd.sci.vét., 2017, 17 : 71-82.

Vincennes et au Service des Archives de la Préfecture de Police de Paris au Pré-Saint-Gervais[17]. Des informations complémentaires sont également données, d'une part, sur les autres vétérinaires précédemment évoqués, notamment sur la vie qu'ils ont connue entre leur interdiction d'exercice et leur reprise d'activité après la Libération, et, d'autre part, sur les vétérinaires étrangers ou d'origine étrangère autorisés à exercer, permettant ainsi d'apporter les précisions juridiques et historiques nécessaires. Seule la présentation de ces cas concrets permet d'appréhender les modalités réelles d'application de la réglementation au fur et à mesure des modifications qu'elle a subies dans les années 30 et 40[18]. En tant que de besoin, des comparaisons sont faites avec les réglementations concernant les médecins étrangers et les membres étrangers d'autres professions paramédicales.

Dans un premier temps, sont présentées les informations retrouvées relatives à Léon Palaria de sa naissance en 1909 jusqu'à son retour à Paris en 1939-1940 **(I)**. Ceci donne l'occasion de préciser la réglementation de l'exercice de la médecine et de la chirurgie des animaux en France par les vétérinaires étrangers ou d'origine étrangère au cours de cette période **(II)**. L'évolution de cette réglementation à l'initiative du Gouvernement de Vichy est ensuite analysée **(III)**. La législation anti-juive est présentée en soulignant les particularités pour le monde vétérinaire **(IV)**. Dans ces trois chapitres (II, III et IV), l'application des réglementations en cause est illustrée au travers de situations individuelles (une cinquantaine de vétérinaires et une vingtaine d'étudiants vétérinaires). Enfin, sont évoquées les dernières années de la vie de Léon Palaria après son interdiction d'exercice **(V)**. L'épilogue rassemble des informations sur la reprise d'activité professionnelle après la guerre par les autres vétérinaires interdits d'exercice et sur la nouvelle réglementation adoptée à la Libération pour les vétérinaires étrangers. Il évoque à grands traits l'évolution de cette réglementation jusqu'à l'époque actuelle.

---

[17] La recherche sur Internet sur Léon Palaria donne très peu de résultats.

[18] Les principaux textes officiels sont rassemblés dans l'appendice situé à la fin du présent ouvrage.

CHAPITRE I.

De la naissance de Léon Palaria en 1909 à son renvoi dans ses foyers à paris en 1939

5. Léon Palaria[1] est né à Beltzi en Bessarabie[2]. Le registre des actes de l'état-civil des Israélites nés dans cette ville en 1909, écrit en texte manuscrit hébreu, indique 2 dates[3] : la 1ère, 7 juin 1909, est celle de sa naissance, la seconde est celle de sa circoncision, intervenue le 8ème jour suivant, soit le 14 juin 1909, opérée par le mohel[4] Yos Krimsky[5]. Transcrit en caractères latins, son nom s'écrit Leyb (ou Leib) Polariya. Léon Palaria est son nom francisé. Dans certains documents, son prénom est Liova, doublet russe de Leib. Il est un des fils de Huma Palaria, né en 1875 à Beltzi, et Feiga Margulis, née en 1885 dans la même ville, tous deux y étant négociants en chaussures[6].

---

[1] Le mot roumain "Palaria" signifie "chapeau".

[2] Beltzi (dénommé aussi Balti ou Baltzi) est une des principales villes de Bessarabie.

[3] Chacune des 2 dates est indiquée selon le calendrier grégorien et selon le calendrier hébraïque. Seule la date en calendrier grégorien est donnée ici, c'est celle qui figure dans les autres documents consultés.

[4] Terme hébraïque désignant le juif pratiquant opérant la circoncision, spécialiste dûment formé à cet effet (p. 225 du *Dictionnaire encyclopédique du judaïsme*, Éditions Robert Laffont, Paris, 1996, 1636 pages).

[5] Source JewishGen, naissances juives de Bessarabie, NARM 211/1/693, microfilm 2328261, article 5, image 26.

[6] Rapport du 6 juillet 1936 du Commissariat Spécial de Police de Vesoul (Notice de renseignements pour demande de naturalisation de Léon Palaria. AN, dossier de naturalisation, 678x37, cote 19770892/24).

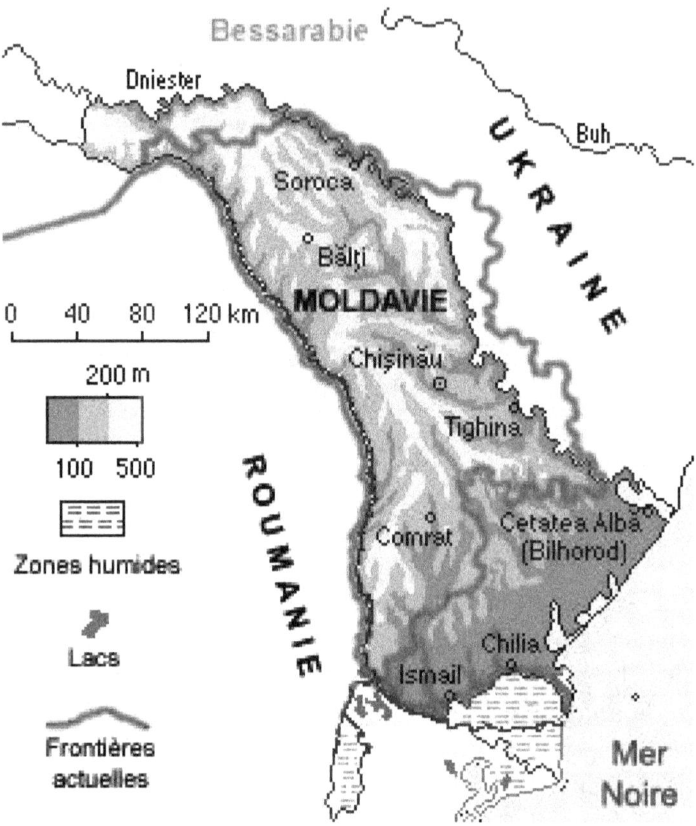

Carte : Spiridon MANOLIU pour Wikipedia Commons

Figure 1. – La Bessarabie

La Bessarabie(cf. figure 1) n'est pas une région indépendante, son appartenance territoriale a plusieurs fois varié au cours des deux siècles précédents[7]. De 1812, date de son annexion, à octobre 1917 (date de la Révolution déclenchée par les bolchéviks), elle est sous l'emprise de l'empire de Russie. La Bessarabie de l'Empire Russe correspond à la partie orientale de l'ancienne Principauté de Moldavie. Dès janvier 1918, tandis que la guerre civile règne en Russie, la Roumanie occupe la Bessarabie. Le traité de Paris du 28 octobre 1920 signé par la France, le Royaume-Uni,

[7] Pour plus de détails, se reporter aux chapitres II (La Bessarabie russe avant l'annexion par la Roumanie), III (Annexion ou union ?) et IV (La Bessarabie sous le régime roumain) de l'ouvrage de Danièle Bruhman, *Exils bessarabiens. Entre Kichineff et Paris, itinéraires d'une association d'émigrés bessarabiens en France (1925-1939)*, L'Harmattan éditeur, Paris, 2012, 265 pages.

l'Italie et le Japon reconnaissait la souveraineté de la Roumanie sur la Bessarabie, mais l'Union soviétique, qui n'était pas représentée, n'a jamais reconnu l'union de la Bessarabie à la Roumanie[8]. Au cours de l'été 1940, elle est intégrée dans l'U.R.S.S[9]. Les 3/4 du territoire sont rattachés à la République socialiste soviétique de Moldavie et le dernier 1/4 à celle d'Ukraine. L'une et l'autre prendront leur indépendance en 1991 en conservant les mêmes frontières. Ces fluctuations ont pu entraîner des conséquences sur la nationalité de Léon Palaria. Les différentes sources consultées ne sont pas concordantes[10]. Pour certaines, il est d'origine russe, pour d'autres, il est roumain, pour d'autres encore, il est bessarabien[11]. Il est établi qu'à son arrivée en France en 1929, il est de nationalité roumaine[12].

6. Léon Palaria (cf. figure 2) fait ses études secondaires en Roumanie au lycée Créanga. De 1927 à 1929, il est inscrit au lycée général Berthelot à Kischineff[13] et y obtient le baccalauréat français[14].

---

[8] Danièle Bruhman, *op. cit.*, chapitres III et IV.

[9] Ionescu (Mihail), *Les relations franco-roumaines de 1938 à 1944*, Revue historique des armées, 244 | 2006, 73-83.

[10] Danièle Bruhman, *op. cit.*, p. 140.

[11] Dans la notice de renseignements pour demande de naturalisation de Léon Palaria, il est précisé qu'il est né à Beltzi (Bessarabie) Roumanie.

[12] Information figurant dans la notice de renseignements pour demande de naturalisation de Léon Palaria.

[13] Parfois orthographié Kichineff ou Kichinev (actuellement capitale de la Moldavie sous le nom de Chisinau). Cette ville est tristement célèbre pour les pogroms qui s'y déroulent au début du XXème siècle (cf. p. 59 du livre de Pierre Birnbaum, *Les larmes de l'histoire. De Kichinev à Pittsburgh*, nrf, Gallimard, 2022. cf. aussi *Prélude à l'affaire Beilis. Les pogroms de Kichinev*, Le Monde Juif, 1963/1, N° 32-33, pp. 63-67, Éditions du Centre de documentation juive contemporaine. Article disponible en ligne à l'adresse https://www.cairn.info/revue-le-monde-juif-1963-1-page-63.htm. cf. enfin Steven J. Zipperstein, *Pogrom - Kichinev ou comment l'Histoire a basculé*, Éditions Flammarion, 2025, 361 pages).

[14] Information figurant dans la notice de renseignements pour demande de naturalisation de Léon Palaria.

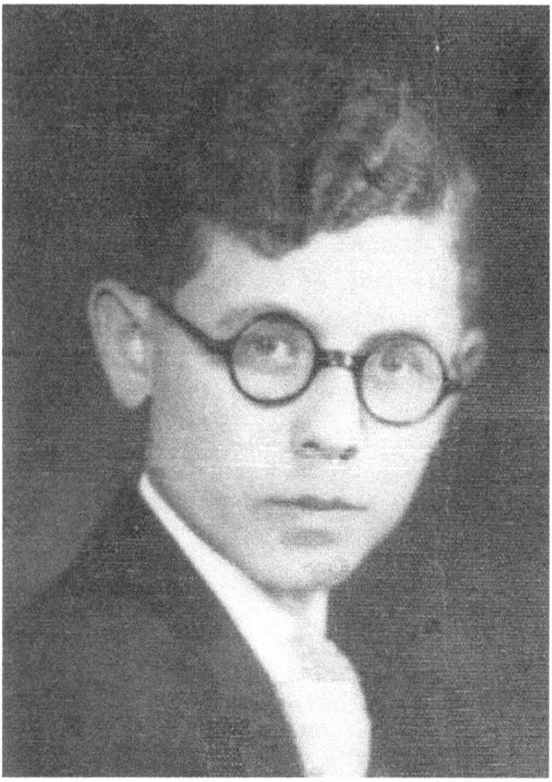

Figure 2. – Léon Palaria[15]

Il se marie le 19 novembre 1929 à Chisinau[16] (Roumanie) avec Hana Vorona, fille de Berco-Leizer Vorona[17] et de Riveca Zaimann, commerçants dans cette ville. Hana est née le 12 décembre 1908 à Chisinau[18].

[15] Photographie confiée par Estelle Palaria, fille de Léon Palaria, à Alain Gallais lors de leur entretien en 2009.

[16] Dénomination roumaine de Kischineff.

[17] Acte de mariage n° 272 dans le registre des actes de l'état-civil des Israélites de Chisinau.

[18] Acte de naissance n° 567 dans le registre des actes de l'état-civil des Israélites de Chisinau.

A. Le parcours professionnel de Léon Palaria

7. Le 22 ou 23 novembre 1929, quelques jours après leur mariage, munis de leurs passeports roumains visés au Consulat de France à Bucarest le 4 novembre 1929[19], les époux Palaria arrivent en France[20]. Son beau-frère, Avram Albert Vorona, habite Paris[21]. Léon Palaria vient faire ses études vétérinaires à l'école nationale vétérinaire d'Alfort[22]. À cette époque, il existe pourtant une faculté de médecine vétérinaire dans les Balkans, sise à Bucarest, intégrée depuis 1921 à l'Université de cette ville[23]. Sans doute Léon Palaria fait-il partie de ces jeunes Juifs bessarabiens pour lesquels il n'y avait pas de place dans les universités roumaines rongées par l'antisémitisme[24]. Selon Henri Nahum[25], c'est la principale cause de l'accroissement important d'étudiants roumains venant faire leurs études de médecine en France. Si, contrairement aux décisions prises en Pologne et en Hongrie, l'État et les universités de Roumanie n'imposent pas un *numerus clausus* aux étudiants juifs, en pratique, les Juifs sont exclus des universités par l'antisémitisme des étudiants et souvent des professeurs[26].

Selon le registre détaillé des élèves inscrits à l'ENVA[27], Léon Palaria est inscrit comme élève externe le 11 décembre 1929. Le recensement de

[19] Pour [chaque émigré bessarabien], il fallait obtenir auprès des services consulaires français à Chisinau, un visa d'entrée en France, lequel, lorsque le demandeur était fiché par la police comme militant communiste, pouvait être refusé (*in* Danièle Bruhman, *op. cit.*, p. 161).

[20] Le voyage à l'époque, pour se rendre de Chisinau en France, dure trois jours en train, en passant par la Pologne, l'Allemagne et la Belgique (Danièle Bruman, *op. cit.*, p. 162).

[21] Selon Danièle Bruhman (*op. cit.*, p. 162), *« si beaucoup [de bessarabiens] ont choisi la France, c'est parce qu'elle jouissait d'une excellente réputation en Roumanie, elle était avant tout considérée comme le pays des droits de l'homme. Pour certains, le choix de la France s'expliquait aussi par la présence d'un parent ou d'un ami, on savait qu'on pouvait avoir au moins un toit. »*

[22] Rapport du 6 juillet 1936, déjà cité.

[23] https://www.usamv.ro/images/Istoric/2018_Brosura_istorie_USAMV_FR_LR.pdf (consulté le 16/08/2022).

[24] Danièle Bruhman, *op. cit.*, p. 30 et p. 159.

[25] Henri Nahum (*La médecine française et les Juifs*, L'Harmattan éditeur, Paris, 2006, 412 pages), pp. 57-58.

[26] Henri Nahum cite le cas d'un des professeurs roumains les plus prestigieux, Nicolae Paulescu (il a tenu une place importante dans la découverte de l'insuline), auteur de pamphlets portant des titres sans ambiguïté : *« Le complot judéo-maçonnique contre la nation roumaine », « Les youpins et l'alcoolisme »*.

[27] AD Val-de-Marne, École vétérinaire de Maisons-Alfort (ENVA), Registre détaillé des élèves inscrits, alphabétique, 1912-1938 1 ETP 113, N à P, vue 36/42.

1931[28] indique qu'il est étudiant vétérinaire et habite avec son épouse à Maisons-Alfort, au 27 rue Edmond Nocard. Plus tard, il habite au 2 rue du Château à Maisons-Alfort, puis au 40 rue du Pont d'Ivry à Alfortville, enfin au 140 rue du Pont à Charenton jusqu'au début de 1934.

Aux examens généraux de juillet 1933 subis par les 61 élèves français de 4ème année de l'école nationale vétérinaire d'Alfort, 53 ont obtenu la moyenne générale et obtiennent le certificat de fin de scolarité, 7 ont subi un ou plusieurs échecs partiels (des *« vétérances »* selon la terminologie de l'article 8, dernier alinéa, du décret du 15 mars 1920[29]), 1 a subi un échec total. Quant aux 9 élèves étrangers ayant subi les examens généraux, 5 (dont Léon Palaria) ont obtenu la moyenne générale et le certificat de fin de scolarité, 2 ont subi un ou plusieurs échecs partiels et 2 ont subi un échec total[30]. Selon le registre cité plus haut, Léon Palaria est reçu le 13 juillet 1933 avec une moyenne générale de 11,83 pour le 2ème semestre de sa 4ème et dernière année d'étude[31].

La photographie de la promotion 1933 d'Alfort figure sur le site internet de l'ENVA[32]. La liste des noms annexés à cette photographie[33] ne mentionne pas Léon Palaria. Seul y figure l'élève Mahmoud Yazdi-Zadeh, l'un des 5 étrangers ayant obtenu le certificat de fin de scolarité.

En vue d'obtenir son diplôme de docteur vétérinaire, Léon Palaria prépare sa thèse de doctorat sous la direction du Professeur Panisset. Dans son rapport[34], ce dernier précise que *« le travail de Léon Palaria est une étude expérimentale de l'infection charbonneuse du chat. L'exposé des recherches personnelles est précédé d'un résumé de nos connaissances sur le charbon, notamment sur le charbon des carnassiers. Par une suite d'expériences assez nombreuses, l'auteur s'est efforcé de déterminer le mode le plus favorable de l'infection expérimentale, cette recherche a été rendue plus difficile et plus démonstrative en raison de la résistance*

[28] AD Val-de-Marne, recensement de la population, 1931, Maisons-Alfort, vue 314/1058.

[29] Décret du 13 mars 1920 (JORF du 2 avril 1920, p. 5241).

[30] Recueil de médecine vétérinaire, Tome CIX, n° 10, octobre 1933, p. 635.

[31] Les notes moyennes qu'il obtient à la fin de chaque semestre sont les suivantes : 1er et 2ème semestres de sa 1ère année : 10,33 et 9,18, pour la 2ème année : 9,58 et 10,11, pour la 3ème année : 9,46 et 10,66, pour la 4ème et dernière année : 11,49 et 11,83. Parmi les élèves étrangers, son classement en fin d'année est le suivant : 7ème sur 9 en 1ère année, 5ème sur 8 en 2ème année, 4ème sur 7 en 3ème année et 5ème sur 9 en 4ème année.

[32] https://www.vet-alfort.fr/annuaire.

[33] Merci au Professeur Jean-Paul Mialot pour avoir obligeamment fourni cette liste.

[34] Examens pour le doctorat vétérinaire, Faculté de médecine de l'Université de Paris (AN, 19930022/154).

naturelle du chat à l'infection par la bactérie charbonneuse ». Le Professeur Panisset conclut son rapport en soulignant qu'il s'agit *« d'un bon travail, où l'élément personnel est important, très digne d'être accepté comme thèse »*. Le manuscrit de la thèse est envoyé au Professeur Robert Debré le 15 novembre 1933. Le 25 novembre 1933, Léon Palaria dépose au secrétariat de la Faculté 125 exemplaires de sa thèse imprimée[35], comme l'impose l'article 17 de l'instruction du 6 juin 1924[36]. La soutenance publique de sa thèse de doctorat vétérinaire[37] devant la Faculté de médecine de Paris se déroule le 20 décembre 1933[38] (Thèse Alfort, n° 76)[39]. Le jury lui accorde la mention très honorable. La thèse est intitulée *« Recherches expérimentales sur le charbon du chat »*. Le jury de thèse est présidé par M. [Robert] Debré, professeur à la Faculté de médecine de Paris et comprend MM. Panisset et Robin, professeurs à l'École nationale vétérinaire d'Alfort. Comme indiqué dans le rapport du Professeur Panisset, c'est une thèse bibliographique et expérimentale (36 pages, dont 2 pages listant 30 références bibliographiques).

---

[35] Reçu n° 877 (AN, 19930022/154).

[36] Ce nombre vaut pour Paris, il est de 110 seulement pour Lyon et Toulouse (arrêté du ministre de l'Agriculture du 6 juin 1924 portant instruction pour l'admission dans les Écoles nationales vétérinaires, non publiée au JORF mais publiée dans le Recueil de médecine vétérinaire, Tome C, n° 13, 15 juillet 1924, pp. 408-414).

[37] Contrairement à ce qu'indique la 1ère de couverture de sa thèse, ce n'est pas un diplôme d'État. Il s'agit en fait du doctorat d'université (cf. infra, point 11). Le dossier administratif mentionne seulement qu'il s'agit d'une thèse de doctorat vétérinaire, tandis que les dossiers des étudiants français portent la mention *« Doctorat vétérinaire, diplôme d'État, loi du 31 juillet 1923 »* (AN, 19930022/154). La même erreur existe pour les 4 autres étrangers appartenant à cette promotion de sortie : Georges Filipovitch (thèse Alfort, 1933, n° 74), Yahya Moutarda (thèse Alfort, 1934, n° 34), Anasthase-Gheorghe Rigani (thèse Alfort, 1933, n° 71) et Mahmoud Yazdi-Zadeh (thèse Alfort, 1935, n° 46). Ce n'est qu'en 1942 qu'est imprimée la 1ère thèse de doctorat vétérinaire soutenue par un étranger mentionnant qu'il s'agit d'un diplôme universitaire (thèse de Claude Kovalenko, ukrainien, thèse Alfort, 1942, n° 22).

S'agissant des vétérinaires étrangers cités supra aux points 1 et 4, leur thèse de doctorat vétérinaire ne porte aucune mention supplémentaire (ni diplôme d'État, ni diplôme universitaire) : Athanas Ivanoff (thèse Toulouse, 1933, n° 46), Simon Kirmaier (thèse Toulouse, 1938, n° 29), Petko Maltcheff (thèse Toulouse, 1942, n° 6) et Boris Marcoff (thèse Toulouse, 1937, n° 32). Michel Kirsch n'a pas fait ses études en France et n'a pas soutenu de thèse en France.

[38] Registre manuscrit répertoriant la liste des thèses d'Alfort de 1924 à 1952, avec mention de la date de soutenance. Document interne de la bibliothèque de l'ENVA (Sans cote). La même date est mentionnée dans le dossier administratif (AN, 19930022/154).

[39] Cote 103001 à la Bibliothèque de l'ENVA.

Les dédicaces que, dans sa thèse, l'auteur adresse à sa famille concernent ses parents et beaux-parents, ses frères et sœurs, des beaux-frères et belles-sœurs, et plus particulièrement sa femme, un de ses beaux-frères et sa fille :

À ma femme, à qui j'exprime ma profonde reconnaissance pour le courage et le dévouement dont elle a toujours fait preuve durant le cours de mes études

À mon beau-frère, Albert Vorona, en témoignage de ma profonde affection pour le magnifique exemple de sacrifice sans bornes qu'il m'a toujours donné

À ma petite Estelle

Sa fille, Estella, est née le 8 mai 1933 à Chisinau (district de Lapusna) en Roumanie. Son acte de naissance précise qu'elle est de confession mosaïque[40].

Le 15 avril 1934, Léon Palaria part chercher son épouse et sa fille en Roumanie[41]. Selon Danièle Bruhman[42], cela signifie prendre des risques, car il était toujours possible de voir la demande de visa rejetée pour le retour en France. De plus, pour les hommes, le risque était encore plus grand si, comme Léon Palaria, ils n'avaient pas rempli leurs obligations militaires.

8. La carrière professionnelle de Léon Palaria est retraçable à partir de 1934. Du 5 janvier 1934 au 4 février 193[4], il réside à Limoges à l'occasion d'un stage d'un mois chez le Dr Baptiste Pellegris,

[40] Acte de naissance n° 838 du registre de l'état-civil des naissances. La naissance a été vérifiée par le médecin de la maternité de l'hôpital israélite de Chisinau le 11 mai 1933 (certificat n° 434). Leib, alors étudiant, et Hana, sans profession, résident à Chisinau, rue G. Lazar, n° 71.

[41] APP, dossier 1 W art. 1114-57343.

[42] Danièle Bruhman, *op. cit.*, pp. 163-164.

vétérinaire âgé de 59 ans[43, 44,45]. Le 11 avril 1934, il s'installe à Frétigney en Haute-Saône, succédant au docteur vétérinaire Roussey[46]. Il y habite chez Mme Veuve Jeanne Clerc, 7 rue de Besançon[47]. Le nom de Palaria apparaît pour la 1ère fois dans l'annuaire vétérinaire Roy de 1936[48] à la page 76, comme exerçant à Frétigney[49]. Selon l'annuaire Roy de 1937 (p. 76), il exerce encore au même endroit. L'annuaire Roy de 1938 le signale comme exerçant toujours dans la Haute-Saône, mais à Vesoul et non plus à Frétigney. En effet, estimant insuffisante la clientèle locale, Léon Palaria quitte Frétigney le 18 novembre 1935[50] et s'installe à Vesoul, au n° 45 rue des Tanneurs[51]. C'est ce qui explique que son nom ne figure pas dans le registre du recensement de 1936 de Frétigney, petite commune qui comporte à cette date 593 habitants[52].

---

[43] Baptiste Pellegris naît le 4 juin 1875 à St Léonard de Noblat (Haute-Vienne) et décède à Limoges le 20 avril 1937 (AD de la Haute-Vienne). Le Dr J.-B. Pellegris habite 18 rue des Feuillants à Limoges (annuaire du commerce Didot-Bottin de 1934 de la Haute-Vienne, p. 5429).

[44] Lettre du 4 février 1936 du préfet de la Haute-Vienne au préfet de la Haute-Saône, en réponse à une demande de renseignements dans le cadre de la demande de naturalisation du roumain Palaria Leib. Il y est indiqué que Léon Palaria a séjourné à Limoges jusqu'en février 1935, ce qui est contradictoire avec ce qui figure dans le rapport du 6 juillet 1936 signalant un remplacement d'un mois chez le docteur Pellegris. Il faut plutôt lire 1934 que 1935.

[45] Rapport du 6 juillet 1936, déjà cité.

[46] Déclaration écrite de Léon Palaria enregistrée le 17 juillet 1936 à la Préfecture de la Haute-Saône, à l'appui de sa demande de naturalisation française. Selon le recensement de 1931 de la commune de Frétigney (vue 6 sur 31 sur le site des AD de la Haute-Saône), Émile Roussey, vétérinaire, habite 37 Grande Rue. Il est né en 1861 à Frétigney. En 1934, il a 73 ans. La commune de Frétigney comporte 542 habitants.

[47] Déclaration écrite du 11 décembre 1935 adressée au préfet de la Haute-Saône, avec indications des adresses successives.

[48] Son nom ne figure pas dans les annuaires vétérinaires de 1934 et 1935. L'annuaire vétérinaire paraît pour la première fois en 1921 à l'initiative du vétérinaire G. Roy. Il y précise qu'en publiant cet annuaire, il a voulu donner à ses confrères un volume où seraient inscrits le nom et l'adresse de tous les vétérinaires de France et des Colonies, classés par ordre alphabétique et par département. Cet annuaire des vétérinaires est communément désigné « annuaire Roy ».

[49] Selon l'annuaire du commerce Didot-Bottin de 1936 de la Haute-Saône (p. 4657), Léon Palaria exerce à Frétigney-et-Velloreille, commune de la Haute-Saône, située à 23 km au sud-ouest de Vesoul, dans le canton de Fresne-Saint-Mamès.

[50] Rapport du 6 juillet 1936, déjà cité. Ce départ conduit le Dr Roussey à reprendre du service, son nom figurant à nouveau en qualité de vétérinaire dans l'annuaire Didot-Bottin de la Haute-Saône de 1937, p. 4734.

[51] Déclaration de Léon Palaria du 17 juillet 1936, déjà citée.

[52] AD de la Haute-Saône. Dénombrement de 1936, commune de Frétigney.

La famille Palaria figure effectivement dans le registre du recensement de Vesoul de 1936 à l'adresse précédemment indiquée[53]. L'annuaire Roy de 1939 (p. 78 et 208) le signale encore à Vesoul. Chaque annuaire de l'année N étant le résultat des réponses au questionnaire renseigné au cours de l'année N-1, on peut en déduire que Léon Palaria exerce à Vesoul au moins une partie de l'année 1938.

Selon le témoignage de sa fille Estelle[54], il exerce à La Garenne-Colombes au début de la Guerre de 39-45. Mais la parution de l'annuaire Roy cesse en 1940 et ne reprend qu'en 1947. C'est la consultation de l'annuaire du commerce Didot-Bottin[55] qui permet de préciser le lieu d'exercice professionnel de Léon Palaria pour la période allant de 1938 à 1942, année où est édictée à son égard une interdiction d'exercice. Pour ces annuaires, la présence du nom d'une personne dans une commune à l'année N signifie que cette personne y exerçait les 9 derniers mois de l'année N-1 et les 3 premiers mois de l'année N. Cette consultation donne les renseignements suivants :

– annuaire 1938 : Léon Palaria exerce à Vesoul au 45, rue des Tanneurs (téléphone : 4.57) ;

– annuaires 1939 et 1940 : il exerce à Vesoul au 9, rue Paul-Morel (téléphone : 4.57) ;

– annuaires 1940 et 1941 : il exerce avec le Dr Barbezieux au 55 bis boulevard de la République à La Garenne-Colombes (téléphone : 30.40), département de la Seine ;

– annuaires 1942 et 1943 : il exerce seul à la même adresse (téléphone : CHA 30.40)[56].

On peut en déduire qu'il quitte Vesoul au cours des 9 derniers mois de 1939 pour gagner Paris.

---

53 AD de la Haute-Saône. Dénombrement de 1936, commune de Vesoul, vues 229 et 230 sur 362. Les indications relatives à leur fille sont erronées quant à son prénom (Colette, au lieu d'Estelle) et à son année de naissance (1923 au lieu de 1933).

54 Entretien téléphonique de Céline Lefrou de La Colonge avec Estelle Palaria le 21 octobre 2013.

55 Annuaires du commerce Didot-Bottin : années 1938 à 1940 pour Vesoul (Haute-Saône), respectivement p. 6090, 7540 et 7696, années 1940 à 1943 pour La Garenne-Colombes (Seine), respectivement p. 2692, 2893, 2877 et 1776.

56 Le Dr Marcel Paul Louis Barbezieux, né à Montmorency (Seine-et-Oise) le 28 avril 1999, décède le 27 mai 1940 à son domicile 8 avenue Rochegude à Nanterre (Archives des Hauts-de-Seine, Nanterre, p. 55/151, acte de décès 614).

B. La demande de naturalisation infructueuse de la famille Palaria

9. En 1935, le 11 décembre, Léon Palaria et son épouse Hana, domiciliés au n° 45 rue des Tanneurs à Vesoul, déposent à la Préfecture de Haute-Saône une demande de naturalisation pour eux-mêmes et leur fille Estelle[57 et 58].

La notice de renseignements jointe à cette demande, prévue par l'article 6 de la loi du 10 août 1927[59], apporte de nombreuses informations sur la famille de Léon Palaria et de son épouse. On y apprend que Léon Palaria a deux frères et une sœur, tous nés à Beltzi et de nationalité roumaine, exerçant leur activité professionnelle à Beltzi : Boris, âgé de 39 ans, est commerçant, Joseph, âgé de 33 ans, est médecin, Nina, épouse Sudit, âgée de 29 ans, est avocate. Son épouse, Hana Vorona, a, elle aussi, deux frères et une sœur, tous nés à Kischineff et de nationalité roumaine : Avram est né en 1905, il est repasseur à Paris[60], Meer est né en 1907, il est commerçant à Kischineff, Ghenea est née en 1910, elle est sans profession et vit à Kischineff[61]. Léon Palaria est encore en rapport avec ses parents qui seraient favorables à sa naturalisation. Il est héritier de ses parents qui possèdent un grand immeuble valant 800 000 francs. On y apprend aussi que la profession de Léon Palaria lui rapporte de 15 000 à 16 000 francs par an. Ses charges annuelles sont de 2 500 francs pour le loyer, 933 francs de contribution[62] et 156,27 francs de patente. Il paie régulièrement ses

---

[57] Dans cette demande, la ville de naissance de Hana et d'Estelle est orthographiée Kischineff (dénomination russe), et non plus Chisinau (dénomination roumaine). Ce changement est révélateur des fluctuations politiques auxquelles est soumise cette région.

[58] Dans ce point 9, sauf indication contraire, tous les renseignements mentionnés proviennent du dossier de naturalisation (Dossier Palaria-Vorona, n° 678x37, Cote AN 19770892/24).

[59] Loi [du 10 août 1927] sur la nationalité (JORF du 14 août 1927, pp. NP-8700).

[60] C'est à lui que s'adresse la dédicace figurant dans la thèse de doctorat vétérinaire de Léon Palaria (cf. supra, point 7).

[61] Dans le dossier de naturalisation déposé après la Libération par Hana Palaria née Vorona, figurent des précisions supplémentaires : Boris Vorona, décédé, est né le 14 avril 1882, Rebecca Zaidmann, décédée, est née le 23 août 1890. Huna Palaria est né le 25 mai 1876 et Feiga Margulis le 8 décembre 1886. Tous deux soviétiques, ils demeurent 1 rue Moskovkaïa (ville non précisée) en U.R.S.S. Avram Vorona, né le 17 août 1904, français par naturalisation, exerce le métier de fourreur et habite au n° 2 rue Vincent Compaint à Paris (18ème). Eugénie [Ghenea] Kigin, née Vorona, est née le 8 juillet 1910 et réside rue HievKaïa (ville non précisée) en U.R.S.S., elle est soviétique.

[62] La nature de cette contribution n'est pas précisée.

impôts et s'engage à payer l'intégralité des droits de sceau (1 276 francs pour la naturalisation). Son avertissement d'imposition de juin 1935 indique le montant de 287,02 francs pour la contribution mobilière et la patente. Léon Palaria règle cette somme le 19 octobre 1935.

En matière de naturalisation, chaque dossier est un cas particulier examiné comme tel. La naturalisation doit être méritée par le postulant qui doit présenter un bon état physique, une bonne moralité, une bonne assimilation[63].

Le 11 décembre 1935, le Dr L. Championet, docteur en médecine à Vesoul et médecin assermenté, examine Léon Palaria et lui délivre un certificat de bonne santé par lequel il le déclare apte au service militaire[64].

Le préfet de la Haute-Vienne, sollicité par le préfet de la Haute-Saône, émet le 4 février 1936 un avis défavorable à la demande de naturalisation de Léon Palaria[65]. Il motive son avis en précisant que *« les renseignements recueillis sur lui pendant son séjour [à Limoges] sont nettement défavorables. Il s'était fait remarquer par son attitude exaltée notamment au point de vue politique. En quittant Limoges, il laissait une note impayée et sa créancière, Mme Petit, garagiste, ayant été avisée de son départ par M. Pellegris, se rendit à la gare où elle trouva son débiteur prêt à partir et ce n'est qu'avec beaucoup de difficulté qu'elle réussit à se faire payer »*.

Le 22 avril 1936, une carte d'identité, n° 34.CL.14772, est délivrée à Léon Palaria par la préfecture du département de la Haute-Saône indiquant qu'il est de nationalité roumaine. Le 15 juillet 1936, une carte d'identité, n° 34.AE.83126, est délivrée à son épouse par la même préfecture précisant qu'elle est de nationalité roumaine.

Le rapport du 6 juillet 1936 établi par l'inspecteur principal du Commissariat spécial de police de Vesoul est, au contraire, favorable à la naturalisation de Léon Palaria. Il y précise que l'intéressé *« n'a pas fait de service militaire dans son pays qu'il a quitté juste avant d'être incorporé. Il n'a jamais demandé à la Légation Roumaine de régulariser sa situation parce que depuis longtemps il serait désireux de devenir français. Il serait par contre heureux de servir sous nos drapeaux. »* Le rapport ajoute que

---

[63] Weil (Patrick) *Qu'est-ce qu'un Français ? Histoire de la nationalité française depuis la Révolution*, Gallimard, édition revue et augmentée, collection Folio histoire, 2004, p. 137.
[64] Le certificat précise que M. Palaria est sain, robuste, bien constitué, qu'il présente une myopie des deux yeux, la vision étant après correction de 8/10 de chaque côté, et que, par ailleurs, il n'est atteint d'aucune infirmité, non plus que d'aucune affection chronique.
[65] Lettre précitée du 4 février 1936.

« les renseignements recueillis sur lui, tant à Frétigney qu'à Vesoul, sont bons. Il n'a en effet jamais fait l'objet de la moindre remarque défavorable, notamment au point de vue morale et conduite. Par ailleurs, il a acquis une bonne réputation professionnelle. Il s'est assez bien assimilé à notre population et parle couramment notre langue. En politique, comme au point de vue national, il observe une attitude correcte. » Le rapport précise enfin que Léon Palaria *« désire la naturalisation parce qu'il n'a pas l'intention de quitter notre pays auquel il s'est déjà attaché. La population ne verrait pas d'inconvénients à ce que cette faveur lui soit accordée. »* L'auteur conclut : *« A mon avis, rien ne s'y oppose. Il s'engage à payer l'intégralité des droits de sceau et il le peut en effet. »*

Le 22 juillet 1936, le préfet de la Haute-Saône émet son avis motivé sur la demande de naturalisation des époux Palaria. Après avoir rappelé que :

– les renseignements recueillis sur les intéressés sont bons à tous égards et n'ont jamais fait l'objet de la moindre remarque, notamment au point de vue conduite et moralité ;

– Léon Palaria a acquis une bonne réputation professionnelle ;

– les époux Palaria sont assez bien assimilés à nos mœurs et parlent couramment la langue française ;

– en politique comme au point de vue national, ils observent une attitude correcte ;

– le mari déclare qu'il serait heureux d'accomplir le service militaire sous nos drapeaux ;

– la population de Vesoul ne verrait aucun inconvénient à ce que cette faveur leur soit accordée,

Il cite les renseignements que lui a transmis son collègue de la Haute-Vienne et son avis défavorable. En conséquence, il estime qu'il y a lieu d'ajourner la requête présentée par les époux Palaria jusqu'à ce que leur honorabilité se soit plus nettement affirmée.

Le dossier de demande de naturalisation poursuit son cours.

Le 21 juillet 1938, le ministre des Travaux publics écrit à son collègue Paul Reynaud, ministre de la Justice, pour appeler sa bienveillante attention sur la demande de naturalisation de Léon Palaria et bien vouloir lui faire connaître la suite qu'il lui aura été possible de réserver à cette demande.

Le 22 juillet 1938, le préfet de la Haute-Saône transmet le dossier de demande de naturalisation de Léon Palaria au Garde des Sceaux, ministre de la Justice.

Le 21 décembre 1938, répondant à une lettre du 20 juillet 1938 du Garde des Sceaux, ministre de la Justice, lui demandant de lui donner les renseignements utiles sur les époux Palaria pendant la durée de leur résidence sur le territoire de sa circonscription et son avis sur la suite à donner à la demande de naturalisation des époux Palaria, le préfet de police confirme que Léon Palaria a bien séjourné dans le ressort de sa préfecture aux dates et adresses indiquées et qu'il a suivi les cours de l'École nationale vétérinaire d'Alfort. Il ajoute qu'il *« aurait tenu à Limoges des propos déplacés concernant nos institutions et celles de son pays d'origine et aurait laissé dans cette ville une note impayée. »* Il conclut en estimant *« qu'il convient de rejeter sa demande. »*

Les documents disponibles dans le Fonds de Moscou[66] donnent quelques précisions sur la position du préfet de police en 1935. Le 8 janvier 1935, le ministre de l'Intérieur lui avait communiqué la copie du rapport du préfet de la Haute-Vienne signalant que *« le nommé Palaria, Léon, de nationalité roumaine, ayant professé à Limoges des opinions anarchistes, serait susceptible de se trouver à Paris. »* Par lettre du 14 février 1935, le préfet de police transmet au ministre de l'Intérieur *« les renseignements recueillis sur cet étranger pendant son séjour dans le département de la Seine et jusqu'à son retour en Roumanie le 15 avril 1934[67]. »* Le rapport d'une demi-page conclut en notant que *« bien que Palaria se soit fait remarquer lors de son séjour à Limoges par ses propos anarchistes et ses menaces contre le roi et les ministres de Roumanie, il n'a fait l'objet d'aucune remarque au point de vue politique, aux diverses adresses où il*

---

[66] AN, site de Pierrefitte-sur-Seine, cote 19940469/26, dossier2238. L'appellation *« fonds de Moscou »* désigne un important ensemble de fonds d'archives françaises, d'origine privée ou publique, saisies par les forces d'occupation allemandes lors de leur arrivée à Paris en 1940. Transférées dans les territoires du Reich afin d'y être exploitées, ces archives passèrent aux mains de l'Armée Rouge après la capitulation du régime nazi en 1945. Elles ont été conservées à Moscou pendant plus de 50 ans aux Archives spéciales centrales d'État de l'URSS à Moscou. La chute du bloc soviétique permit leur restitution à la France entre 1994 et 2001. (Informations données sur le site internet des Archives nationales)

[67] Ce rapport de 1935 précise que Léon Palaria a quitté le logement qu'il occupait au n° 25 de la rue Monge *« en déclarant retourner en Roumanie, où sa femme avait fait ses couches quelques mois auparavant. »* Estelle est née le 8 mai 1933 (cf. supra, point 7).

a demeuré. Au privé, les renseignements recueillis sur son compte ne sont pas défavorables. »

Dans les années 1935-1936, en prévision de la visite en France du roi de Roumanie, Caroll II[68], Léon Palaria fait l'objet d'une surveillance particulière, comme plusieurs de ses compatriotes roumains. Des informations plus précises figurent dans le dossier du cabinet du préfet de police[69] :

– Par lettre du 8 janvier 1935, le Directeur Général de la Sûreté Nationale (ministère de l'Intérieur) transmet au cabinet du Préfet de police, à toutes fins utiles, un rapport relatif à l'étudiant roumain Palaria Léon, né le 7 juin 1909 à Beltzy, susceptible de se trouver actuellement à Paris, sans autre indication. Il lui précise que cet étranger est signalé comme étant très exalté. Selon ce rapport, daté du 26 décembre 1934, *« l'étudiant roumain Palaria (Léon) est arrivé à Limoges le 5 janvier 1934 venant d'Alfortville. Il était en possession d'un récépissé délivré le 18 novembre 1933 à Charenton. Dès son arrivée à Limoges, il s'est tout de suite fait remarquer par ses propos anarchistes. Très exalté, il se montrait particulièrement violent dans ses menaces contre le Roi de Roumanie et ses Ministres dont il souhaitait ardemment la disparition. Palaria s'en prenait aussi à notre régime qu'il critiquait ouvertement. Cet étranger est parti de Limoges le 4 février 1934 laissant une dette impayée et sans avoir demandé de visa de départ. Il serait parti à Paris, mais on ignore son adresse actuelle. Son beau-père, dont on ignore le nom et son frère auraient habité à Alfortville, 7 Grande Rue. »* Le rapport conclut qu'il *« n'a pas été possible de savoir si Palaria faisait partie d'une des associations indiquées dans vos instructions, mais son attitude pendant son court séjour à Limoges le laisserait supposer. »*[70]

– Le 8 février 1935, le Directeur des Renseignements Généraux et des Jeux fait parvenir au préfet de police un rapport au sujet de Palaria Léon, signalé anarchiste. Selon ce rapport *« Léon Palaria s'est conformé aux prescriptions régissant son séjour sur notre territoire. Son domicile actuel*

---

[68] Le Roi Caroll II fait un séjour privé à Paris en juillet 1937 et effectue une visite officielle à Paris en novembre 1938.

[69] APP, dossier 1 W art. 1114-57343.

[70] Selon Danièle Bruhman, *op. cit.*, p. 164, *« on ne s'étonnera pas de trouver parmi ces jeunes bessarabiens, beaucoup de sympathisants des idées communistes, acquises soit en Bessarabie, soit en France, au contact de leurs compatriotes de l'Association des émigrés bessarabiens (A.E.B.), ou au contact de jeunes français militants communistes. »* Les instructions évoquées dans le rapport ne figurent pas dans le dossier consulté.

n'a pu être découvert. [...] À son retour de Limoges, il a logé 25, rue Monge à Paris. [...] Depuis son départ de la rue Monge, sa présence n'a pas été constatée dans la région parisienne. Des investigations auxquelles il a été procédé à Alfortville, il résulte que la Grande Rue, dans laquelle le beau-père de Palaria est signalé comme étant domicilié, n'existe pas dans cette localité.[71] » Le reste du rapport est identique à ce qui figure dans la lettre du 14 février 1935 précédemment citée.

– Le 31 octobre 1936, le Directeur des Renseignements Généraux et des Jeux fait parvenir au préfet de police un rapport au sujet de Palaria, sujet roumain en instance de naturalisation. Ce rapport résume les points développés dans le rapport du 8 février 1935 et la lettre du 14 février 1935. L'antépénultième paragraphe est souligné en rouge dans la marge : *« [Leib, Léon Palaria] n'a donné lieu à aucune remarque particulière au point de vue politique. Toutefois, il y a lieu de signaler que Palaria a indiqué comme étant l'adresse de son beau-père à Alfortville "grande rue" ; or cette voie n'existe pas dans cette localité et on ne comprend pas la raison qui l'a fait agir ainsi. »* L'avant-dernier paragraphe est lui aussi souligné en rouge dans la marge : *« Par ailleurs, à Limoges, Palaria se serait fait remarquer par ses propos anarchistes et ses menaces contre le Roi et les ministres de Roumanie. Il aurait même critiqué ouvertement notre régime. D'autre part, il a laissé une dette impayée à son départ de Limoges. »* Le dernier paragraphe précise que *« Palaria n'est pas noté aux Sommiers Judiciaires. »* Le 6 novembre 1936, une mention manuscrite au crayon rouge est apposée sur le rapport, sans doute par le préfet de police ou son directeur de cabinet (la signature est illisible) : *« ajournement, manque de loyalisme ».*

Dans sa lettre du 21 décembre 1938, le préfet de police s'est donc appuyé sur les positions prises par Léon Palaria pendant son court séjour à Limoges pour donner un avis défavorable à sa naturalisation sans avoir fourni aucun renseignement utile sur le comportement de Léon Palaria pendant son séjour dans la région relevant de son autorité, à savoir la région parisienne.

---

[71] Effectivement, il n'existe pas de Grand Rue dans la commune d'Alfortville (Annuaire Didot-Bottin de la Seine, 1934, liste des noms de rue, p. 5237 et plans des parties Est et Ouest, p. 5238). Mais dans la commune de Maisons-Alfort, limitrophe de celle d'Alfortville, il existe 3 sections : Maisons, Alfort et Charentonneau. Or, dans la section d'Alfort, il existe une Grande Rue (Même annuaire, liste des rues pp. 5474-5475, plan p. 5474). Léon Palaria a pu faire une confusion entre Maisons-Alfort, Alfort et Alfortville.

Le 21 janvier 1939, le nouvel avis du préfet de la Haute-Saône parvient au bureau du sceau du ministère de la justice. Cet avis ne figure pas dans le dossier consulté aux Archives nationales. Il n'y a pas trace non plus de la décision prise par le ministre de la Justice, ni de sa réponse à son collègue ministre des Travaux publics. Il ne fait toutefois aucun doute que cette décision est négative puisque Léon Palaria va s'engager comme volontaire étranger le 11 novembre 1939 (cf. paragraphe 9). À cette date, il réside à Paris au n° 26 rue Lacretelle[72]. Les raisons pour lesquelles il a quitté Vesoul pour s'installer à Paris ne sont pas connues.

C. Léon Palaria engagé volontaire après son retour en région parisienne

10. Léon Palaria fait partie des volontaires étrangers engagés à servir la France entre le 1er septembre 1939 et le 25 juin 1940. Dès la mobilisation générale le 2 septembre 1939, les candidats à l'engagement sont des milliers, notamment parmi les Juifs étrangers. Leur afflux dépasse toutes les prévisions. Ces hommes ont à cœur de défendre leur patrie d'adoption contre la menace nazie. D'autres facteurs peuvent renforcer leur décision comme l'acquisition de la nationalité française ou l'amélioration de la vie de famille, au prix de nombreux sacrifices à commencer par leur propre existence[73]. Selon Marion Gros, les motivations des engagés sont en effet variées[74]. Aucun document n'a été trouvé qui puisse permettre de connaître celle de Léon Palaria.

Seule une partie des engagés volontaires vont effectivement être incorporés, 43 000 étrangers sont incorporés sur 83 000 demandes d'engagement et parmi ces derniers sans doute environ 25 000 Juifs[75]. Les engagés volontaires sont dirigés vers les camps d'instruction militaire à

---

[72] D'après les indications de résidences successives fournies par Hana Vorona dans sa nouvelle demande de naturalisation après la Libération (AN, 19770892/24), elle aurait habité au 25 rue Lacretelle dès 1938.

[73] Lalieu (Olivier), *Les engagés volontaires juifs étrangers dans les armées françaises durant les deux guerres mondiales*, Mémorial de la Shoah, Paris, 2014, p. 19.

[74] Gros (Marion), *« Je veux combattre les nazis » : motivations et expériences de l'engagement au 21e Régiment de Marche de Volontaires Étrangers en France (1939-1940)*, Les Cahiers Sirice, 2021/2 (N° 27), pp. 39-49.

[75] Lalieu (Olivier), *op. cit.*, p. 19.

Valbonne (Alpes-Maritimes), Septfonds (Tarn-et-Garonne), Agde (Hérault) et Barcarès (Pyrénées-Orientales), et en Afrique du Nord[76].

Le 11 novembre 1939, Léon Palaria est engagé volontaire devant l'intendant militaire de Clignancourt au titre des régiments de marche des engagés volontaires étrangers (RMVE). Il a le matricule 7733 au bureau central de recrutement de la Seine (75) 1ère région militaire[77]. Il est incorporé le 12 novembre 1939 au dépôt de ces régiments. Le même jour, il est affecté au 2e régiment de marche. Il arrive ce même jour au corps en qualité de soldat de 2e classe. C'est à Barcarès (cf. figure 3) qu'il reçoit son instruction militaire[78].

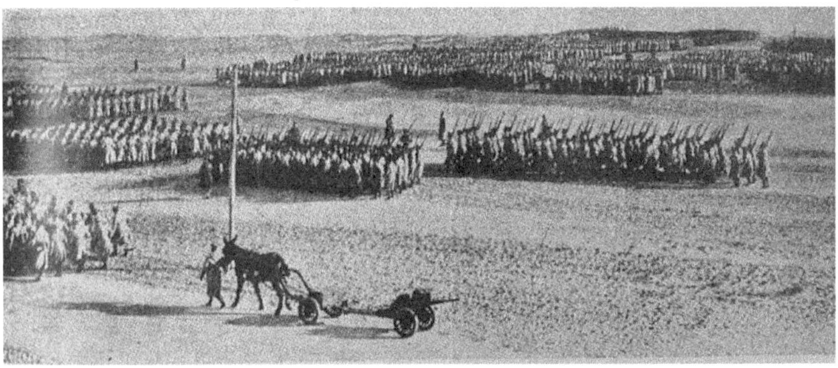

Figure 3. – Manœuvres au camp d'instruction de Barcarès[79]

[76] Diamant (David), *Les Juifs dans la Résistance française 1940-1944 (Avec ou sans armes)*, Le Pavillon Roger Maria éditeur, Paris, 1971, p. 21.

[77] Sa fiche matricule est introuvable aux Archives de Paris, tant dans le registre de la classe 39, date de son incorporation (Cote D4R1 3699) que dans ceux de la classe 29, date de ses 20 ans (Cotes D4R1 2873, 2878 et 2915).

[78] Le camp du Barcarès est ouvert le 11 février 1939 afin de recevoir 10 000 réfugiés espagnols fuyant la victoire des franquistes. Après la déclaration de guerre et l'évacuation des Espagnols, le camp du Barcarès devient le contre d'instruction militaire pour les régiments de marche des volontaires étrangers. Près de 10 000 engagés transitent par ces baraques, construites sur le sable. Les conditions de vie sont précaires. Les équipements n'existent pas (Lalieu O., *op. cit.*, p. 25). Des ficelles grossièrement attachées à leurs fusils leur tiennent lieu de courroie, ce qui vaut à ces régiments l'appellation de « régiments des ficelles » (Peschanski D. et Poznanski R., *Des étrangers dans la Résistance en France*, Mémorial de la Shoah, Paris, 2024, p. 8).

[79] Danowski (S., Dr), *Quelques souvenirs d'un toubib*. Article et photo page 21 de l'ouvrage *Le combattant juif volontaire 1939-1945*, 1971, 212 pages.

Le 6 décembre 1939, il est réformé définitif n° 2 par le Conseil de réforme de Perpignan. Il est renvoyé dans ses foyers le 8 décembre 1939[80].

Le 15 février 1940, une carte d'identité, valable jusqu'au 10 avril 1943, lui est délivrée par la préfecture de police, précisant qu'il est de nationalité roumaine[81].

Il reprend alors son activité professionnelle à La Garenne-Colombes selon les dispositions de la loi du 17 juin 1938.

[80] Extrait de la p. 3 du livret militaire de Léon Palaria. Certifié exact par le Capitaine chargé des effectifs à Barcarès le 9 décembre 1939.

[81] APP, Secrétariat général pour l'administration, Service de la Mémoire et des Affaires Culturelles, CC 1.642559 (microfilm). Le document précise aussi sa date et son lieu de naissance (7 juin 1909 à Beltzi), sa profession (vétérinaire) et son domicile (26 rue Lacretelle à Paris, 15e).

CHAPITRE II.

L'encadrement juridique des conditions d'exercice pour les vétérinaires étrangers dans les années 30

La date charnière est celle de la promulgation de la loi du 17 juin 1938, comme l'indique le Professeur Brion[1]. Il convient donc de présenter l'état de la réglementation antérieure[2] (A) puis d'examiner le nouveau paysage juridique dessiné par la loi de 1938, qui va poser de nouvelles règles pour les vétérinaires étrangers (B).

A. La situation professionnelle des vétérinaires étrangers avant la loi du 17 juin 1938

11. Jusqu'au début du XXe siècle, les étrangers désirant faire leurs études vétérinaires en France sont soumis aux mêmes règles que les nationaux. Les décrets successifs du 21 octobre 1881 et du 18 février 1887[3] portant organisation des écoles nationales vétérinaires disposent, en effet, dans leur article 2 que *« Les étrangers sont admis dans les écoles vétérinaires au même titre que les nationaux »*, c'est-à-dire par concours

[1] Brion (Abel), *Les droits des étrangers à l'exercice de la médecine vétérinaire*, Revue de médecine vétérinaire, Nouvelle série, Tome V, mars-avril 1942, pp. 73-82.
[2] Pour un panorama historique plus détaillé, se reporter à la thèse de doctorat vétérinaire de Jean Jousseaume, *Réglementation de l'exercice de la médecine vétérinaire. Historique*, Thèse Alfort, 1947, N° 49, 96 pages.
[3] Décret [du 21 octobre 1881] portant organisation des écoles nationales vétérinaires d'Alfort, Lyon et Toulouse (JORF du 6 novembre 1881, pp. 6140-6142), abrogé par le décret [du 18 février 1887] portant organisation des écoles nationales vétérinaires (JORF du 14 mars 1887, pp. 1258-1260).

comme le précise leur article 6 selon lequel *« Nul ne peut être admis dans les écoles vétérinaires que par voie de concours »*. Leur article 14 énonce que *« Des diplômes de vétérinaire sont délivrés chaque année, par le ministre de l'agriculture, aux élèves désignés par le conseil de l'école comme ayant satisfait d'une manière complète à toutes les épreuves de l'examen de sortie »*.

Le décret du 10 septembre 1903[4] reprend, dans son article 6, l'obligation de l'admission par voie de concours. Mais il introduit des dispositions particulières pour les étrangers dans son article 12. Le 1er alinéa de cet article dispose que *« les étrangers peuvent être autorisés par le ministre [de l'agriculture] à prendre part au concours d'admission avec les nationaux s'ils remplissent toutes les conditions imposées à ces derniers. Dans ce cas, ils jouissent des mêmes droits et prérogatives scolaires »*. Son 2ème alinéa innove en la matière en énonçant que *« s'ils sont en possession d'un titre établissant qu'ils ont terminé avec succès dans leur pays d'origine, leurs études d'enseignement secondaire, les étrangers présentés par les agents diplomatiques de leur gouvernement peuvent être admis* **sans concours** *à profiter de l'enseignement des écoles vétérinaires françaises. Les élèves étrangers de cette catégorie reçoivent à la fin de leurs études un certificat constatant qu'elles ont été accomplies avec succès »*. L'article 16 précise que ce certificat, signé par le directeur, *« porte le titre de certificat d'aptitude à l'exercice de la médecine des animaux [...] et ne confère au bénéficiaire aucune des prérogatives attachées à la possession du titre de vétérinaire pour l'exercice de la médecine vétérinaire en France »*. Enfin, l'article 17 prévoit qu'un *« arrêté ministériel détermine les dispenses de scolarité qui peuvent être accordées [d'une part] aux candidats français et étrangers qui briguent le diplôme de vétérinaire étant déjà en possession du diplôme français de docteur en médecine et [d'autre part] aux candidats étrangers qui briguent le certificat d'aptitude à l'exercice de la médecine des animaux, étant déjà en possession d'un diplôme étranger de docteur en médecine ou de vétérinaire »*.

Le décret du 13 mars 1920[5] abroge plusieurs articles du décret du 10 septembre 1903, notamment les articles 12, 16 et 17. Leurs dispositions sont remplacées par des dispositions équivalentes dans les articles 6, 8 et

[4] Décret [du 10 septembre 1903] portant organisation des écoles nationales vétérinaires (JORF du 7 novembre 1903, pp. 6742-6744).

[5] Décret [du 13 mars 1920] modifiant les décrets relatifs à l'organisation des écoles nationales vétérinaires (JORF du 2 avril 1920, p. 5241).

10 à une nuance près : à la fin de leurs études vétérinaires, les étrangers reçoivent, non plus un certificat d'aptitude à l'exercice de la médecine des animaux, mais un diplôme spécial, diplôme de vétérinaire portant la mention *« Délivré à titre étranger »*, dont il est précisé par l'article 8, 2ème alinéa, qu'il ne confère pas au bénéficiaire les droits et prérogatives attachés à la possession du titre de vétérinaire pour l'exercice de la médecine et de la pharmacie vétérinaire en France.

La loi du 31 juillet 1923[6] et son décret d'application du 28 mars 1924[7], créant le doctorat vétérinaire, et le décret du 5 juin 1924 portant organisation de l'enseignement vétérinaire[8] vont entraîner une nouvelle distinction qui s'inscrit dans le droit fil de la précédente. S'agissant des français, deux innovations interviennent : d'une part, les élèves français vont dorénavant devoir rédiger et soutenir une thèse devant l'une des facultés de médecine de Paris, Lyon ou Toulouse, ce qui leur permet d'obtenir le diplôme d'État de docteur-vétérinaire en vertu des articles 1er et 5 du décret du 28 mars 1924 précité, d'autre part, des modalités

---

[6] Loi [du 31 juillet 1923] autorisant les écoles nationales vétérinaires à délivrer un diplôme de docteur vétérinaire (JORF du 3 août 1923, p. 7586). Cet intitulé, qui n'a pas valeur normative, est inapproprié, ce ne sont pas les ENV qui délivrent ce diplôme. L'article 1er précise, en effet, que *« le diplôme de docteur vétérinaire est délivré par le ministre de l'instruction publique aux élèves des écoles nationales vétérinaires ayant subi avec succès les épreuves de fin d'études, après soutenance d'une thèse devant les facultés de médecine de Paris, Lyon et Toulouse. Le diplôme est également signé par le ministre de l'agriculture. »*

[7] Décret [du 28 mars 1924] portant règlement d'administration publique pour l'application de la loi du 31 juillet 1923 sur le doctorat vétérinaire (JORF du 30 mars 1934, p. 3026).

[8] Le décret du 5 juin 1924, par son article 37, abroge celui du 13 mars 1920. Il semble ne pas avoir été publié au JORF. Pourtant, il est visé avec son intitulé et sa date dans les visas des décrets ultérieurs qui l'ont modifié (par exemple : décret [du 2 décembre 1926] fixant le prix de la pension dans les écoles nationales vétérinaires, publié au JORF du 12 décembre 1926, p. 12947, qui abroge son article 3 et le remplace par de nouvelles dispositions). En revanche, le décret du 5 juin 1924 a été publié dans le Recueil de médecine vétérinaire (Tome C, n° 13, 15 juillet 1924, pp. 402 à 408) et dans la Revue vétérinaire, ancien journal des vétérinaires du Midi, fondée en 1838, publiée à l'école nationale vétérinaire de Toulouse (Tome LXXXVI, 3e série, Tome V, n° 7, juillet 1924, pp. 442-452). Ultérieurement, la loi [N° 2469] du 5 juillet 1941 portant organisation de l'enseignement agricole public dispose en son article 11 que *« L'enseignement vétérinaire demeure en principe régi par le décret du 5 juin 1924 portant organisation des écoles nationales vétérinaires, modifié par les décrets des 2 décembre i926, 15 mai 1929, 12 juin 1931, 14 février 1935, 2 juin et 15 novembre 1936 »* (JOEF du 8 juillet 1941, pp. 2855-2857). L'abrogation de ce décret du 5 juin 1924 a été effectuée par l'article 26 du décret n° 1936 du 22 juillet 1943 portant organisation des écoles nationales vétérinaires (JOEF du 16 septembre 1943, pp. 2445-2446).

particulières sont prévues pour permettre aux français titulaires du diplôme de vétérinaire d'obtenir le diplôme d'État de docteur-vétérinaire[9]. En ce qui concerne les étrangers, la plupart d'entre eux vont soutenir une thèse dans les mêmes conditions que les Français et obtenir ainsi, non pas un doctorat d'État, mais un doctorat d'Université en vertu de l'article 15 du décret du 21 juillet 1897[10], n'ayant qu'une valeur scientifique et ne conférant pas les droits attachés au diplôme d'État. Le professeur Brion cite l'article 20 de l'instruction du ministère de l'agriculture sur les écoles vétérinaires[11] qui énonce expressément que *« le diplôme de docteur-vétérinaire délivré aux étrangers ne leur confère en France et dans les possessions françaises aucun des droits et prérogatives attachés à la possession du titre par les lois et règlements sur l'exercice de la médecine vétérinaire. »*[12]

Ces mêmes règles s'appliquent aux vétérinaires étrangers déjà diplômés d'une école étrangère désirant obtenir le grade de docteur-vétérinaire en France (article 14, 2e alinéa de l'instruction du 6 juin 1924). Avant leur soutenance de thèse, ils doivent, après un an au moins de scolarité

---

[9] L'article 6 du décret du 28 mars 1924 prévoit les modalités selon lesquelles *« les titulaires du diplôme de vétérinaire ou du certificat délivré antérieurement à la promulgation de la loi du 31 juillet 1923, en vertu des articles 8 et 9 du décret du 3 mars 1920, pourront recevoir le diplôme de docteur vétérinaire après présentation et soutenance d'une thèse dans les conditions prévues par les articles précédents, la thèse [pouvant] être remplacée par des travaux antérieurs, qui doivent être agréés par les autorités spécifiées à l'article 2 du présent décret, et donnent lieu à une soutenance, conformément aux articles 3 et 4. »*

[10] Décret [du 21 juillet 1897] portant règlement pour le conseil des universités (JORF du 25 juillet 1897, pp. 4252-4253). Selon l'article 15, *« En dehors des grades établis par l'État, les universités peuvent instituer des titres d'ordre exclusivement scientifique. Ces titres ne confèrent aucun des droits et privilèges attachés aux grades par les lois et les règlements et ne peuvent en aucun cas être déclarés équivalents aux grades. Les études et les examens qui en déterminent la collation sont l'objet d'un règlement délibéré par l'université et soumis à la section permanente du conseil supérieur de l'instruction publique. Les diplômes sont délivrés, au nom de l'université, par le président du conseil, en des formes différentes des formes adoptées pour les diplômes délivrés par le Gouvernement. »*

[11] Le professeur Brion n'indique pas la date de cette instruction. S'il s'agit de l'instruction pour l'admission dans les Écoles nationales vétérinaires, arrêtée par le ministre de l'Agriculture le 6 juin 1924 (texte qui semble ne pas avoir été publié au JORF, mais est reproduit dans le Recueil de Médecine Vétérinaire, Tome C, n° 13, du 15 juillet 1924, pp. 408-414), il s'agit de l'article 15 et non pas de l'article 20.

[12] L'article 12 du décret du 13 mars 1920 dispose que *« Le titre de Docteur vétérinaire délivré aux étrangers ne leur confère aucun des droits ou prérogatives attachés à la possession du titre par les lois et règlements sur l'exercice de la médecine vétérinaire »*.

(généralement la 4e année) subir avec succès les examens de fin d'étude dans une des 3 ENV[13]. Dans quelques cas exceptionnels, en raison de leurs titres scientifiques, ils sont dispensés de cette scolarité sur proposition du Conseil supérieur de l'enseignement vétérinaire (CSEV) ou sa section permanente.

Ainsi, comme le précise le professeur Brion, les étrangers diplômés en France ne peuvent jouir d'aucun des droits conférés aux vétérinaires français dans le cadre des lois du 21 juin 1898[14] et du 7 juillet 1933[15] ainsi que du décret du 14 septembre 1916[16], à savoir le monopole de l'exercice de la médecine vétérinaire dans les maladies réputées légalement contagieuses (MRLC), le droit à la détention de la tuberculine et à celle des médicaments toxiques. Au demeurant, les étrangers ayant obtenu leur diplôme de docteur-vétérinaire peuvent porter ce titre sans commettre le délit d'usurpation, mais ne peuvent se voir confier aucun mandat sanitaire par les autorités administratives. À condition de respecter les lois et décrets

[13] Alfort, Lyon et Toulouse. Celle de Nantes n'a été créée qu'en 1979 par le décret du 4 juillet 1979 portant création d'une école nationale vétérinaire et l'érigeant en établissement public national doté de l'autonomie financière (JORF NC du 8 juillet 1979, p. 5834).

[14] Loi [du 21 juin 1898] sur le code rural (Livre III : de la Police rurale. Titre 1er : Police administrative) (JORF du 23 juin 1898, pp. NP-3866). Selon l'article 40, *« L'exercice de la médecine vétérinaire dans les maladies contagieuses des animaux est interdit à quiconque n'est pas pourvu du diplôme de vétérinaire ».*

[15] Loi [du 7 juillet 1933] sur la prophylaxie de la tuberculose des bovidés et sur le contrôle de la salubrité des viandes (JORF du 9 juillet 1933, pp. 7142-7144). Selon l'article 8, *« Il est interdit d'importer, de fabriquer et de vendre toute préparation destinée au diagnostic, à la prévention ou au traitement de la tuberculose des animaux sans une autorisation du ministre de l'agriculture, rendue après avis du comité consultatif des épizooties. Seuls, les vétérinaires auront le droit de détenir ces préparations et d'en faire usage sous un contrôle dont les modalités seront fixées par le règlement d'administration publique prévu pour l'application de la présente loi. Les contrevenants seront punis des peines prévues à l'article 1er de la loi du 1er août 1905, sans décimes. »*

[16] Décret [du 14 septembre 1916] concernant l'importation, le commerce, la détention et l'usage des substances vénéneuses, notamment l'opium, la morphine et la cocaïne (JORF du 19 septembre 1916, pp. 8256-8261). De très nombreux articles de ce décret concernent les pharmaciens, les médecins et les vétérinaires. A titre d'exemple, l'article 17, dans le chapitre II relatif au régime des substances du tableau A lorsqu'elles sont destinées à la médecine humaine ou vétérinaire, prévoit que *« Les vétérinaires sont autorisés à détenir, pour l'usage de la médecine vétérinaire lesdites substances. Sans avoir le droit de tenir une officine ouverte, ils sont autorisés à délivrer ces substances à leurs clients lorsque ceux-ci résident dans des communes ou agglomérations dépourvues de pharmacie. Dans les autres communes, ils ne jouissent de la même faculté que dans les cas où l'administration desdites substances est faite par eux-mêmes aux animaux. »*

cités ci-dessus, leur situation est absolument régulière[17]. Le professeur Brion souligne que celle-ci n'est en rien modifiée s'ils obtiennent par la suite leur naturalisation dans la mesure où celle-ci ne change en rien les conditions dans lesquelles ils ont fait leurs études et obtenu leur diplôme. En cas d'infraction aux défenses ainsi faites, les sanctions applicables aux délinquants sont les peines édictées par chacune des lois et décret précités auxquelles le manquement reproché se rapporte[18].

Il convient de noter qu'à cette époque les règles sont différentes pour les étudiants en médecine et les médecins étrangers. Le décret, dit *"Herriot"*, du 17 août 1928[19] dispose en son article 1er que *« les médecins et les étudiants en médecine de nationalité étrangère, admis à postuler le doctorat universitaire, mention médecine, pourront, en cas de naturalisation ultérieure et après avis du comité consultatif de l'enseignement supérieur public (commission de la médecine et de la pharmacie), être autorisés à postuler, avec dispense de scolarité et dispense partielle d'examens, le diplôme d'État de docteur en médecine, à la condition de justifier du baccalauréat de l'enseignement secondaire ou du diplôme d'État de docteur ès sciences ou de docteur ès lettres ou de docteur en droit, ou du titre d'agrégé de l'enseignement secondaire (hommes, femmes). »* L'article 2 précise que *« la dispense de scolarité pourra être totale pour ceux qui auront accompli en France, le cycle complet des études en vue du doctorat universitaire. La dispense d'examens ne pourra, en aucun cas, porter sur plus de trois épreuves. »*

Qui plus est, ces dispositions seront consacrées, avec quelques aménagements de détail, par la loi, dite *"Armbruster"*, du 21 avril 1933[20]. Cette loi prévoit, de plus, des dispositions particulières pour les étudiants

---

[17] Toutefois, les vétérinaires étrangers, ne pouvant être investis des fonctions sanitaires, ne peuvent figurer sur la liste publiée chaque année par le préfet de chaque département mentionnant les noms des vétérinaires exerçant dans leur département et le nom de la commune où ils exercent. Répondant le 6 février 1923 à la lettre du 23 janvier 1923 du préfet de la Haute-Garonne, le ministre de l'Agriculture lui demande de radier de cette liste M. Pétroff [Christophe], vétérinaire étranger exerçant à Carbonne, et ce, tant qu'il n'a pas obtenu la naturalisation française.

[18] Conte A. et Pleindoux A., *op. cit.*, p. 211.

[19] Décret du 17 août 1928 [relatif aux] conditions dans lesquelles les médecins et les étudiants en médecine de nationalité étrangère, admis à postuler le doctorat universitaire, mention médecine, peuvent être admis à postuler le diplôme d'État de docteur en médecine (JORF du 1er septembre 1928, p. 9936).

[20] Loi [du 21 avril 1933] relative à l'exercice de la médecine, dite loi *"Armbuster"* (du nom du médecin sénateur de l'Aube, Raymond Armbuster, ayant présenté en 1930 une proposition de loi) (JORF du 23 avril 1933, p. 4246).

roumains ou mauriciens. Son article 2 dispose que « *chaque année, des étudiants roumains ou mauriciens, inscrits en vue du titre de docteur d'université, mention médecine, et ayant subi avec succès les épreuves des derniers examens de fin d'études médicales et les examens cliniques, peuvent être autorisés, par décision ministérielle prise après avis d'une commission spéciale, à soutenir leur thèse en vue du diplôme d'État de docteur en médecine, le nombre des bénéficiaires de cette disposition ne [pouvant] dépasser dix pour l'ensemble des facultés de médecine.* » Cette dernière ouverture législative sera d'ailleurs de courte durée, car la loi du 21 avril 1933 est abrogée deux ans plus tard par celle du 26 juillet 1935, loi dite *"Cousin-Nast"*[21]. Mais cette abrogation n'a pas d'incidence sur les droits des étudiants roumains en cours d'étude à cette date. C'est ainsi que le Conseil d'État, relevant l'absence de toute disposition rétroactive dans cette loi, annule pour excès de pouvoir plusieurs décisions du ministre de l'Éducation nationale rejetant la demande d'étudiants roumains tendant à postuler le diplôme d'État de docteur en médecine.[22]

12. Plusieurs vétérinaires étrangers ont été confrontés aux dispositions législatives et réglementaires en vigueur. Ainsi, par décision ministérielle du 29 décembre 1908, Pius Faber, né le 17 avril 1877 à Moscopole en Turquie[23], est admis comme auditeur libre à l'ENVA à compter du 1er janvier 1909[24]. Il effectue 2 semestres d'étude (sans doute la 4ème année) sanctionnés par les notes de 10,75 au 1er (mention passable) et 13,28 au 2nd (mention assez bien). Le 20 juillet 1909, il obtient, à titre étranger, le certificat d'aptitude à l'exercice de la médecine des animaux. Ayant été naturalisé français par décret du 20 avril 1929[25], il sollicite auprès du

---

[21] Loi [du 26 juillet 1935] relative à l'exercice de la médecine et de l'art dentaire, dite loi *"Cousin-Nast"* (la proposition de loi a été déposée à la Chambre des députés par M. Cousin, et au Sénat par M. Nast) (JORF du 27 juillet 1935, pp. 8146-8147).

[22] Arrêt du Conseil d'État du 12 novembre 1938, section, 58.832 *Sieur Smilovici*, Rec. Lebon, pp. 838-839, arrêt du Conseil d'État du 28 mars 1939, 58.902 *Sieur Weiss*, Rec. Lebon, p. 222, arrêt du Conseil d'État du 7 juin 1940, 67.470, Sieur Ghelber, Rec. Lebon, pp. 195-196, arrêt du Conseil d'État du 4 août 1944, 70.037 *Sieur Barati*, Rec. Lebon, p. 224.

[23] D'autres sources (cf. par exemple infra, annexe VIII) indiquent qu'il est né à Moschopol (Albanie).

[24] AD du Val-de-Marne, École vétérinaire de Maisons-Alfort (ENVA), Registre détaillé des élèves inscrits, alphabétique, 1889-1915 1 ETP 112, E à F, Vue 24/26, p. 198 du registre.

[25] Naturalisations et réintégrations. Décret du 20 avril 1929 (JORF du 12 mai 1929, p. 5406). Il y est indiqué que Faber (Pius), vétérinaire, demeurant à Pavillons-sous-Bois (Seine) [est] né le 27 avril 1878 à Moschopol (Albanie), de père roumain.

ministre de l'agriculture le bénéfice de l'article 35 de l'arrêté ministériel du 9 juillet 1914 prévoyant que *« les étrangers pourvus du certificat d'aptitude qui obtiendraient la naturalisation française pourront être admis par le ministre à échanger ce certificat contre le diplôme de vétérinaire »*. Le ministre le lui refuse par décision du 13 février 1933. Il forme alors un pourvoi auprès du Conseil d'État en vue d'obtenir l'annulation pour excès de pouvoir de cette décision. Sa demande est rejetée par un arrêt du 4 janvier 1936 au motif que l'arrêté du 9 juillet 1914 avait été remplacé par une nouvelle réglementation ne prévoyant plus la possibilité d'un tel échange et que l'intéressé ne pouvait se prévaloir d'aucun droit acquis sous le régime antérieur[26].

Quelques vétérinaires étrangers titulaires d'un diplôme étranger ont tenté de faire homologuer leur diplôme. C'est le cas d'un Israélite allemand, Charles Maï, âgé de 30 ans, docteur en médecine vétérinaire, diplômé de la faculté vétérinaire de l'Université de Munich en 1924. Il a rempli pendant 10 ans les fonctions de directeur des abattoirs d'Ottweiler en Sarre et, simultanément, pendant 5 ans, celles de vétérinaire suppléant aux Mines domaniales françaises. Il a dû, après le plébiscite de 1935[27] et

---

[26] Arrêt du Conseil d'État 4 janvier 1936 – 34.113, *Sieur Faber*, Rec. Lebon, 1936, p. 16 : *« Considérant qu'à la suite de la loi du 31 juillet 1923 portant création du doctorat vétérinaire, sont intervenus le décret du 28 mars 1924 relatif à l'attribution du diplôme de docteur vétérinaire, le décret du 5 juin 1924 sur l'organisation des écoles nationales vétérinaires et le règlement des études du 15 juin 1926 ; que ces textes se sont substitués au règlement général des études du 28 juin 1922, qui avait d'ailleurs remplacé celui du 9 juillet 1914 et dont l'article 34 contenait une disposition analogue à celle qui est invoquée au pourvoi ; que, sous le nouveau régime institué, il n'est prévu aucune possibilité d'échange du certificat obtenu au titre étranger contre le diplôme français de vétérinaire ; que le sieur Faber ne peut se prévaloir d'aucun droit acquis sous le régime antérieur ; que, dès lors, le ministre n'a pas excédé ses pouvoirs en refusant au requérant l'échange qu'il sollicitait. »*

[27] Le 13 janvier 1935, un plébiscite se déroule en Sarre, une région frontalière entre la France et l'Allemagne qui avait été placée sous contrôle international pendant quinze ans à la signature du traité de Versailles. Le gouvernement français, dès 1934, avait compris le souhait massif des habitants de redevenir Allemands à part entière. Il avait renoncé à plaider pour le *statu quo* ou le rattachement à la France pour témoigner à Berlin de sa bonne volonté. À une écrasante majorité (447 119 pour le rattachement à l'Allemagne, 46 613 pour le *statu quo*, 2 124 pour le rattachement à la France), les habitants demandent leur réintégration au sein de l'Allemagne... sans prêter attention au fait que celle-ci est depuis deux ans passée sous la botte nazie !

À Berlin, Hitler exulte. Le choix librement exprimé par les Sarrois cautionne son gouvernement, sa propagande et également ses succès économiques. Le *Führer* annonce peu après que son pays n'a plus de revendication territoriale à l'Ouest. Il renonce

en raison de sa qualité de *« non aryen »*, quitter la Sarre et l'emploi qu'il occupait. Venu résider à Paris, il y est comme *« réfugié sarrois »* et habite 4, rue Lamartine. Il sollicite l'homologation de son diplôme allemand et, avec elle, l'autorisation de se livrer à l'exercice intégral de la médecine vétérinaire en France. Dans son rapport au ministre, M. Nicolas, inspecteur général des ENV, estime qu'il semble difficile, pour ne pas dire impossible, de faire bénéficier l'intéressé des dispositions légalement réservées (loi du 31 juillet 1923 et décret du 28 mars 1924) aux nationaux placés dans des conditions parfaitement déterminées, auxquelles il n'a été possible de déroger, par une loi ou un décret, que dans des cas tout-à-fait exceptionnels, en faveur de certains néo-français (Alsaciens-Lorrains) ou naturalisés (sarrois). Il conclut qu'on ne peut opposer qu'une réponse négative à sa demande.[28]

Concernant les naturalisés sarrois, le cas des vétérinaires Louis Meyer et Joseph Rupp fait l'objet d'une correspondance abondante sur plusieurs années à la suite de leur requête d'homologation de leur diplôme étranger[29] :

---

officiellement à toute prétention sur l'Alsace-Lorraine ! Ce discours rassure les pacifistes français et européens qui n'en demandaient pas tant.
(site https://www.herodote.net/almanach-ID-75.php, consulté le 2 août 2023).

[28] AN, Pierrefitte-sur-Seine, 880158/64, dossier Maï : note non datée de M. Nicolas, inspecteur général des ENV : *« l'homologation du diplôme de docteur de M. Maï ne pourrait être envisagée que si celui-ci était français et que s'il avait acquis la nationalité française avant le plébiscite et le retour de la Sarre à l'Allemagne, ou que si, n'ayant point encore obtenu la nationalité française, il avait cependant demandé sa naturalisation avant le 1er mars 1935. Et l'une et l'autre de ces conditions supposées remplies, l'homologation ne serait réalisable qu'en vertu d'un décret de dérogation au décret du 28 mars 1924, qui détermine les conditions d'attribution du doctorat vétérinaire d'État français. Or, M. Maï, réfugié sarrois, n'est pas français, et il n'indique pas, dans sa requête, qu'il a sollicité sa naturalisation avant le 1er mars 1935, ni du reste depuis cette date. Il ne manifeste même pas la moindre intention ou le moindre désir de devenir un jour français. »*

[29] AN, Pierrefitte-sur-Seine, 880158/64, dossier Meyer et Rupp : lettre du 17 mai 1935 de l'inspecteur général, chef des services vétérinaires d'Alsace-Lorraine au ministre de l'agriculture, lettre du 25 mai 1935 du préfet du département du Bas-Rhin au ministre de l'agriculture, lettre du 25 mai 1936 du ministre des affaires étrangères au ministre de l'agriculture, lettre du 23 juin 1936 du président du conseil au ministre des affaires étrangères, lettre du 6 juillet 1936 du ministre des affaires étrangères au ministre de l'agriculture, rapport du 2 juillet 1936 du ministre de l'agriculture au Président de la République, lettres du 23 juillet 1936 du ministre de l'agriculture à MM. Meyer et Rupp, lettre du 29 octobre 1936 du ministre de l'agriculture à M. J. René Brunet, député de la Drôme.

– Louis Meyer, né le 4 juin 1882 à Felsberg, arrondissement de Sarrelouis, fait ses études secondaires en France à Montigny-lès-Metz, puis ses études vétérinaires aux facultés de Stuttgart et Munich et obtient son diplôme de vétérinaire en 1905. Il exerce d'abord en Rhénanie puis en Prusse orientale. Il occupe ensuite différentes fonctions officielles auprès de la Commission du Gouvernement de la Sarre. La Sarre étant devenue indépendante à la suite du plébiscite du 13 janvier 1935, il est retraité d'office le 1er mars 1935 en application des accords conclus le 30 janvier1935 entre les gouvernements sarrois et allemands. Il émigre alors en France et s'établit à Strasbourg ;

– Joseph Rupp, né le 22 août 1880 à Felsberg, a le même parcours universitaire que Louis Meyer. Il occupe diverses fonctions en Allemagne puis revient en Sarre, il dirige les abattoirs de Dillingen-Sarre tout en étant chef du contrôle des denrées alimentaires importées en Sarre. Comme son confrère, il est mis à la retraite le 1er mars 1935. Il part alors s'établir en Moselle à Bouzonville.

Leur requête est appuyée par le préfet du département du Bas-Rhin. Dans un premier temps, le ministre indique qu'il est impossible de donner une suite favorable à leur requête. Un an plus tard, celui-ci transmet le dossier au ministre des Affaires étrangères en lui indiquant qu'au cas où les services rendus par les intéressés pendant leur séjour en Sarre justifieraient une mesure de faveur, il serait disposé à envisager l'homologation de leur diplôme étranger, par analogie avec la mesure prévue par le décret du 18 avril 1922, en faveur des vétérinaires alsaciens-lorrains ayant recouvré la nationalité française[30]. Le ministre des Affaires étrangères lui répond que les sentiments et l'activité dont les intéressés ont fait preuve à l'égard de la France pendant leur séjour en Sarre, sont de nature à justifier cette mesure de faveur[31]. Le Président du Conseil donne

---

[30] Décret [du 18 avril 1922] réglant la situation des vétérinaires alsaciens et lorrains diplômés des écoles ou facultés allemandes (JORF du 14 mai 1922, p. 4992).

[31] M. Meyer a rendu de très précieux services, notamment en favorisant le développement des exportations françaises de bétail et de denrées alimentaires. Il parle couramment le français et pendant son séjour en Sarre a envoyé son fils au lycée français de Sarreguemines. Il a été naturalisé français par décret du 2 janvier 1935, en application de l'article 6 de la loi du 10 avril 1927.

M. Rupp s'est trouvé en butte à de nombreuses difficultés provoquées par les milieux nationaux-socialistes, en raison de ses sentiments favorables à notre pays et de l'activité courageuse dont il a fait preuve lors de la période pré-plébiscitaire. Il fut même menacé de destitution par le Conseil municipal de Dillingen pour avoir apposé sa signature au bas d'une requête à la S.D.N. et ne dût d'être maintenu à son poste qu'à une intervention

au ministre des Affaires étrangères son plein accord pour M. Meyer, mais, s'appuyant sur les avis du chef des services vétérinaires d'Alsace-Lorraine et du préfet de la Moselle, signale que M. Rupp risque d'être mal accueilli dans l'arrondissement de Boulay, et conseille que l'homologation de son diplôme ne lui soit accordée qu'à la condition qu'il exerce loin de la Moselle pour éviter tout incident ou tout conflit avec la population des départements recouvrés. En définitive, le ministre de l'agriculture fait un rapport très favorable au Président de la République, qui, le 4 juillet 1936, décrète que *« M.M. Meyer (Louis) et Rupp (Joseph), d'origine sarroise, naturalisés français, Docteurs-Vétérinaires des Facultés allemandes, reçoivent, à titre exceptionnel et par dérogation aux dispositions du décret du 28 mars 1924, le titre de docteurs-vétérinaires français. »* [32] Les intéressés en sont informés par lettre du ministre de l'agriculture en date du 23 juillet 1936, leur précisant qu'ils *« jouiront, en conséquence des droits et prérogatives attachés par les lois et les règlements à la possession du titre de vétérinaire français. »* Toutefois, M. Meyer ayant souhaité être nommé à un emploi administratif, le ministre de l'agriculture fait connaître à M. René Brunet, député de la Drôme, qu'il n'est pas possible de donner une suite favorable à sa requête dans la mesure où [l'intéressé] a été naturalisé par décret du 2 janvier 1935 et qu'aux termes de la loi du 19 juillet 1934[33], *« pendant dix ans, à partir du décret qui lui a conféré la naturalisation, l'étranger naturalisé ne peut être nommé à des fonctions publiques rétribuées par l'État. »*

Quant à Léon Palaria, ayant fait ses études à l'ENVA et obtenu son doctorat d'université français, il est donc dans son plein droit en exerçant la médecine vétérinaire à Frétigney, puis à Vesoul, sans disposer toutefois des droits et prérogatives réservés aux vétérinaires français. Mais la loi de 1938 va changer la donne. Elle va en effet imposer de nouvelles règles pour les vétérinaires étrangers exerçant en France.

énergique de la Commission de Gouvernement. Il parle couramment le français et sa femme, Marie-Louise Dumortier, française d'origine née le 5 avril 1899 à Loos (Nord), a été réintégrée dans la nationalité française en 1934.

[32] Décret [du 4 juillet 1936] accordant une homologation de diplômes étrangers (JORF du 12 juillet 1936, pp. 7311-7312).

[33] Loi [du 19 juillet 1934] sur l'accession des naturalisés à certaines fonctions (JORF du 20 juillet 1934, p. 7347).

B. La loi du 17 juin 1938 et ses conséquences pour les vétérinaires étrangers

13. Plusieurs tentatives[34] ont vu le jour à la fin du XIXème siècle pour encadrer l'exercice de la médecine vétérinaire en France. La dernière d'entre elles s'est conclue par l'adoption d'un projet de loi sur l'exercice de la médecine vétérinaire, appelé parfois à tort projet « Darbot »[35], par le Sénat au cours de sa séance du 5 novembre 1901[36]. Selon son article 1er *« l'exercice de la médecine des animaux est interdit à quiconque n'est pas pourvu du diplôme de vétérinaire délivré par les écoles nationales vétérinaires de France. Exerce illégalement la médecine vétérinaire toute personne qui, non munie de ce diplôme, prend part habituellement, ou par une direction suivie, au traitement des maladies ou des affections chirurgicales, sauf les cas d'urgence avérée. »* Tout vétérinaire diplômé par une ENV peut donc exercer, qu'il soit français ou étranger. La prise en compte de la nationalité n'intervient qu'à l'article 6 selon lequel *« les vétérinaires de nationalité française [...] seront seuls requis par les autorités administrative et judiciaire pour tous les actes de leur compétence. »* Mais ce projet de loi n'ira pas plus loin dans son parcours parlementaire.

Ce n'est que le 30 mai 1935 qu'un nouveau projet de loi est déposé par M. Cassez, ministre de l'Agriculture, sur le bureau de la Chambre des députés, mais il ne put venir en discussion avant la fin de la législature. Le projet est alors repris par son successeur, M. Monnet, le 27 avril 1937[37]. Sur le rapport de M. Jules Mitton, vétérinaire, député d'Eure-et-Loir inscrit

---

[34] Pour un historique plus détaillé de la question, voir Conte A. et Pleindoux A., *op. cit.*, pp. 162-188.

[35] Par exemple Conte A. et Pleindoux A., *op. cit.*, p. 178, Jousseaume Jean, 1947, *op. cit.*, pp. 47-49, 54 et 60 ou encore Brion A., *Précis de jurisprudence vétérinaire*, Vigot Frères éditeurs, Paris, 1943, p. 317. Leur erreur vient sans doute de ce que le projet de loi n° 5, déposé le 11 janvier 1901 sur le bureau du Sénat par M. Jean Dupuy, ministre de l'agriculture, a été examiné par la Commission de l'agriculture de la Haute Assemblée en même temps que la proposition de loi n° 333, déposée le 22 novembre 1898 sur le bureau du Sénat par M. Jean Darbot, vétérinaire, sénateur de la Haute-Marne (proposition de loi tendant à modifier la loi du 21 juillet 1881 sur la police sanitaire des animaux en ce qu'elle touche à l'exercice de la médecine vétérinaire). Ces deux textes ont été examinés conjointement sur le rapport n° 147 de M. Darbot déposé le 21 mars 1901.

[36] JORF du 6 novembre 1901, Débats parlementaires, Sénat, pp. 1253-1261.

[37] Projet de loi n° 2290 (avec l'exposé des motifs), déposé le 27 avril 1937 sur le bureau de la Chambre des députés (Documents parlementaires, Chambre des députés, année 1937, annexe N° 2290, pp. 519-520).

au groupe Républicain radical et radical-socialiste, la commission de l'agriculture l'adopte le 8 juin 1937 en proposant une modification de son article 5[38]. Ce projet de loi ainsi modifié est adopté par la Chambre des députés le 28 janvier 1938 au cours de débats mouvementés[39]. Il est alors déposé par le nouveau ministre de l'Agriculture, M. Fernand Chapsal, sur le bureau du Sénat le 15 février 1938. Au nom de la commission de l'agriculture, M. Charles Borgeot, sénateur de Saône-et-Loire inscrit au groupe de la Gauche démocratique, dépose son rapport le 22 mars 1938[40] dans lequel il propose de voter le projet de loi sans modification. Cette commission l'adopte le 3 mai 1938. Après débat dans sa séance du 31 mai 1938 en présence du nouveau ministre de l'Agriculture, M. Queuille, le Sénat adopte, sans modification et à l'unanimité, le projet voté par la Chambre des députés[41]. La loi est promulguée le 17 juin 1938[42].

Première loi à régir l'exercice de la médecine vétérinaire en France, la loi du 17 juin 1938 introduit un nouveau cadre de principe en réservant l'exercice de la profession vétérinaire aux seuls diplômés français. Son article 1er dispose, en effet, que *« sont seuls autorisés à exercer la médecine et la chirurgie des animaux, les personnes de nationalité française munies du diplôme d'État français de vétérinaire ou du diplôme d'État français de docteur-vétérinaire. »* Il faut noter que le contexte dans lequel évolue la profession vétérinaire est tout à fait différent de celui de la médecine humaine, la question de la nationalité est une préoccupation qui n'est guère rencontrée que dans les régions frontalières. C'est à ce propos qu'elle est abordée[43] au cours de la

[38] Rapport fait au nom de la commission de l'agriculture chargée d'examiner le projet de loi relatif à l'exercice de la médecine vétérinaire, par M. Mitton, député (Documents parlementaires, Chambre des députés, année 1937, annexe N° 2562, pp. 708-710).
[39] JORF du 29 janvier 1938, Débats parlementaires, Chambre des députés, séance du 28 janvier 1938, pp. 142-154.
[40] Sénat, année 1938, annexe au procès-verbal de la séance du 22 mars 1938, rapport N° 185, pp. 1-12.
[41] JORF du 1er juin 1938, Débats parlementaires, Sénat, séance du mardi 31 mai 1938, pp. 572-580.
[42] Loi du 17 juin 1938 relative à l'exercice de la médecine vétérinaire (JORF du 22 juin 1938, p. 7091). En application de son article 8, les dispositions de cette loi ont été étendues à l'Algérie par le décret du 25 octobre 1939 (JORF du 29 octobre 1939, p. 12710).
[43] Cela sera la seule fois où l'obligation de la nationalité française est débattue. Elle n'est évoquée ni dans l'exposé des motifs du projet de loi, ni dans le rapport N° 2562 de M. Mitton à la Commission de l'agriculture. Au Sénat, elle n'est abordée à aucun moment, ni dans le rapport N°185 de M. Borgeot à la commission de l'agriculture, ni au cours du débat en séance plénière le 31 mai 1938.

discussion de l'article 1er du projet de loi à la Chambre des députés dans sa séance du 28 janvier 1938[44].

Toutefois, ce principe conférant un monopole aux vétérinaires français n'est pas absolu. Le législateur prévoit la possibilité d'exercer la médecine et la chirurgie des animaux pour d'autres personnes. Ce sont, tout d'abord, les français, peu importe le mode d'acquisition de cette qualité, qui exercent la médecine et la chirurgie des animaux sans posséder le diplôme de vétérinaire ou de docteur vétérinaire, c'est-à-dire ceux que la profession vétérinaire dénomme les "empiriques" (notamment les hongreurs et les maréchaux-experts[45]), beaucoup plus nombreux à cette époque que les vétérinaires ou docteurs vétérinaires en exercice[46]. Au cours des débats parlementaires, l'essentiel de la discussion générale a porté sur la question

[44] Jean-Pierre Plichon, centralien, député du Nord, fait part de la préoccupation d'un grand nombre de vétérinaires de la région du Nord : *« À la frontière de cette région, entre la France te la Belgique, certains empiriques, qui sont citoyens belges, opèrent pour le compte de nos cultivateurs. [...] Nos vétérinaires se bornent à demander qu'on exige des empiriques belges la possession d'un diplôme délivré par l'État belge et équivalent au diplôme français. Il semble que l'article 1er du projet de loi me donne satisfaction, puisqu'il limite l'exercice de la médecine vétérinaire à des citoyens français, et, par ailleurs, l'article 5 stipule que la castration des équidés tombe sous le coup de la loi, [...] elle est du domaine de la médecine vétérinaire et, par conséquent, réservée aux Français. »* (JORF du 29 janvier 1938, Débats parlementaires, Chambre des députés, séance du 28 janvier 1938, p. 151).

[45] Dans sa thèse de doctorat vétérinaire, Daniel Bussinger (1955, *op. cit.*, pp. 9-13) cite les autres dénominations en vigueur dans l'Ouest de la France : châtrous, maréchaux-experts, affranchisseurs, méjayeurs. Certains exercent aussi un autre métier, par exemple restaurateur, bistrotier ou charcutier. Certains se font inscrire à la patente que certains de leurs clients considéraient comme l'équivalent d'un diplôme ! Le terme de « maréchal-expert » est employé surtout par l'administration des contributions directes pour faire payer à ces artisans une patente de guérisseur ou d'hongreur (JORF du 29 janvier 1938, Débats parlementaires, Chambre des députés, séance du 25 janvier 1938, p. 147).

[46] Les estimations oscillent entre 8 000 à 10 000 pour les empiriques, contre environ 2 400 à 3 000 vétérinaires ou docteurs vétérinaires. L'administration déclare qu'il n'y a que 700 maréchaux-experts patentés, les autres sont des « patentables » selon l'expression du député Gaston Moreau. L'essentiel des débats parlementaires va porter sur l'étendue du monopole accordé aux vétérinaires et sur la restriction à certains actes portant sur les animaux (castrations, soins aux pieds) pour les empiriques. Le rapporteur de la loi, président de la commission d'agriculture, Jean Renaud, député du Lot-et-Garonne, est le président du groupe communiste à la Chambre. Ce sont les députés de gauche qui vont voter pour l'adoption du texte, ceux de droite, défendant majoritairement les empiriques, votant contre. La loi est adoptée par 483 voix pour et 107 voix contre (Bussinger, 1955, *op. cit.*, p. 51) et Débats parlementaires (JORF du 29 janvier 1938, Chambre des députés, séance du 28 janvier, pp. 142-154).

du maintien ou non du droit d'exercice pour les empiriques[47 et48]. Le législateur prévoit aussi ce maintien du droit d'exercice pour certains vétérinaires étrangers.

14. Faisant l'exégèse de la loi et se référant à certaines conventions internationales[49], le professeur Brion classe les personnes ayant à cette époque le droit d'exercer la médecine vétérinaire en deux catégories :

– La première comprend les personnes jouissant du droit absolu d'exercice de la médecine vétérinaire, y compris pour les MLRC et l'emploi tant des toxiques que de la tuberculine ;

– La seconde regroupe les personnes jouissant du droit à l'exercice de la médecine vétérinaire leur vie durant, sauf en ce qui concerne les MRLC et l'emploi des toxiques et de la tuberculine.

Le professeur Brion subdivise la 1ère catégorie en 4 groupes :

– Les personnes de nationalité française, de naissance ou par naturalisation, qui, ayant commencé leurs études avant 1923, sont munis du diplôme d'État français de vétérinaire, ainsi que celles qui, ayant commencé leurs études après cette date, sont titulaires du diplôme d'État de docteur vétérinaire, à la condition que les unes et les autres aient fait enregistrer leur diplôme à la préfecture de leur département et au greffe civil du tribunal civil de leur département (articles 1, 3 et 4) ;

– Les personnes d'origine étrangère, naturalisées françaises avant le 17 juin 1938, titulaires d'un diplôme de vétérinaire ou de docteur vétérinaire délivré soit à l'étranger, soit en France à titre étranger, et exerçant déjà leur profession sur le territoire français avant le 17 juin 1938, à charge pour elles d'avoir demandé avant le 17 août 1938, sous peine de déchéance, leur inscription à la préfecture du département de leur résidence (article 6, paragraphe 5, et article 4) ;

[47] L'estimation de leur nombre fait l'objet de controverses au cours des débats parlementaires. Pour les défenseurs des empiriques, il y a 8 000 maréchaux-experts (JORF du 29 janvier 1938, Débats parlementaires, Chambre des députés, séance du 25 janvier 1938, p. 142).

[48] Déjà en 1886, Edmond Nocard écrit que l'empirisme est toujours la grande plaie de la profession vétérinaire et qu'il y a plus de cinquante ans que le corps vétérinaire réclame une loi répressive. [Nocard (Edmond), *Chronique, 15 mars 1886. In* Recueil de Médecine Vétérinaire, 63ème volume, 1886, p. 189].

[49] La liste qu'il en donne est incomplète ainsi que cela est précisé plus loin (cf. infra, point 19).

– Les Français d'origine, titulaires de diplômes étrangers de vétérinaire ou de docteur vétérinaire, exerçant en France avant le 17 juin 1938, sous la même réserve d'inscription que ci-dessus (article 6, paragraphe 6) ;

– Les vétérinaires étrangers de nationalité luxembourgeoise, belge ou suisse, établis respectivement dans les communes luxembourgeoises, belges ou suisses frontalières. Ils sont autorisés à exercer dans les communes françaises limitrophes, avec les mêmes droits et devoirs que les vétérinaires français, notamment en ce qui concerne la police sanitaire et la pharmacie (Convention du 30 septembre 1879 entre la France et le Grand-Duché de Luxembourg, ratifiée le 21 janvier 1880[50] ; Convention du 25 octobre 1910 entre la France et la Belgique, ratifiée le 9 décembre 1910[51] ; Convention du 29 mai 1889 entre la France et la Suisse, ratifiée le 13 juillet 1889[52]). Les communes ainsi visées sont nommément désignées[53].

La 2nde catégorie comporte 3 groupes :

– Les personnes de nationalité française n'ayant pas de diplôme, s'étant fait inscrire sur un registre à la préfecture du département de leur résidence avant le 17 août 1938 et reconnues comme exerçant antérieurement au 17 juin 1938 (article 6, 1er alinéa) sous réserve de demander à la préfecture du département de leur résidence leur inscription sur un registre spécial qui sera clos deux mois après la publication de la loi, soit le 22 août 1938[54] ;

---

[50] La convention conclue avec le Grand-Duché du Luxembourg a été promulguée par le décret du 22 janvier 1880 publié au JORF du 23 janvier 1880, pp. 641-642 (les paragraphes 5 et 6 de l'article 1er listent respectivement les communes françaises et luxembourgeoises concernées).

[51] La convention conclue avec la Belgique a été promulguée par le décret du 25 octobre 1910 publié au JORF du 1er janvier 1911, pp. 3-4 (donnant la liste des 140 communes des 5 départements français du Nord, de l'Aisne, des Ardennes, de la Meuse et de Meurthe-et-Moselle, et celle des 135 communes des 4 provinces belges de la Flandre occidentale, de Hainaut, de Namur et de Luxembourg).

[52] La convention conclue avec la Suisse a été promulguée par le décret du 25 juillet 1889 publié au JORF du 26 juillet 1889, pp. 3672-3673 (donnant la liste des communes du territoire de Belfort et des 4 départements français du Doubs, du Jura, de l'Ain et de la Haute-Savoie, et celle des communes des cantons suisses de Berne, de Neuchâtel, de Vaud, de Genève et du Valais).

[53] À noter qu'aucune convention n'existe entre la France et l'Espagne pour les communes frontières des littoraux atlantique et méditerranéen des deux États. Aucune convention n'existe non plus entre la France et l'Allemagne pour les communes frontières des départements de la Moselle, du Haut-Rhin et du Bas-Rhin.

[54] Les « empiriques » de nationalité étrangère ne peuvent donc plus exercer la médecine des animaux. Ainsi, en 1939, le Consul de Belgique du Mans appelle l'attention du préfet

– Les personnes de nationalité française âgés de 17 à 25 ans qui étaient au 18 juin 1938 en cours d'apprentissage depuis au moins un an, à partir du moment où, justifiant de trois années d'apprentissage, elles ont obtenu leur inscription sur le registre précité (article 6, 2e alinéa) ;

– Les étrangers, munis d'un diplôme de vétérinaire ou de docteur-vétérinaire français ou étranger, qui exerçaient sur le territoire français antérieurement au 17 juin 1938, toujours sous réserve qu'ils aient été inscrits au registre précité avant le 22 août 1938 (article 6, 3ème et 1er alinéas).

Cette dernière disposition, absente du projet initial, a été introduite à l'initiative du docteur René Pécherot, vétérinaire à Valence et maire de cette ville, député de la Drôme, inscrit au groupe Républicain radical et radical-socialiste, au cours du débat à la Chambre des députés[55], comme l'indiquent Conte et Pleindoux[56]. Il s'en est fallu de peu que le sort de ces vétérinaires étrangers exerçant sur le territoire français soit méconnu par le législateur. Cette introduction tardive dans le texte finalement voté explique sans doute que le ministre des Affaires étrangères ne soit pas signataire de cette loi. Pourtant, 5 ans plus tôt, la loi du 21 avril 1933 précitée, contresignée par le ministre des Affaires étrangères, impose, elle aussi, la possession de la nationalité française pour l'exercice de la médecine mais prévoit par son article 8 la préservation des situations acquises pour les médecins étrangers exerçant en France et n'impose pas à leur encontre d'inscription sur un registre spécial. Elle se contente, par son article 6, d'exiger la vérification et l'authentification de tous les docteurs en médecine en exercice, dans les trois mois suivant sa promulgation. Elle prévoit de plus dans son article 1er que les *« pays étrangers où les médecins de nationalité française sont autorisés à exercer la médecine pourront demander au Gouvernement français des*

du Maine-et-Loire sur M. Vandenbroucke Albert, de nationalité belge, exerçant la médecine des animaux à Étriché. Le Directeur des services vétérinaires du Maine-et-Loire en informe le ministre de l'Agriculture, par lettre du 10 juin 1939. Ce dernier lui répond par lettre du 19 juin 1939 en confirmant qu'en raison de sa nationalité l'intéressé ne peut bénéficier des dispositions de l'article 6 [alinéa 1er] de la loi du 17 juin 1938 et ne peut être inscrit sur le registre spécial prévu par l'article de loi précité (AN, Pierrefitte-sur-Seine, 880158/64). Vraisemblablement, M. Vandenbroucke n'exerce pas à temps complet, il figure en effet en qualité d'aubergiste à Étriché dans l'annuaire Bottin-Didot de Maine-et-Loire (éditions de 1937, 1938 et 1939, respectivement aux pages 2990, 3806 et 4763).

55 (JORF – Débats parlementaires, Chambre des députés [séance du vendredi 28 janvier 1938], 29 janvier 1938, pp. 142-154).

56 Conte A. et Pleindoux A., *op. cit.*, p. 205.

conventions diplomatiques dispensant en certains cas de la nationalité française. » L'absence de dispositions pour les vétérinaires étrangers dans le projet de loi sur l'exercice de la médecine vétérinaire avait été critiquée par le bureau de la Ligue des droits de l'Homme au cours de sa séance du 30 janvier 1936. Il décide de protester auprès du ministre de l'Agriculture et de saisir les parlementaires ligueurs membres de la Commission de l'Agriculture[57]. Une lettre est alors adressée le 10 juin 1937 au ministre de l'Agriculture pour protester contre les dispositions qui, si elles étaient votées en l'état, auraient « *pour effet, non seulement de supprimer pour les vétérinaires étrangers le droit d'exercer leur profession à l'avenir, mais aussi de priver de leurs droits acquis les vétérinaires [étrangers] déjà établis.* » L'auteur de la lettre ajoute : « ... *la loi sur l'exercice de la médecine qui limitait aussi le droit des étrangers, ne le supprimait pas complètement et prévoyait des dispositions transitoires. Il est injuste, nous semble-t-il, d'établir pour les vétérinaires étrangers un régime plus rigoureux. [...] Nous vous demandons, Monsieur le Ministre, de vouloir bien reprendre l'examen de la question et d'envisager le moyen d'écarter du texte déposé les dispositions qui privent d'honorables praticiens ayant donné, depuis plusieurs années, toute satisfaction à leur clientèle, du droit d'exercer la profession qu'ils pratiquaient avec honneur.* »[58]

L'article 6 de la loi du 17 juin 1938 prévoit en son alinéa 4 que « *en cas de litige sur le droit à l'inscription prévue ci-dessus, le préfet se prononce après avis d'une commission composée d'un fonctionnaire de l'administration préfectorale, du directeur départemental des services vétérinaires et d'un membre élu par la chambre d'agriculture.* »

La brièveté du délai de deux mois prévu pour l'inscription sur le registre spécial conduit certaines préfectures à faire publier des communiqués de presse. Ainsi la préfecture du département de l'Aube fait insérer un communiqué dans la presse locale précisant que les intéressés doivent se faire inscrire sous peine de forclusion à la Préfecture (Service vétérinaire) avant le 23 août 1938 en justifiant de leur situation[59].

L'article 7 prévoit des sanctions pénales à l'encontre des personnes qui enfreindraient les dispositions de la loi, notamment celles exerçant illégalement la médecine vétérinaire visées par l'article 5 : amende de 16

---

[57] Les Cahiers des droits de l'Homme, n° 17, 10 juin 1936, p. 25.
[58] Les Cahiers des droits de l'Homme, n° 14, 15 juillet 1937, p. 33.
[59] La Tribune de l'Aube, 11 août 1938 (A38, N15950), p. 3, Le Petit Troyen, 11 août 1938, p. 2/6.

à 50 francs, portée à un montant de 100 à 500 francs en cas de récidive[60]. Les peines prévues visent l'intégralité des manquements aux dispositions de la loi. Ces manquements peuvent se classer en deux catégories : la première concerne l'exercice de la médecine ou de la chirurgie des animaux par des personnes non légalement qualifiées, la seconde est relative aux personnes qualifiées par la loi pour cet exercice, mais ayant omis de faire procéder à l'enregistrement de leurs titres professionnels à la préfecture et au greffe du tribunal de leur domicile[61].

Des sanctions civiles sont également possibles. Basées sur les articles 1382 et suivants du code civil en vigueur à cette époque, une action en dommages-intérêts peut être intentée par plainte directe du propriétaire de l'animal qui a subi un dommage et qui ignorait que la personne qu'il a appelée n'était pas autorisée à exercer. Elle peut aussi être exercée par le vétérinaire ou le docteur vétérinaire, victime des agissements des personnes exerçant illégalement la médecine et la chirurgie des animaux, ou bien ce vétérinaire et le Syndicat national vétérinaire peuvent, isolément ou simultanément, se porter partie civile au procès devant le tribunal répressif poursuivant le délinquant[62]. En application de l'article 1036 du code de procédure civile, l'impression et l'affichage de la condamnation peuvent être ordonnés.

Le professeur Brion conclut son analyse de la loi du 17 juin 1938 en soulignant qu'elle apporte une extension aux droits des étrangers :

– Ceux qui, postérieurement à l'obtention de leurs diplômes, soit français, soit étranger, ont été naturalisés, et qui exerçaient en France avec les seuls droits des empiriques, se voient reconnaître les mêmes droits que les vétérinaires français ;

– Ceux qui n'ont pas été naturalisés se voient confirmer leur situation sur le même pied que les empiriques, mais ils ne participent à aucun des monopoles des vétérinaires diplômés.

Il faut noter que la loi du 17 juin 1938 ne prévoit aucune disposition pour les étudiants étrangers qui n'ont pas encore terminé leurs études vétérinaires ou n'ont pas encore obtenu leur diplôme. Il eût été logique de

---

[60] Le projet de loi Monnet, déposé en 1937, comportait des pénalités beaucoup plus sévères. Il prévoyait une amende de 50 à 100 francs. En cas de récidive, le juge pouvait prononcer une amende de 500 à 1.000 francs et un emprisonnement de cinq jours à trois mois, ou l'une de ces deux peines seulement (Conte A. et Pleindoux A., *op. cit.*, p. 216).

[61] Conte A. et Pleindoux A., *op. cit.*, p. 217.

[62] Conte A. et Pleindoux A., *op. cit.*, pp. 217-218, Brion A., 1943, *op. cit.*, p. 330.

prévoir pour eux les mêmes dispositions que celles prévues pour leurs aînés en activité, comme l'a prévu l'article 8 de la loi *"Armbuster"* pour les étudiants en médecine en cours d'étude au moment de la promulgation de cette loi. Au demeurant, la loi ultérieure, loi *"Cousin-Nast"* du 26 juillet 1935, prévoit des dispositions spécifiques pour les étudiants de nationalité étrangère. Selon son article 3, ceux-ci *« ne pourront s'inscrire aux facultés et écoles françaises métropolitaines de médecine, en vue de l'obtention du diplôme d'État de docteur en médecine, s'ils ne justifient pas des titres initiaux français, y compris le diplôme ou certificat d'études physiques, chimiques et biologiques, requis par les règlements afférents à ce diplôme d'État. »* Rien de tel n'est prévu par la loi du 7 juin 1938 qui s'avère, s'agissant d'étrangers, plus restrictive pour les étudiants vétérinaires que pour les étudiants en médecine. C'est d'autant plus surprenant que la loi tient compte du fait que de jeunes empiriques sont en cours de formation. En effet, son article 6, 2ème alinéa, prévoit que *« Dans les mêmes conditions de formalité et de délai, pourront demander leur inscription provisoire, les personnes de nationalité française âgées de dix-sept ans au moins et de vingt-cinq ans au plus, en cours d'apprentissage depuis une année au minimum à la date de la promulgation de la présente loi. L'inscription définitive donnant à ces personnes le droit d'exercer la médecine et la chirurgie vétérinaire dans les limites prévues par les lois, ne leur sera accordée que lorsqu'elles pourront justifier avoir accompli trois années d'apprentissage. »* Cette condition liée à l'âge est appliquée strictement, comme le montre l'affaire Cottineau. Par un arrêté du 3 mars 1943 du préfet de la Sarthe, le sieur Cottineau (Jacques) demeurant à Saint-Sever (Calvados) est radié du registre spécial relatif à l'exercice de la médecine vétérinaire. Il dépose une requête auprès du Conseil d'État qui la rejette. Ce dernier constate *« qu'il résulte de l'instruction que le sieur Cottineau, né le 25 juin 1921, n'avait pas atteint l'âge de dix-sept ans à la date du 17 juin 1938, et que son inscription sur le registre spécial provenait d'une erreur matérielle ; que, dès lors, le préfet de la Sarthe, en prononçant par l'arrêt attaqué, qu'aucune disposition de loi ou de règlement ne l'obligeait à motiver, sa radiation dudit registre, n'a pas excédé ses pouvoirs. »*[63]

Par ailleurs, la condition de délai de deux mois à respecter pour effectuer la demande d'inscription sur le registre spécial est, elle aussi, appliquée de façon stricte par l'administration. Ainsi, le jeune empirique René Sansarlat demeurant à Javerlac (Dordogne), a effectué son

[63] Arrêt du Conseil d'État du 15 mars 1944, Section, 74.914, *Sieur Cottineau*, Rec. Lebon, pp. 87-88.

apprentissage chez son père, maréchal-ferrant inscrit sur le registre spécial par décision du 15 juin 1939 du préfet de la Dordogne. Se destinant à faire carrière dans l'armée, il a omis de demander dans les temps son inscription sur le registre spécial. Ayant été réformé au cours des cinq ans de son engagement dans l'armée, il sollicite son inscription sur ce registre par lettre du 7 juillet 1943 adressée au ministre de l'Agriculture. Par lettre du 20 juillet 1943, le ministre lui répond qu'il ne lui est pas possible d'accueillir sa requête, au motif que, d'une part, sa demande n'a pas été présentée dans le délai fixé par l'article 6 de la loi du 17 juin 1938 et que, d'autre part, cette loi n'a prévu aucune dérogation[64].

15. La presse s'est fait largement l'écho de la loi du 17 juin 1938[65]. Les articles publiés présentent *« les conditions nouvelles d'exercice de la médecine vétérinaire en France »* de façon détaillée, notamment en ce qui concerne les empiriques et les vétérinaires étrangers. Plusieurs périodiques apportent des éclaircissements sur certaines dispositions de la loi, par exemple sur celles de l'article 6. En effet, la loi ne précise pas si les personnes visées à l'article 6 doivent exercer leur profession de façon permanente ou simplement occasionnelle. Le Mémorial de Gaillac présente le régime spécial dont relèvent les empiriques et précise qu'à ce sujet *« le législateur a estimé que, pour éviter les abus, il y aurait lieu de prendre certaines précautions. Les postulants devront faire la preuve qu'ils exerçaient effectivement la médecine des animaux avant le 17 juin 1938, jour de la promulgation de la loi. Les personnes qui ne donneraient les soins aux animaux que par occasion, n'ont en effet aucun titre pour réclamer la protection de la loi. »*[66] Le Conseil d'État confirme cette interprétation à l'occasion de la requête de Robert Benoit[67], habitant à Boulogne-sur-Seine (Seine). Le requérant souhaite obtenir l'annulation de la décision du 13 janvier 1939 par laquelle le préfet de police a rejeté la demande qu'il avait formulée en vue d'obtenir son inscription sur le registre prévu à l'article 6, alinéa 1er, de la loi du 17 juin1938. La Haute juridiction considère que *« le législateur a entendu réserver le bénéfice des dispositions transitoires aux personnes qui, avant la date de la*

---

[64] AN, 19880158/62, 1940-1943, dossier Correspondance, 6018 – S/V.

[65] L'Ouest-Éclair (Rennes), 23 juin 1938 (n° 15200), p. 11, Le Populaire, 9 juillet 1938 (n° 5624), p. 6, Le Mémorial de Gaillac, 16 juillet 1938 (A 78, N 29), p. 3, La Dépêche (Toulouse), 29 juin 1938 (a. 69, n° 25496), p. 5, La Croix d'Auvergne, 17 juillet 1938 (A 48, N 29), p. 4, La Gazette de Château-Gontier, 24 juillet 1938 (a. 61, n° 30), p. 5, Le Matin, 7 août 1938 (n° 19860), p. 5.

[66] Le Mémorial de Gaillac, 1938, *op. cit.*, p. 3.

[67] Il s'agit vraisemblablement d'un empirique.

promulgation de la loi, exerçaient la médecine et la chirurgie vétérinaires d'une façon régulière et continue. » Or, « *il résulte de l'instruction, notamment de l'avis de la commission instituée par l'article 6 de la loi et dont il n'est pas établi que les constatations soient entachées d'inexactitude matérielle, que l'activité du sieur Benoit ne présentait pas le caractère ainsi exigé ; [...] dès lors, l'arrêté par lequel le préfet de police a rejeté sa demande d'inscription n'est pas entaché d'excès de pouvoir.* »[68]

S'agissant des vétérinaires étrangers, on est en droit de penser qu'ils exercent leur métier de façon continue et régulière. L'application de la loi du 17 juin 1938 va entraîner des conséquences diverses sur leur situation. Les exemples rapportés ci-dessous en sont l'illustration.

– S'agissant du Dr Michel Kirsch, d'origine russe et naturalisé brésilien, habitant 68, rue d'Auteuil à Paris où il exerçait la médecine des animaux avant la promulgation de la loi du 17 juin 1938, la commission précitée émet un avis favorable à son inscription. En conséquence, le préfet de police décide d'inscrire l'intéressé sur le registre spécial prévu à l'article 6, alinéa 1 de la loi de 1938[69].

Les situations des docteurs Maï, Friedheim et Falk sont relatées dans le courrier du 12 avril 1939 adressé au ministre de l'Agriculture par le Dr Zundel, inspecteur général chef des services vétérinaires d'Alsace et de Lorraine[70] :

– Le Dr Maï [Charles] (cité supra, paragraphe 12) exerce à Colmar. Le Dr Zundel a pu recueillir de bons renseignements sur lui, tant au point de vue personnel que de ses aptitudes professionnelles. Il précise que « *comme M. Maï n'a pas l'aspect israélite et que la prévention de l'Alsacien contre le juif aurait été moins aigüe, [il lui avait] conseillé de s'établir soit à Munster, soit à Ste Marie-aux-Mines, deux postes où il serait désirable d'avoir un vétérinaire sur place pour les contestations en matière d'inspection des viandes, les plus proches vétérinaires étant installés à plus de 20 km de routes de montagne* » ;

– Le Dr Friedheim [Willi], âgé de 60 ans, vétérinaire israélite allemand, a demandé à M. le Préfet du Haut-Rhin, l'autorisation de s'établir à

---

[68] Arrêt du Conseil d'État du 12 octobre 1939 – 66.383. *Sieur Benoit*. Rec. Lebon, 1939, p. 539.

[69] AN, Pierrefitte-sur-Seine, 880158/64, lettre du 12 février 1940 du Directeur des Services vétérinaires de la Seine à M. le ministre de l'Agriculture (Service vétérinaire) en réponse à la circulaire n° 5561 du 22 juin 1939.

[70] AN, Pierrefitte-sur-Seine, 880158/64.

Munster. Il a été vétérinaire à Oppeln, en Silésie mais l'administration hitlérienne lui a interdit l'exercice de la profession et saisi les fonds placés en banque. Sur le point d'être mis en camp de concentration, il a pu s'enfuir avec son épouse en Suisse et y demeure à Bâle. Le Dr Zundel ajoute que *« le Dr Friedheim lui paraît être un bon praticien, mais [il ne croit pas] qu'il puisse faire longtemps le dur service de la vallée de Munster avec les nombreuses fermes isolées placées presque sans exception sur les hauteurs difficiles à atteindre, le Dr Maï y serait plus approprié. »* Il lui précise que *« la loi du 17 juin 1938 s'oppose à ce qu'il exerce la médecine vétérinaire en France et qu'à son avis, il devra si les études faites en Allemagne peuvent lui être comptées se présenter aux examens français après un certain stage de préparation dans une de nos écoles. »* ;

– Le Dr Zundel précise qu'un *« obstacle à l'établissement des fugitifs allemands s'est présenté lorsque le Dr Falk [Félix], israélite sarrois, actuellement établi à Louvres, a été le premier à chercher refuge en Moselle. À cette époque, l'établissement des réfugiés n'était autorisé que si le lieu choisi pour cet établissement était à plus de cent kilomètres de la frontière. Aucun réfugié ne pouvait s'établir dans les départements recouvrés, toutes nos localités étant situés à moins de 100 km de la frontière franco-allemande. »*

– Pour cette raison, [le Dr Zundel avait] proposé au Dr Friedheim de demander l'autorisation de s'établir dans une de nos colonies ou dans un pays du protectorat. »

S'agissant du même Dr Falk Félix, né à Dantzig, le 1er juillet 1900, diplômé vétérinaire de la Faculté de Médecine vétérinaire de Giessen le 14 mai 1924, une note du 16 septembre 1938[71] précise qu'ayant été naturalisé français le 18 juin 1937, soit antérieurement à la loi du 17 juin 1938, il bénéficie des dispositions de l'article 6, alinéa 5, de cette loi et qu'en exécution de ces dispositions, il a fait enregistrer à la Préfecture de Seine-et-Oise, dans les délais légaux, son diplôme de vétérinaire. La note ajoute qu'en conséquence, M. Falk peut valablement demander à être nommé vétérinaire de réserve.

Les vétérinaires étrangers naturalisés après la promulgation de la loi du 17 juin 1938 vivent mal la discrimination dont ils font l'objet par rapport à leurs confrères naturalisés avant cette promulgation. C'est par exemple le cas des docteurs Abraham Cohen et Samuel Bron.

---

[71] AN, Pierrefitte-sur-Seine, 880158/64.

S'agissant du Dr Abraham Cohen, les nombreuses démarches qu'il a effectuées lui-même ou qui ont été relayées par le député Raoul Aubaud, ancien ministre, se sont révélées infructueuses pour obtenir une application plus souple de la loi du 17 juin 1938[72] :

– Par lettre 27 septembre 1939 adressée au ministre de l'Agriculture, l'intéressé présente sa situation personnelle et professionnelle. Né le 20 juillet 1907 à Hébron en Palestine, il fait ses études vétérinaires à l'ENVA et est titulaire du diplôme de docteur vétérinaire à titre étranger, accordé le 18 novembre 1932 par le ministre de l'Instruction publique, enregistré au ministère de l'instruction publique et au ministère de l'agriculture sous le numéro 1403. Il se marie le 2 septembre 1937 avec Mlle Raymonde Segala, française, fille du Dr Segala (Chevalier de la Légion d'Honneur, Croix de guerre et Mutilé de Guerre). Il s'installe à Chaumont-en-Vexin dans l'Oise le 1er octobre 1937 et introduit une demande de naturalisation en décembre 1937. Il devient français par décret du 6 juillet 1939. Conscient du fait qu'il ne remplit pas les conditions fixées par la loi de 1938 pour jouir des droits et prérogatives attachés au diplôme d'État français de vétérinaire ou de docteur-vétérinaire et être inscrit sur la liste départementale prévue dans l'article 4, il demande au ministre de l'Agriculture une application bienveillante des dispositions de la loi ;

– Dans sa lettre du 26 octobre 1939, le député Raoul Aubaud, ancien ministre, rappelle au ministre de l'agriculture qu'en *« répondant le 31 mai 1938 à une question de M. Marcel Domont, Président de la Commission d'agriculture du Sénat, il s'était engagé à appliquer cette loi dans un sens très libéral »*. Sans citer le nom d'Abraham Cohen, il lui propose un projet de *« décret-loi qui permettrait aux vétérinaires titulaires d'un diplôme français, en instance de naturalisation au moment de la promulgation de la loi, mariés à des françaises, filles de mobilisés, de pouvoir être inscrits sur la liste départementale des vétérinaires »*. Il ajoute que *« ce texte rendrait service à quelques vétérinaires dispersés sur tout le territoire de la France et qui ne feraient aucune concurrence sérieuse à ceux déjà en fonction »*

– Le Chef du Service vétérinaire au ministère de l'agriculture transmet le 8 novembre 1939 une note au ministre par laquelle il lui précise que *« la demande du député ne vise en fait qu'une seule personne, M. Abraham Cohen, titulaire d'un diplôme de docteur vétérinaire à titre étranger »*. Il indique qu'il *« semble difficile d'invoquer les besoins de la défense*

[72] AN, Pierrefitte-sur-Seine, 880158/64.

nationale pour justifier un décret-loi dont le seul but est d'homologuer un diplôme, délivré à titre étranger, sous prétexte que le titulaire de ce diplôme était en instance de naturalisation au moment de la promulgation de la loi réglementant l'exercice de la médecine vétérinaire ». Il termine sa note en soulignant que *« si un décret-loi intervenait pour ce cas particulier, il se trouverait certainement, au moment de la publication dudit décret-loi, un ou plusieurs étrangers en instance de naturalisation qui ne manqueraient pas de présenter une réclamation analogue à celle de M. Cohen »* ;

– Par lettre du 17 novembre 1939, M. Queuille, ministre de l'agriculture, adresse une réponse négative à M. Raoul Aubaud en ces termes : *« La loi du 19 mars 1939*[73] *accorde au Gouvernement des pouvoirs spéciaux pour prendre les mesures nécessaires à la défense du pays. Il ne me paraît pas possible d'invoquer ces dispositions pour justifier une mesure tendant à l'homologation d'un diplôme obtenu dans des conditions de facilité dont ne bénéficient pas nos nationaux. »*

Le docteur Samuel Bron, vétérinaire exerçant à Grenoble, fait une démarche similaire auprès du ministre de l'Agriculture par lettre du 10 janvier 1940[74] :

– Naturalisé français par décret du 17 avril 1939, il ne bénéficie pas des dispositions de l'article 6 de la loi du 17 juin 1938 et regrette d'être privé des droits et prérogatives attachés au diplôme d'État français de vétérinaire ou de docteur-vétérinaire[75] et d'être de ce fait considéré comme un simple empirique. Il ajoute qu'actuellement *« la guerre a imposé des devoirs absolument égaux à tous les français sans distinction d'origine et des dates d'obtention de la nationalité française »* et que *« son fils et son frère sont dans l'Armée française à côté d'autres français et accomplissent leur devoir, comme beaucoup d'autres naturalisés. »* Il demande au ministre *« d'intervenir en sa faveur pour lui permettre de jouir des droits et prérogatives des vétérinaires français. Cela me permettra de mettre au service de la France toute ma compétence et tout mon dévouement actuellement très limité grâce à la loi précitée. »* ;

– Répondant à une lettre du 17 janvier 1940 émanant du Service vétérinaire au ministère de l'agriculture, le directeur de l'ENVL précise,

---

[73] Loi [du 19 mars 1939] tendant à accorder au Gouvernement des pouvoirs spéciaux (JORF du 20 mars 1939, p. 3646) NDLR.

[74] AN, Pierrefitte-sur-Seine, 880158/64.

[75] Samuel Bron n'a pas soutenu de thèse de doctorat vétérinaire en France (NDLR).

par sa lettre du 22 janvier 1940, que l'intéressé est *« sujet russe né le 25 juin 1890 à Marioupol (Russie), diplômé de l'école vétérinaire de Keikovv, a été autorisé à suivre l'enseignement de 4ème année de l'ENVL en 1924-1925 et a réussi les examens de fin d'année. »* Le directeur ajoute que l'intéressé, *« marié à l'époque, a obtenu la note moyenne 13,63 aux examens généraux de fin d'études »* ;

– Par lettre du 27 janvier 1940, le ministre répond négativement à M. Samuel Bron en ces termes : *« il ne m'est pas possible d'apporter aucune dérogation à la loi précitée. [...] J'ajoute que vous ne pouvez vous prévaloir du stage que vous avez accompli à [l'ENVL] pour prendre le titre de diplômé de cette école. »*

Étant de nationalité étrangère et exerçant sur le territoire français avant le 17 juin 1938, Léon Palaria relève donc des dispositions de l'article 6, alinéas 1 et 3[76]. Il peut donc continuer à exercer sa profession à vie à condition de se faire inscrire sur le registre de la préfecture de la Haute-Saône ou celui de la préfecture de police[77] avant le 22 août 1938. Comme cela est évoqué plus loin, ce défaut d'inscription a pu avoir pour certains vétérinaires étrangers des conséquences fâcheuses pendant les années 40. Bien qu'aucun document n'ait été trouvé prouvant l'inscription de Léon Palaria sur l'un ou l'autre des registres des deux préfectures précitées, il est vraisemblable qu'elle ait été effectuée comme cela est expliqué plus loin (cf. infra point 27).

16. Dans les premiers mois de la guerre, du fait de la mobilisation générale, de nombreux membres des professions de santé ne vont plus en mesure d'exercer leur métier. Ainsi, dans son rapport au Président de la République lui demandant de vouloir bien revêtir de sa signature le décret présenté le 15 mai 1940, le président du conseil expose que *« la mobilisation générale a enlevé à la population civile un grand nombre de médecins et cette situation n'est pas sans dangers. Aussi nous est-il apparu que, pendant la durée des hostilités, des dérogations pourraient, sous*

---

[76] *« À titre transitoire, et par dérogation à l'article 1er, les vétérinaires étrangers exerçant leur profession sur le territoire français avant la promulgation de la présente loi sont autorisés, dans les limites prévues par les lois, à continuer leur vie durant leur profession. Ces personnes devront demander leur inscription à la préfecture du département de leur résidence sur un registre spécial qui sera clos deux mois après la publication de la présente loi. »*

[77] Selon la date à laquelle il a quitté Vesoul et s'est installé à La Garenne-Colombes (cf. supra, point 8).

certaines conditions, être apportées aux dispositions de la loi du 26 juillet 1935 sur l'exercice de la médecine ». À l'instar de ce qu'a prévu pour les médecins étrangers le décret du 15 mai 1940[78], des dispositions particulières sont édictées pour les vétérinaires étrangers par le décret du 27 mai 1940[79].

Pour les vétérinaires étrangers, le décret du 27 mai 1940 prévoit dans son article 1er que *« les ressortissants des puissances alliées réfugiées en France et pourvus d'un diplôme d'État étranger de docteur-vétérinaire ou de vétérinaire, ou d'un diplôme français de vétérinaire ou de docteur-vétérinaire délivré à titre étranger pourront, pendant la durée des hostilités et jusqu'à une date qui sera fixée ultérieurement par décret, être autorisés à exercer la médecine et la chirurgie des animaux sur le territoire français dans les conditions déterminées ci-après. »* L'article 2 précise que *« les autorisations seront délivrées à titre précaire et révocable par arrêté du ministre de l'agriculture, après avis d'une commission ainsi composée :*

Le chef du service vétérinaire au ministère de l'agriculture ;

L'inspecteur général des écoles nationales vétérinaires ;

Un inspecteur général des services sanitaires vétérinaires ;

Un représentant du ministre des affaires étrangères ;

Un représentant du ministre de l'intérieur ;

Le président du syndicat national des vétérinaires de France et des colonies ou son délégué ;

Le chef du bureau du service vétérinaire au ministère de l'agriculture, secrétaire.

Le ministre de l'agriculture pourra prononcer le retrait des autorisations accordées sans préavis ni délai. » L'article 3 indique que *« les arrêtés d'autorisation fixeront la liste des communes dans lesquelles les bénéficiaires seront autorisées à exercer leur profession. Cette liste pourra être modifiée. »* L'article 4 dispose enfin que *« les titulaires des autorisations délivrées en exécution du présent décret pourront être temporairement chargés de fonctions relevant des autorités administratives. Pour exercer ces fonctions, ils devront être agréés par le*

---

78 Décret [du 15 mai 1940] concernant l'utilisation des médecins étrangers en temps de guerre (JORF du 17 mai 1940, pp. 3646-3647).

79 Décret [du 27 mai 1940] relatif à l'exercice de la médecine vétérinaire (JORF du 8 juin1940, pp. 3451-3452).

préfet après avis du directeur départemental des services vétérinaires. Leur nomination sera en outre soumise à l'approbation du ministre de l'agriculture. » Ce décret ouvre donc la possibilité d'exercer, à titre précaire, à certains vétérinaires étrangers qui n'avaient pu être autorisés à le faire en application de la loi du 17 juin 1938[80].

Le professeur E. H. Perreau[81] rappelle que les expertises judiciaires étant réservées aux docteurs vétérinaires français (article 3 de la loi du 17 juin 1938), les étrangers n'en peuvent être chargés, mais ils peuvent être requis par toute autorité française pour prêter leur service dans le cas prévu à l'article 475, paragraphe 12 du code pénal.

Si, en application de la loi du 17 juin 1938, les litiges relatifs à l'inscription des vétérinaires étrangers sur le registre préfectoral sont tranchés par le préfet après avis d'une commission départementale (cf. supra, point 14), dans le cas du décret du 27 mai 1940, les autorisations sont accordées après avis d'une commission à compétence nationale bien qu'il s'agisse de situations limitées à quelques communes. Ce recours à des commissions nationales va être systématiquement prévu dans les lois prises par le Gouvernement de Vichy venant durcir les conditions à remplir par les vétérinaires étrangers ou d'origine étrangère pour l'exercice de leur profession.

---

[80] En revanche, cette possibilité n'est pas ouverte aux empiriques. Interrogé à ce sujet par le DSV du Calvados par lettre du 18 décembre 1940 à propos d'un dénommé Moureau, de nationalité belge, installé depuis la guerre dans son département, à qui il avait indiqué qu'il n'était pas autorisé à exercer et qui lui avait fait savoir que les ressortissants des pays alliés se trouvant dans la même situation que lui avaient été autorisés depuis la guerre à exercer en France la médecine vétérinaire, le ministre secrétaire d'État à l'agriculture lui répond par lettre du 26 décembre 1940 qu'il n'en est rien, les dispositions de l'article 6 de la loi du 17 juin 1938 n'ayant pas été modifiées (AN, 19880158/62, dossier Correspondance 9.133 – S/V).

[81] Perreau (E.-H.), *Lois sur la médecine vétérinaire depuis le début de la présente guerre*, Revue de médecine vétérinaire, Nouvelle série, Tome V, juillet-août 1942, pp. 179-183.

CHAPITRE III.

Les modifications introduites par le Gouvernement de Vichy

Au cours des années 30, les professions libérales, juristes et médecins en tête, ont joué un rôle majeur dans la mobilisation xénophobe et dans les restrictions au marché du travail (Dossier de cerc-association n°3, 1999, p. 66)[1].

Ainsi que l'expose Marie-Claire Laval-Reviglio[2], la loi précitée du 26 juillet 1935 relative à l'exercice de la médecine venait corriger une « lacune » de la loi Armbuster du 21 avril 1933 précitée. Cette dernière prévoyait que, pour exercer en France, tant la médecine humaine que la chirurgie dentaire, il fallait être français d'origine ou naturalisé et muni du doctorat d'État français. Elle prévoyait que les étrangers, ceux en cours d'étude et ceux titulaires du doctorat d'État exerçant régulièrement au jour de sa promulgation, n'étaient pas astreints à la naturalisation. Très vite, cette « lacune » de la loi suscita déception et colère dans les milieux médicaux, comme en témoigne l'agitation des étudiants en médecine durant le premier trimestre de 1935, exigeant de nouvelles mesures législatives[3]. Ce qui fut fait par la loi du 26 juillet 1935 précitée abrogeant la loi Armbuster. Elle venait aggraver les interdictions posées par celle-ci, prévoyant *« quatre paliers d'incorporation des étrangers à la profession*

---

[1] *Immigration, emploi et chômage. Un état des lieux empirique et théorique*, Les dossiers de cerc-association n° 3, 1999, Paris, 123 pages.

[2] Laval-Reviglio (Marie-Claire), *Parlementaires xénophobes et antisémites sous la IIIe République. Débats relatifs à la nationalité et à la « protection du travail national »*, p. 102, *in* Le droit antisémite de Vichy, Le genre humain, Seuil, mai 1996, 612 pages.

[3] Les étudiants en médecine organisent des grèves massives en 1935 et descendent dans la rue [Laval-Reviglio, 1996, op.cit., p. 102]. Au cours d'une de ces grèves contre les "métèques", une étudiante juive est lynchée [Noiriel, 1988, p. 287, cité p. 67 dans le dossier du cerc-association de 1999 précité].

médicale française »[4] : désormais, seuls les naturalisés ayant accompli leur service militaire pouvaient exercer la médecine et la chirurgie dentaire en France ; s'ils avaient été réformés, ils devaient attendre durant une période égale à celle du service avant de s'installer ; s'ils étaient exemptés du service en raison de leur âge, la durée du stage d'attente était doublée ; enfin, les naturalisés ne pouvaient avant cinq ans être autorisés à remplir des fonctions de médecine publique. Les médecins français avaient ainsi obtenu par étapes la protection légale de leur profession par l'élimination de leurs rivaux étrangers[5]. Et comme ce n'était encore pas suffisant pour les médecins français, une circulaire du 30 novembre 1935 vint prescrire la consultation des syndicats médicaux avant tout décret de naturalisation concernant un docteur en médecine[6].

Le terrain est ainsi tout préparé pour qu'un nouveau palier soit franchi, ce que ne vont pas manquer de faire les lois du régime dit de Vichy dès les premiers mois de son installation, notamment celles des 12 et 17 juillet 1940 et celle du 14 août 1940. Elles vont faire prévaloir la notion de français d'origine[7], écartant ainsi du droit d'exercice non seulement les étrangers, mais aussi les naturalisés. Les lois relatives à l'exercice de la médecine et de la chirurgie des animaux vont s'inscrire dans cette nouvelle doctrine.

---

[4] Selon l'expression du rapporteur Albert Nast, député de la Seine-et-Oise, inscrit au groupe des indépendants de gauche, *JO Débats parlementaires, Chambre des Députés*, 20 juin 1935, p. 19860.

[5] Laval-Reviglio (Marie-Claire), *op. cité*, p. 103. La situation des femmes médecins n'est pas évoquée.

[6] Les dossiers du cerc-association, 1999, *op. cit.*, p. 67.

[7] La 1ère d'entre elles est celle du 12 juillet 1940 relative à la composition des cabinets ministériels dont l'article 1er énonce que *« ne peuvent appartenir à un cabinet ministériel que les personnes nées de parents français »* (JORF du 13 juillet 1940, p. 4522). Elle est suivie quelques jours plus tard par la loi du 17 juillet 1940 concernant l'accès aux emplois dans les administrations publiques (JORF du 18 juillet 1940, NP). Son article 1er dispose que *« Nul ne peut être employé dans les administrations de l'État, des départements, communes et établissements publics s'il ne possède la nationalité française, à titre originaire, comme étant né de père français. »* Cette loi est modifiée et complétée par la loi du 14 août 1940 concernant l'accès aux emplois dans les administrations publiques (JORF du 15 août 1940, p. 4701). Un vétérinaire de dépôt d'étalons (son nom n'est pas précisé) a été relevé de ses fonctions par application de la loi du 17 juillet 1940 ainsi que le signale un tableau joint à une lettre du 23 juillet 1941 du ministre secrétaire d'État à l'agriculture (AN, Agriculture, Direction générale administration, financement, 19771164/53, DGAF 52).

À trois reprises (les 12 novembre 1940, 31 décembre 1941 et 18 février 1942) et sans pour autant abroger la loi du 17 juin 1938, le Gouvernement de Vichy va modifier les conditions d'exercice de la médecine vétérinaire en tenant compte des avis émis par le Conseil d'État. En effet, comme le fait remarquer Robert O. Paxton[8], la compétence de la Haute juridiction administrative s'élargit. Elle continue à juger au contentieux les litiges opposant des particuliers à l'administration. En outre, Vichy rétablit dans leur plénitude les fonctions consultatives prééminentes sous Napoléon, mais mises en veilleuse par la IIIème République[9]. La loi du 18 décembre 1940 procède à une refonte complète des dispositions législatives relatives au Conseil d'État[10]. Jean Marcou[11] fait remarquer qu'en l'absence de Parlement, le régime pétainiste se propose de faire du Conseil d'État l'un de ses principaux conseillers, notamment en matière de législation. C'est ce dont témoignent les deux articles 19 et 20[12], sans doute, selon cet auteur, les plus importants de cette loi.

A. Présentation des lois de 1940, 1941 et 1942

17. En premier lieu, la loi du 12 novembre 1940[13] concernant l'exercice de la chirurgie des animaux, rendue applicable en Algérie par le décret du

---

[8] Paxton (Rober O.), *La France de Vichy 1940-1944*, Seuil, 2e édition, 1997, pp. 246-247 et p. 393.

[9] Robert Paxton fait remarquer que René Cassin, éminent juriste et gaulliste de la première heure, qui sera vice-président du Conseil d'État après la Libération, fait erreur lorsqu'il déclare que la IVe République a « innové » en donnant au Conseil d'État une fonction législative (Paxton (Robert O), *op. cit.*, note 124, p. 247).

[10] Loi [du 18 décembre 1940] sur le conseil d'État (JORF du 22 décembre 1940, pp. 6215-6220). Le titre II, intitulé *"Le conseil d'État dans ses fonctions législatives et administratives"* comporte 9 articles (19 à 27). L'avant-dernier article de la loi abroge 26 lois (la plus ancienne étant celle des 7-14 octobre 1790 et la plus récente celle du 20 août 1940) et une dizaine de décrets.

[11] Marcou (Jean), *Le Conseil d'État : juge administratif sous Vichy*, pp. 83-96, in *Juger sous Vichy*, Le genre humain, Seuil, novembre 1994, 160 pages.

[12] Article 19 : *« Le Conseil d'État participe à la confection des lois dans les conditions fixées par la Constitution. Il prépare et rédige les textes qui lui sont demandés et donne son avis sur les projets établis par le gouvernement. »* Article 20 : *« Le Conseil d'État peut de sa propre initiative appeler l'attention des pouvoirs publics sur les réformes d'ordre législatif ou réglementaire qui lui paraissent conformes à l'intérêt général. »*

[13] Loi [du 12 novembre 1940] concernant l'exercice de la médecine et de la chirurgie des animaux (JORF du 17 novembre 1940, p. 5702).

24 janvier 1941[14], institue pour les vétérinaires, les docteurs vétérinaires et les professionnels visés à l'article 6 de la loi du 17 juin 1938, un régime inspiré notamment des dispositions des lois précitées des 17 juillet et 14 août 1940 concernant l'accès aux emplois dans les administrations publiques. Elle se trouve ainsi parfaitement en phase avec la loi du 16 août 1940 concernant l'exercice de la médecine[15]. La loi du 12 novembre 1940 n'abroge pas celle du 17 juin 1938, elle la complète en énonçant des dispositions plus restrictives et remet en cause les droits acquis pour les vétérinaires étrangers ou naturalisés, à savoir l'autorisation d'exercice à vie. Comme le souligne le professeur Brion, la loi de 1938 exigeait la nationalité française pour l'exercice de la profession, mais elle ne distinguait pas entre ses divers modes d'acquisition. La loi du 12 novembre 1940 opère une distinction radicale. Son article 1er pose le principe selon lequel *« nul ne peut exercer la médecine et la chirurgie des animaux dans les conditions prévues par l'article 1er et par l'article 6 de la loi du 17 juin 1938 relative à l'exercice de la médecine vétérinaire, en France et dans les colonies françaises, s'il ne possède la nationalité française à titre originaire comment étant né d'un père français. »*, toutes infractions à ce principe étant sanctionnées, selon l'article 4, par des peines identiques à celles prévues par l'article 7 de la loi du 17 juin 1938.

Cette rédaction implique que le père doit être français à la naissance de la personne concernée. La naturalisation ultérieure du père serait sans effet sur le droit d'exercice de cette personne. C'est, par exemple, le cas du

---

14 Décret du 24 janvier 1941 (JOEF du 29 janvier 1941, p. 459). Du 4 janvier 1941 et jusqu'au 25 août 1944, le Journal officiel s'intitule "Journal officiel de l'État français" [NDLR].

15 Loi [du 16 août 1940] concernant l'exercice de la médecine (JORF du 19 août 1940, pp. 4735-4736). En réponse à la transmission du projet de loi, par le ministre secrétaire d'État à l'Agriculture et au Ravitaillement, pour contreseing au Garde des sceaux, ministre secrétaire d'État à la Justice, ce dernier fait observer que ce projet *« ayant pour objet d'étendre aux vétérinaires, docteurs-vétérinaires et aux personnes habilitées pour exercer la médecine et la chirurgie des animaux, les dispositions de la loi du 16 août 1940 sur l'exercice de la médecine »* doit être modifié. En effet, tandis que *« la loi du 16 août 1940 règle elle-même les conditions d'application qu'elle prévoit à l'obligation d'être né de père français, l'article 4 du projet de loi renvoie à un décret ultérieur la réglementation de ces dérogations. En outre, l'article 5 du projet de loi crée des pénalités sur lesquelles la loi du 16 août 1940 est restée muette. »* (AN, 19880158/62, dossier Loi du 12 novembre 1940) La loi promulguée ne renvoie pas à un décret ultérieur (celui-ci existera pourtant bel et bien ! C'est le décret du 11 décembre 1940), mais elle maintient l'article relatif aux dispositions pénales.
Il faut préciser que cette loi du 16 août 1940 n'abroge pas la loi du 26 juillet 1935 précitée, elle la complète.

vétérinaire Michel Raïsky, titulaire du certificat de fin de scolarité de l'ENVA en 1940. Il est né le 9 mai 1912 à Coulanges-sur-Yonne d'un père russe naturalisé français le 1er juin 1912[16]. À 3 semaines près, ce vétérinaire aurait pu exercer de plein droit.

Cette remise en cause des droits acquis a été considérée comme régulière par le Conseil d'État dans ses deux décisions des 19 mars 1943[17] et 21 avril 1944[18] rendues à l'occasion de recours pour excès de pouvoir formés à l'encontre de décisions d'interdiction d'exercice prononcées sur le fondement de la loi du 16 août 1940 précitée.

La publication de la loi du 12 novembre 1940 est signalée par de nombreux organes de presse[19].Les intitulés des articles publiés par certains d'entre eux sont très explicites : *« L'art vétérinaire ne sera exercé que par des français à titre originaire »* (Le Journal), *« Les vétérinaires devront justifier de leur ascendance française »* (Le Cri du Peuple de Paris), *« Après les médecins et les avocats, les vétérinaires doivent justifier de leur ascendance française »* (Le Progrès de la Côte d'Or).

---

[16] Fiche Loi du 12 novembre 1940, Dossier Raïsky, vraisemblablement renseignée par un membre du Service vétérinaire du ministère de l'agriculture (AN, 19880158/62, dossier Loi du 12 novembre 1940, Commission de contrôle).

[17] Arrêt du Conseil d'État du 19 mars 1943, 71.188, *Sieur Bejarano*, Rec. Lebon, 1943, p. 73 : *« ladite loi s'applique non seulement à ceux qui se destinent à la carrière médicale, mais encore à ceux qui exerçaient déjà la médecine à la date de sa promulgation. »*

[18] Arrêt du Conseil d'État du 5 janvier 1944 – 70.569, 70.572, 70.573, 70.574. *Époux Schklarewsky*. Rec. Lebon, 1944, p. 3. Le Conseil d'État rejette *« les requêtes présentées pour la dame Schklarewsky (Sarah) et pour le sieur Schklarewsky (Jean), chirurgiens-dentistes, demeurant à St Germain-en-Laye (Seine-et-Oise) et à Rennes (Ille-et-Vilaine), par laquelle ils demandent l'annulation pour excès de pouvoir de deux arrêtés, en date du 6 novembre 1940 par lesquels le préfet de Seine-et-Oise leur interdit l'exercice de l'art dentaire, et deux décisions, en date du 25 novembre, par lesquelles l'inspecteur départemental d'hygiène d'Ille-et-Vilaine les invite à cesser toute activité professionnelle »*. Leur demande est rejetée au motif que *« les dispositions de la loi du 18 juin 1940 sont applicables sans distinction à toutes les personnes qui exerçaient la profession de médecin, de chirurgien-dentiste ou de pharmacien à la date de sa publication ; que, par suite, les requérants ne sont pas fondés à se prévaloir du fait qu'ils exerçaient régulièrement la profession de chirurgien-dentiste lors de la publication de la loi pour soutenir que les actes attaqués sont entachés d'excès de pouvoir. »*

[19] Le Temps, 12 novembre 1940 (n° 28916), p. 2, Le Cri du Peuple de Paris, 18 novembre 1940 (A1, N31), p. 3, Le Journal, 18 novembre 1940 (n° 17561), p. 2, L'Ouest-Éclair (Rennes), 18 novembre 1940 (n° 16063), p. 2, et 22 novembre 1940 (n° 16067), p. 5, Le Petit Courrier, 18 novembre 1940 (A58, N323), p. 1, Le Progrès de la Côte-d'Or, 21 novembre 1940 (a72, n° 317), p. 3.

Selon le professeur Brion, il découle des dispositions de la loi du 12 novembre 1940 l'existence de trois catégories de personnes :

– les français de naissance, dont le père était déjà français lorsqu'ils sont nés ;

– les français qui ont obtenu cette nationalité par naturalisation (quel qu'en soit le moyen) ;

– les étrangers.

Ceux qui entrent dans les deux dernières catégories n'ont plus le droit d'exercer. Toutefois, l'article 2 de cette loi de 1940 prévoit que *« sur la proposition du ministre secrétaire d'État à l'agriculture, ceux qui ne remplissent pas la condition prévue à l'article 1er peuvent être autorisés, par décret, à exercer la médecine et la chirurgie des animaux :*

– a) s'ils ont scientifiquement honoré leur patrie d'adoption ;

– b) s'ils ont servi dans une unité combattante de l'armée française au cours des guerres de 1914 et de 1939. »

Il est important de remarquer l'utilisation du mot *« peuvent »* dans cette article 2. Même si l'intéressé remplit l'une des conditions, l'autorisation n'a pas de caractère automatique, comme le précise le Conseil d'État dans sa décision du 21 avril 1943 : *« il ressort des termes mêmes de cet article que l'octroi des dérogations en faveur des intéressés remplissant l'une des conditions prévues est laissé à la libre appréciation du ministre. »*[20]

L'article 3 prévoit enfin que la condition prévue par l'article 1er n'est pas exigée pour certaines catégories de personnes, notamment celles qui avaient perdu la nationalité française à la suite des guerres de 1870 et 1914 (les Alsaciens-Lorrains) et les enfants naturels nés en France de père inconnu.

Sur une fiche manuscrite[21], non datée et non signée, présente dans le dossier de l'administration centrale, on peut lire ceci : *« Question de principe : les étrangers peuvent-ils faire l'objet de dérogations ? Il semble que oui, malgré l'illogisme de ces dérogations. »*

---

[20] Arrêt du Conseil d'État du 21 avril 1943, 72.161, *Sieur Zamkoff*. Rec. Lebon, 1943, p. 107. La décision rendue concerne l'article 2 de la loi du 16 août 1940 relative à l'exercice de la médecine dont les dispositions sont similaires à celles de l'article 2 de la loi du 12 novembre 1940.

[21] AN, 19880158/62 (Dossier Loi du 12 novembre 1940).

Le décret du 11 décembre 1940[22] fixe les conditions d'application de la loi du 12 novembre 1940. Chaque demande de dérogation, établie dans la forme prescrite au tableau annexé au décret (cf. annexe II)[23], est déposée à la préfecture du domicile du requérant, puis transmise au ministre secrétaire d'État à l'agriculture, avec avis motivé du préfet, sur le rapport du directeur départemental des services vétérinaires. La décision est prise par le ministre, sur la proposition[24] d'une commission supérieure de contrôle (CSC), composée de trois membres :

– Le chef des services vétérinaires ;

– Le président du syndicat national des vétérinaires de France, ou son représentant[25] ;

– Un membre du Conseil d'État désigné par arrêté[26].

Cette CSC a une composition similaire à celle de la commission de contrôle instituée par l'arrêté du 5 juin 1941[27] concernant les demandes de

---

[22] Médecine et chirurgie des animaux – Décret du 11 décembre 1940 (JORF du 14 décembre 1940, pp. 6118-6119).

[23] L'obtention du certificat de nationalité du père du pétitionnaire a pu soulever des difficultés, comme en attestent les courriers du secrétaire général de l'ordre des vétérinaires adressés en 1943 aux présidents de certains conseils régionaux de l'ordre. Le formulaire d'inscription au tableau de l'ordre exigeait lui aussi la production d'un certificat de nationalité (cf. point 30 et annexe IV). Le secrétaire général du conseil supérieur de l'ordre des vétérinaires indique dans ces courriers que l'on peut se contenter dans un premier temps d'une déclaration sur l'honneur et que la régularisation se fera dans un deuxième temps lorsqu'elle sera possible (Archives du CSOV, consultation du 17 juillet 2025).

[24] La procédure de décision "sur proposition" est plus contraignante pour le ministre que celle de décision "après avis".

[25] Par lettre du 17 juillet 1941, le président du SNVF, en sa qualité de membre de droit, est invité à assister à la réunion de la CSC du 25 juillet 1941 (AN, 19880158/62, Dossier Loi du 12 novembre 1940, Commission de contrôle).

[26] En réponse à la demande formulée par le ministre, secrétaire d'État à l'Agriculture, le 31 décembre 1940, Raphaël Alibert, Garde des sceaux, ministre secrétaire d'État à la Justice, par lettre du 22 janvier 1941, désigne le Maître des requêtes Odent pour faire partie de cette Commission. L'arrêté du 9 juillet 1941 du ministre secrétaire d'État à l'Agriculture nomme M. Odent, Maître des requêtes au Conseil d'État, membre de la Commission supérieure de contrôle prévue à l'article 4 du décret du 11 décembre 1940 (AN, 19880158/62, dossier Loi du 12 novembre 1940, Commission de contrôle, 5.830 – S/V).

[27] Arrêté du 5 juin 1941 (JOEF du 6 juin 1941, p. 2351), pris en application du décret (N° 2309] du 31 mai 1941 concernant l'application de la loi du 16 août 1940 (JOEF du 6 juin 1941, pp. 2350-2351).

dérogations des médecins étrangers. Cette dernière *« comprend trois membres :*

1° Le directeur de la santé, ou son représentant ;

2° Un représentant du conseil supérieur de l'ordre des médecins[28] *;*

3°Un membre du Conseil d'État désigné par arrêté du garde des sceaux, ministre secrétaire d'État à la justice. »

Le décret précise enfin que les demandes formulées par les vétérinaires exerçant actuellement en France doivent être adressées dans le mois suivant sa publication, ce délai partant du jour de leur libération pour les vétérinaires prisonniers de guerre. Ainsi, sollicité par lettre du 23 novembre 1940 du DSV de la Haute-Saône au sujet de M. Radeff Georges, sujet bulgare naturalisé français par décret du 18 juin 1936, le ministre, Secrétaire d'État à l'Agriculture, lui répond par lettre du 23 décembre 1940 que si M. Radeff, prisonnier de guerre, désire bénéficier des dispositions de l'article 2 de la loi du 12 novembre 1940, il devra dans le délai d'un mois à partir du jour de sa libération, se conformer aux prescriptions du décret du 11 décembre 1940[29].

18. Comme indiqué précédemment, la loi du 12 novembre 1940 vient remettre en cause les droits acquis des vétérinaires étrangers précédemment autorisés à poursuivre l'exercice de leur profession en vertu de l'article 6 de la loi du 17 juin 1938. Certains d'entre eux vont s'en plaindre auprès du ministre de l'agriculture. C'est par exemple le cas du docteur Édouard Zeitoun par sa lettre du 12 décembre 1940[30] :

« Ce n'est pas sans une grande amertume, avec non moins de surprise, que je me suis vu convoquer au Cabinet de M. le Commissaire de police et assigner la cessation immédiate de l'exercice de ma profession parce que je suis de nationalité étrangère (Égyptienne).

Est-ce ainsi qu'on encourage les rares étrangers fidèles serviteurs de ce Pays ? Ou bien a-t-on voulu par-là brimer les étrangers, fort rares je répète, qui comme moi n'ont souhaité ardemment que servir la France

---

[28] Pour les vétérinaires, il s'agit du syndicat des vétérinaires, l'ordre des vétérinaires ne sera créé qu'en 1942 (cf. infra, point 23).

[29] AN, 19880158/62, dossier Correspondance, 8.654 – S/V.

[30] AN, 19880158/62, dossier Correspondance, 8.655 – S/V. Par décision ministérielle du 22 septembre 1928, Édouard Zeitoun est admis à l'ENVA en 1ère année. À l'issue de sa scolarité, il est reçu le 25 octobre 1933 (AD Val-de-Marne, École vétérinaire de Maisons-Alfort (ENVA), Registre détaillé des élèves inscrits, alphabétique, 1912-1938 1 ETP 113, T à Z, vue 45/47).

qu'ils chérissent tant, avec toutes les obligations que ce beau mot comporte ?

[...] Je me refuse encore à croire un seul instant que M. le Maréchal de France ait voulu, par cette loi récente, jeter sur le pavé du jour au lendemain les démobilisés de cette guerre (je n'ai pu regagner mon foyer que le 15 septembre[31]), faisant subir le même sort lamentable à une Française dont je suis le mari. Et, comme vous le savez bien, Monsieur le Ministre, les membres des professions libérales n'ont pas droit au chômage. »

Le ministre, secrétaire d'État à l'agriculture, écrit le 23 décembre 1940 à la DSV de la Préfecture de Police au sujet du Dr Zeitoun. Il lui demande *« de bien vouloir informer l'intéressé que s'il désire bénéficier des dispositions de la loi du 12 novembre 1940, il doit se conformer aux prescriptions du décret du 11 décembre 1940. Si, dans le délai d'un mois après la publication du décret précité, M. Zeitoun n'a pas adressé sa demande à la Préfecture dont il dépend, il devra cesser l'exercice de la médecine et de la chirurgie des animaux. En attendant, il convient de rapporter toute décision concernant M. Zeitoun et ayant pour objet de mettre obstacle à l'exercice de sa profession. »*

Les vétérinaires naturalisés français mais nés de père étranger, réagissent eux aussi. Les DSV de plusieurs départements interviennent, sans succès, en leur faveur. C'est par exemple le cas du DSV de la Charente qui, par lettre du 27 décembre 1940, alerte le ministre de l'Agriculture à propos du Dr Schneller, réfugié de la Moselle, exerçant précédemment à Puttelange, village qui a beaucoup souffert de la guerre (la maison de l'intéressé a été détruite), allemand d'origine, marié à une française, naturalisé Français en février 1920 et dont les moyens d'existence sont considérablement réduits. Le ministre, secrétaire d'État à l'Agriculture, lui répond le 7 janvier 1941 que *« M. Schneller ne tombe pas sous le coup de la loi du 12 novembre 1940 si l'intéressé rentre dans le cadre des personnes visées à l'article 3 de ladite loi »* et que *« dans le cas contraire, M. Schneller devrait se conformer aux dispositions du décret du 11 décembre 1940. »*[32]

---

[31] Dans sa lettre, le Dr Zeitoun signale qu'il a servi au sein de la Légion étrangère à compter du 1er février 1940, et que le 4 mai 1940, le ministre de la guerre l'autorisait à servir la France dans un dépôt de cavalerie. Il exerce à Joinville-le-Pont depuis 1934 (AN, 19880158/62, dossier Correspondance, 8.655 – S/V).

[32] AN, 19880158/62, dossier Correspondance, 54 – S/V.

Par ailleurs, le dossier de M. Joseph Garcia, docteur-vétérinaire à Port-Lyautey (Maroc) lui est retourné, la loi du 12 novembre 1940 s'appliquant à la France et aux colonies et non pas aux pays de protectorat[33].

19. L'extinction des droits acquis qu'entrainent la loi du 12 novembre 1940 et le décret du 11 décembre 1940 conduit le Vice-Président du Conseil, secrétaire d'État aux Affaires étrangères, à alerter à deux reprises le ministre secrétaire d'État à l'Agriculture[34] :

– Par une 1ère lettre du 21 novembre 1940, il observe que, du fait de cette loi, *« les étrangers se trouvent donc exclus d'une profession à [l'exercice de] laquelle certains d'entre eux pouvaient avoir des droits acquis. D'autre part, diverses conventions accordent, soit explicitement, soit par application du traitement de la nation la plus favorisée, le bénéfice du traitement national pour l'exercice des professions en France. Mon Département est exposé, dans ces conditions, à recevoir des protestations des Gouvernements étrangers, fondée soit sur les droits acquis, dont le respect constitue une exigence du droit international commun, soit sur les Conventions en vigueur. L'un de mes prédécesseurs avait déjà signalé, en 1938, au Ministère de l'Agriculture, à l'occasion de la précédente loi sur l'exercice de l'art vétérinaire, le danger que présente la mise en vigueur de dispositions législatives ne tenant compte ni de nos engagements formulés à l'égard des pays étrangers, ni des obligations du droit international. Il m'est donc permis de regretter que mon Département n'ait de nouveau pas été consulté à propos de l'élaboration de la loi du 12 novembre. »* Il ajoute que *« s'il est vrai que, conformément à la jurisprudence de la Cour de cassation, une loi ne saurait prévaloir contre les engagements pris par la France par Traités et que, par voie de conséquence, la loi du 12 novembre doit être entendue comme comportant implicitement la réserve des situations réglées par traité, il n'en reste pas moins que, sous réserve de dispositions d'application ou d'instructions interprétatives, le Gouvernement risque de se retrouver en présence des inconvénients suivants :*

x Démarches diplomatiques susceptibles d'être appuyées de mesures de rétorsion à l'égard de nos ressortissants exerçant diverses professions à l'étranger,

---

[33] Note du 14 août 1941 à M. l'Inspecteur Général des Services Vétérinaires, délégué à Vichy (AN, 19880158/62, dossier Correspondance, 8.417 – S/V.).

[34] AN, 19880158/62, dossier Correspondance.

x Instances judiciaires, qui pourraient aboutir, conformément à la jurisprudence existante, à une décision de justice établissant que nos engagements internationaux doivent avoir le pas sur une disposition législative.

La loi du 16 août 1940 sur l'exercice de la médecine, sur laquelle la loi du 12 novembre paraît avoir été calquée, a déjà fait l'objet d'énergiques et très nombreuses représentations diplomatiques, assorties de menaces non dissimulées de représailles éventuelles, à la suite desquelles des aménagements ont dû être apportés au texte législatif dont il s'agit.

Pour éviter de semblables difficultés, je vous serai obligé de bien vouloir examiner la possibilité de préciser à vos services :

1° que la loi du 12 novembre n'est pas applicable aux ressortissants des pays bénéficiant du traitement national et dont la liste est ci-jointe ;

2° que les étrangers précédemment admis, sous le régime de la loi de 1938 à exercer la médecine vétérinaire en France, ne soient privés de leurs droits acquis qu'au cas où l'administration serait en mesure de faire état, à leur encontre, d'une attitude ou d'agissements susceptibles d'être opposés avec succès à d'éventuelles démarches diplomatiques. »

La liste jointe énumère les 10 pays suivants :

– *Belgique (Convention du 6 octobre 1927)*

– *Grande-Bretagne (Convention du 28 février 1882)*

– *Grèce (Convention du 11 mars 1929)*

– *Japon (Convention du 9 août 1911)*

– *Luxembourg (Convention du 31 mars 1930)*

– *Pérou (Convention du 9 mars 1861)*

– *Roumanie (Convention du 27 août 1930)*

– *Siam (Convention du 7 décembre 1937)*

– *Suisse (Convention du 23 février 1882)*

– *Yougoslavie (Convention du 30 janvier1929)*

La présente liste ne tient pas compte des conventions conclues avec l'Allemagne et l'Italie, devenues caduques du fait de la guerre.

– Par une 2nde lettre du 16 décembre 1940[35], il observe qu'un *« décret du 11 décembre a été pris pour application de la loi précitée. Comme celle-ci, le décret est calqué sur le texte correspondant en date du 28 octobre*

[35] AN, 19880158/62, dossier Correspondance, 9.471 – S/V.

relatif à l'exercice de la médecine et de la pharmacie. En ce qui concerne le décret du 28 octobre, je crois devoir vous signaler que de sérieuses difficultés se sont élevées en raison des dispositions prises par certains préfets et selon lesquelles les médecins et pharmaciens étrangers se sont vu interdire l'exercice de leur profession pendant le délai de plusieurs semaines qui s'est forcément écoulé entre la date de mise en vigueur du décret ou du dépôt de la demande de dérogation et celle de l'accusé de réception de la demande de dérogation par le Ministère de l'Intérieur. La production de cet accusé de réception avait, en effet, été considéré comme nécessaire pour habiliter les praticiens à continuer d'exercer en attendant que la Commission supérieure prévue en décret se soit prononcée sur leur demande. J'avais signalé à notre collègue de l'Intérieur les graves inconvénients de cette procédure, qui n'a pas manqué de faire l'objet de très vives réclamations diplomatiques. J'attacherais donc de l'intérêt à ce qu'une telle pratique ne soit pas adoptée pour l'application de la loi sur la médecine vétérinaire. J'estime que c'est aux Préfets eux-mêmes à délivrer un accusé de réception aux demandes de dérogation et que les praticiens ayant déposé leur demande dans les délais prescrits ne doivent pas être inquiétés tant que la Commission supérieure prévue par l'article 4 du décret du 11 décembre ne se sera pas prononcée sur leur cas. Pour éviter dans la pratique toute difficulté, il me paraît souhaitable que des instructions précises soient adressées par votre Département aux Préfets et tenant compte des indications qui précèdent. D'autre part, la Commission supérieure devrait être informée des considérations que j'ai fait valoir dans ma lettre du 21 novembre. »

Le 21 décembre 1940, le chef des Services vétérinaires au ministère de l'Agriculture envoie une circulaire à tous les préfets pour appeler leur attention sur les dispositions de la loi du 12 novembre 1940 et du décret du 11 décembre 1940[36]. Il leur demande de *« porter les dispositions du décret du 11 décembre 1940 à la connaissance des vétérinaires de leur département, susceptibles de tomber sous le coup de la loi du 12 novembre 1940. »* Six jours plus tard, le 27 décembre 1940[37], le ministre, secrétaire d'État à l'Agriculture, envoie aux préfets une circulaire ayant le même objet mais apportant des précisions complémentaires. Il leur indique que *« pour chaque demande de dérogation qui vous sera remise, vous devrez délivrer un accusé de réception. »* Il ajoute que *« les intéressés ayant déposé leur demande de dérogation dans les délais prescrits ne doivent*

---

[36] AN, 19880158/62, dossier Décret du 11 décembre 1940, circulaire 8.644 – S/V.
[37] AN, 19880158/62, dossier Décret du 11 décembre 1940, circulaire 9.140 – S/V.

pas être inquiétés tant que la Commission supérieure, prévue par l'article 4 du décret du 11 décembre, ne se sera pas prononcée sur leur cas. » Par lettre du 30 décembre 1940[38], il informe le ministre, secrétaire d'État aux Affaires étrangères, que des instructions, conformes aux désirs exprimés dans sa lettre du 16 décembre, ont été envoyées aux Préfets.

Dans le courant du mois de janvier 1941, plusieurs préfets, répondant au service vétérinaire du ministère de l'agriculture, accusent réception des circulaires des 21 et 27 décembre 1940 et l'informent que *« tous les vétérinaires exerçant actuellement dans [leur] département possèdent la nationalité française à titre originaire comme étant nés de parents Français. »*[39] Le DSV de la Vienne répond en rendant *« compte qu'aucun médecin-vétérinaire ou docteur-vétérinaire de nationalité étrangère n'exerce dans la Vienne. »*[40] Quant au préfet de la Creuse, il se contente par sa réponse d'indiquer qu'il a *« porté les dispositions de la loi du 12 novembre 1940 à la connaissance des vétérinaires du département. »*[41]

Le 4 août 1941, le ministre, secrétaire d'État à l'Agriculture, demande à son collègue des Affaires étrangères de lui fournir la liste des conventions diplomatiques entre certains pays, fixant les conditions de réciprocité dans l'exercice de la médecine vétérinaire[42]. La réponse intervient une semaine plus tard. Elle expose que la clause de réciprocité pour l'exercice des professions ne figure pas dans les conventions d'établissement signées par la France[43]. Elle rappelle les 2 lettres des 21 novembre et 16 décembre

---

[38] AN, 19880158/62, dossier Correspondance, 9.471 – S/V.

[39] Lettres du 6 janvier 1941 du Préfet du Doubs et des zones occupées du Jura, de l'Ain et de la Haute-Savoie, du Préfet d'Ille-et-Vilaine et du Préfet du Vaucluse, lettre du 12 janvier 1941 du Préfet de l'Ardèche, lettre du 15 janvier 1941 du Préfet de la Creuse et lettre du 31 janvier 1941 du Préfet de la Mayenne (AN, 19880158/62, dossier Correspondance).

[40] Lettre du 14 janvier 1941 (AN, 19880158/62, dossier Correspondance). En n'évoquant que les personnes de nationalité étrangère, il ne répond pas exactement aux termes de ces circulaires.

[41] Lettre du 15 janvier 1941 (AN, 19880158/62, dossier Correspondance). Cette réponse ne vaut que pour la demande de la 1ère circulaire.

[42] AN, 19880158/63, dossier Réglementation, 7.989 – S/V.

[43] AN, 19880158/63, dossier Réglementation, lettre du 11 août 1941, 2.961. Les raisons en sont détaillées dans cette lettre. *« Nos conventions, quand elles touchent à l'exercice des professions, accordent le traitement national, soit directement, soit par le jeu de la clause de la nation la plus favorisée. La notion de réciprocité, en effet, ne peut, sans inconvénient, être appliquée aux points de détail d'une convention. Dans tel pays, par exemple, qui nous envoie surtout des commerçants, nous n'avons que des professeurs et la stricte réciprocité ne saurait jouer. Les avantages et les charges d'une convention doivent être comparés en bloc et il appartient au Gouvernement d'apprécier si les*

1940 qui précisaient la portée qui devait être reconnue, pour l'application de la loi du 12 novembre 1940, aux conventions de la France accordant le régime national pour l'exercice de la profession de vétérinaire. Elle ajoute, enfin, que si la demande contenue dans la lettre du 4 août 1941 se réfère, en outre, à une liste des conventions relatives à cette question entre pays étrangers à la France, il convient de le préciser en indiquant les pays susceptibles d'être consultés. Le ministre des affaires étrangères conclut en précisant à son collègue de l'agriculture : *« Il ne vous échappera pas qu'en raison de l'extrême difficulté des communications extérieures dans les circonstances présentes, une enquête s'étendant à tous les pays présenterait en ce moment des obstacles insurmontables. »* Le ministre de l'agriculture ne donne pas suite.

Dans certains départements, l'activité de vétérinaires étrangers avait été signalée aux autorités. C'est le cas en Haute-Vienne à propos du Docteur Boris Markoff[44]. Par lettre du 11 novembre 1940 (soit la veille de la promulgation de la loi du 12 novembre 1940), le lieutenant Hatte, commandant la section de gendarmerie de Saint-Yrieix soumet son cas au Procureur de la République à Limoges. Il lui précise que différentes remarques lui ont été faites concernant l'exercice de la profession vétérinaire par cet étranger, de nationalité bulgare, né le 22 avril 1897 à Rebro (Bulgarie)[45]. Réquisitionné par le Procureur de la République le 28 décembre 1940, le maréchal des logis chef Nanot, commandant la brigade de Nexon, lui répond par lettre du 15 janvier 1941[46]. Il lui rend compte que M. Markoff Boris a complètement cessé l'exercice de sa profession depuis le 1er janvier 1941, date à laquelle il a été officiellement avisé par le Service vétérinaire de la Préfecture de Limoges. Il ajoute que *« cette cessation d'exercice a même provoqué un mécontentement général chez les agriculteurs à qui il avait rendu de grands services en raison de sa*

inconvénients de cette convention pour telles matières ne sont pas compensés par les avantages que, dans l'ensemble, elle nous assure. »

44 Dans les documents consultés, l'orthographe de son nom est fluctuante : Markoff, Marcoff.

45 La lettre précise les points suivants : il est titulaire de la carte d'identité N° 38.E.K.6 délivrée par la Préfecture de la Haute-Vienne et valable du 7 avril 1939 au 6 avril 1942, il est arrivé à Nexon le 11 janvier 1939, il s'y est marié avec Mlle Lelong le 8 juillet 1939, et, depuis lors, il n'a pas quitté Nexon, y a exercé sa profession durant toute la guerre et l'exerce encore actuellement (AD de la Haute-Vienne, Procès-verbaux adressés par les brigades de gendarmerie de la Haute-Vienne (1939-1948) 1488W-29).

46 AD de la Haute-Vienne, Procès-verbaux adressés par les brigades de gendarmerie de la Haute-Vienne (1939-1948) 1488W-29.

compétence et de son dévouement absolu ». La lettre porte une mention manuscrite, sans doute apposée par son destinataire : *« exercice illégal de l'art vétérinaire non caractérisé »*. Apparemment, le service vétérinaire de la préfecture de la Haute-Vienne n'avait pas encore pris connaissance des instructions datées des 21 et 27 décembre 1940. Pourtant, une lettre du directeur des services vétérinaires au préfet de la Haute-Vienne, datée du 27 décembre 1940, lui signale que Simon Kirmaier est régulièrement inscrit au registre prévu par la loi du 17 juin 1938 et autorisé à exercer à nouveau à Saint-Germain-les-Belles.[47]

20. Des candidats au concours d'entrée dans les ENV, de nationalité étrangère ou nés de père non français, demandent à être renseignés sur leur situation au regard de la loi du 12 novembre 1940. C'est par exemple le cas de MM. Giacomin et Stuckeli[48]. Or, aucune disposition du décret du 11 décembre 1940 ne concerne les élèves des ENV qui ne possèdent pas la nationalité française à titre originaire. Dans une note du 7 mars 1941[49], l'administration envisage deux solutions :

- La première consiste à ne leur permettre de déposer leur demande de dérogation qu'après la délivrance du diplôme de docteur-vétérinaire. Cette solution répond certes à des considérations d'équité mais présente un inconvénient majeur *« pour ceux à qui les dérogations seraient refusées et qui auraient d'autant plus de peine à se reclasser que leur situation au regard de la loi du 12 novembre 1940 aura été fixée plus tardivement. »* ;

– La seconde solution consiste à faire régler immédiatement la situation des élèves des ENV visés par cette loi en s'appuyant par voie d'analogie sur l'avis n° 223.844 rendu par le Conseil d'État le 14 novembre 1940. Cet avis répond à la question de savoir dans quelles conditions les demandes de dérogations aux prescriptions de la loi du 17 juillet 1940, peuvent être présentées par les candidats aux fonctions publiques et, généralement, par les étudiants qui s'orientent vers les fonctions publiques. Le Conseil admet la recevabilité de demandes émanant de jeunes gens *« justifiant qu'ils*

[47] AD de la Haute-Vienne, Rapports du chef de la police aux questions juives 185W148 (*in* Nathalie Roussarie, *op. cit.*, p. 72).

[48] M. Giacomin [Primo Carlo], né le 7 novembre 1920 à Saint-Privat-la-Montagne (Moselle) de parents italiens, n'a acquis la qualité de Français qu'en 1932, comme conséquence de la naturalisation de ses parents. M. Stuckeli, né le 24 novembre 1921 d'un père suisse, serait Français *jure soli*. (AN, 19880158/62, Demandes de dérogations Loi du 12 novembre 1940, lettre du 12 décembre 1940 du Garde des sceaux, ministre secrétaire d'État à la Justice au ministre secrétaire d'État à l'Agriculture, en réponse à sa lettre du 23 novembre 1940).

[49] AN, 19880158/62, Loi du 12 novembre 1940, AL/GC – 477 SG.

s'orientent d'une manière précise vers l'une des carrières visées par la loi du 17 juillet 1940, c'est-à-dire dans la généralité des cas, ceux qui ont commencé des études spéciales constituant une préparation directe à tel examen ou à tel concours d'entrée dans ladite carrière. » La note du 7 mars 1941 précitée considère que *« si l'on applique ces principes à la profession de vétérinaire, il semble que l'on doive admettre que l'orientation précise vers cette profession a pour point de départ l'admission aux ENV, dans lesquelles se poursuivent les études spéciales préparant directement les intéressés à l'entrée dans la profession dont il s'agit. »*

C'est cette seconde solution que va retenir le décret du 16 avril 1941[50] modifiant celui du 11 décembre 1940. Le rapport de présentation du projet de décret au Maréchal Pétain en précise les motifs. *« Les dispositions du décret du 11 décembre 1940 ne comportaient aucune difficulté pour les professionnels en exercice qui ont pu par suite présenter leur requête dans les délais prescrits. Telle n'est pas la situation des élèves des ENV, actuellement en cours d'études, qui ne seront en état d'exercer la médecine et la chirurgie des animaux qu'à l'issue de leur scolarité et après avoir soutenu leur thèse de doctorat, c'est-à-dire dans une ou plusieurs années. Lorsque ces étudiants seront en possession de leur diplôme, il leur sera impossible d'exercer leur profession en France s'ils ne peuvent faire la preuve qu'ils sont nés de père français. Ils ne pourront, d'autre part, demander le bénéfice des dérogations que leurs services de guerre pourraient justifier, les délais fixés pour le dépôt des demandes par le décret du 11 novembre 1940, étant, depuis longtemps, expirés. Il paraît équitable de proroger, en faveur de ces étudiants, le délai précité et d'en fixer l'origine à la date à laquelle ils auront obtenu le diplôme de docteur-vétérinaire. Pour le même motif, le bénéfice de cette dernière disposition nous semble devoir être accordé aux élèves reçus au concours d'admission aux ENV et que les circonstances imputables à l'état de guerre ont empêché de suivre l'enseignement auquel ils ont été admis. »*[51] Les dispositions du décret du 16 avril 1941 permettent de résoudre ces

[50] Décret [N° 1663] du 16 avril 1941 complétant le décret du 11 décembre 1940 relatif à l'exercice de la médecine et de la chirurgie des animaux (JOEF du 17 avril 1941, p. 1652).
[51] AN, 19880158/62, dossier Décret du 16 avril 1941, 444 – S/V.

difficultés. Son article 1er vient compléter par 3 alinéas l'article 6 du décret du 11 décembre 1940[52].

Un élève de l'ENVT, M. [Panayotis] Stratigeas, demande par lettre en date du 30 novembre 1940, adressée au ministère de l'agriculture à Vichy, si un vétérinaire étranger ayant fait ses études en France peut exercer la profession de vétérinaire aux Colonies et, s'il y a lieu, dans quelles conditions. Une note de préparation de la réponse à donner, datée du 19 décembre 1940 mais non signée, indique que la loi du 12 novembre 1940 paraît, selon son article 1er, s'appliquer au territoire métropolitain et aux Colonies (cf. supra, point 18, le cas du docteur Joseph Garcia). Elle ajoute que cette loi n'a pas été soumise au contreseing du ministre, secrétaire d'État aux Colonies, et que, dans ces conditions, il convient que M. Stratigeas s'adresse directement au Département des Colonies afin d'obtenir les renseignements voulus[53]. Cet élève, né à Athènes le 28 août 1918, ayant effectué sa 1ère année d'études à l'ENVT va être admis à poursuivre ses études à l'ENVA par arrêté du 17 octobre 1939 en qualité d'interne. Il subit avec succès les examens de fin de 2e année et est admis en 3ème année. Mais il ne rejoint pas Alfort en octobre 1940.[54] Il rejoint sans doute l'école de Toulouse puisqu'il fait paraître une petite annonce en

---

[52] *« En ce qui concerne les élèves des écoles nationales vétérinaires françaises, en cours d'études à la date de publication du présent décret, les demandes devront être produites par les intéressés avant le 1er août 1941.*
« La même disposition s'applique aux étudiants ayant terminé leur scolarité antérieurement à la publication du présent décret, mais n'ayant pas encore obtenu le diplôme de docteur vétérinaire.
« Les étudiants reçus au concours d'admission aux écoles nationales vétérinaires et qui, par suite des circonstances imputables à l'état de guerre, ont été dans l'impossibilité de suivre l'enseignement auquel ils ont été admis devront présenter leur demande dans les trois mois qui suivront leur entrée dans ces établissements d'enseignement. »

[53] (AN, 19880158/62, dossier Correspondance, 8.377 – S/V). Un décret du 24 janvier 1941 portant extension à l'Algérie sous certaines réserves de la loi du 12 novembre 1940 relative à la médecine et à la chirurgie des animaux est publié au JOA du 21/02/1941, p. 388.

[54] AD du Val-de-Marne, École vétérinaire de Maisons-Alfort (ENVA), Registre de contrôle des élèves, alphabétique, 1935-1946 1 ETP 113, R à S, vue 22/26. Une mention manuscrite sur le registre indique qu'il est vétérinaire à Montembœuf (Charente). S'il a exercé dans les colonies, il n'y est pas resté.

1942 dans la Dépêche de Toulouse[55] et soutient sa thèse de doctorat vétérinaire à Toulouse en 1943.[56].

Les dispositions de l'article 2 de la loi du 12 novembre 1940 sont donc celles dont peut relever Léon Palaria.

21. La CSC se réunit le 25 juillet 1941. Le président du SNVF est convoqué à cette réunion par lettre du 17 juillet 1941[57] tandis que Raymond Odent est convoqué par téléphone la veille à 9h30[58]. Alors que plusieurs dossiers individuels sont consultables aux Archives nationales pour ce qui concerne l'application de la loi du 17 juin 1938, il n'en existe aucun dans le cas présent. Il existe seulement trois fiches manuscrites :

– la 1ère est relative au docteur Michel Raïsky sur laquelle il est indiqué que le rapport du DSV donne un avis favorable et qu'il en est de même pour l'avis motivé du préfet[59] ;

– la 2e liste 11 noms de vétérinaires (8 naturalisés et 3 étrangers), précise que les étrangers ont bien été inscrits sur le registre spécial prévu par l'article 6 de la loi du 17 juin 1938, mentionne la nature des avis retenus par les DSV et les préfets[60] et porte au crayon rouge la nature de l'avis envisagé (1 avis positif, 2 avis négatifs, 2 à surseoir et 6 points d'interrogation) ;

– la 3e fiche comporte 36 noms de vétérinaires pour lesquels est précisé l'état de leur dossier de demande dérogation : 32 sont complets, 4 sont indiqués comme ayant été complétés, dont celui de Léon Palaria.

Par ailleurs, un bordereau non daté émanant de la préfecture de la Somme liste les pièces transmises avec les dossiers de 3 vétérinaires ayant

---

[55] La Dépêche (Toulouse), 22 juillet 1942 (a 73, n° 27064), p. 2 : *C7651. Étudiant grec, donnerait leçons de grec ancien ou moderne. Écrire : Stratigeas, 42 rue des Sports, Toulouse.*

[56] Stratigeas (Panayotis G.), *La tuberculination intraveineuse chez le Chien*, Thèse de doctorat vétérinaire, ENV Toulouse, 1943, n° 42.

[57] AN, 19880158/62, dossier Loi du 12 novembre 1940, Commission de contrôle, lettre 7.341 – S/V.

[58] AN, 19880158/62, dossier Loi du 12 novembre 1940, Commission de contrôle, note manuscrite.

[59] Fiche Loi du 12 novembre 1940, citée précédemment (AN, 19880158/62, dossier Loi du 12 novembre 1940, Commission de contrôle).

[60] Certains avis laissent le lecteur perplexe : *« ne s'oppose pas »*, *« ne conclut pas »*, *« avis favorable à titre provisoire »*, *« avis favorable à titre temporaire »* (AN, 19880158/62, dossier Loi du 12 novembre 1940, Commission de contrôle, note manuscrite non datée).

demandé l'admission au bénéfice des dispositions de l'article 2 de la loi du 12 novembre 1940, mais ni les dossiers des pétitionnaires, ni les pièces annoncées ne sont présents[61]. Dans un autre dossier sur lequel les noms de 5 vétérinaires sont inscrits, les 8 chemises intérieures sont vides ![62]

Le professeur Brion indique qu'un certain nombre de dossiers furent examinés par la CSC qui ne statua pas sur leur sort, une nouvelle loi étant en préparation. Les pétitionnaires ont donc pu continuer à exercer en application de la lettre ministérielle du 27 décembre précitée.

Par ailleurs, une loi du 26 juillet 1941[63] prévoit que *« les élèves des écoles nationales vétérinaires ayant accompli au moins trois années d'études et subi, avec succès, leurs examens de fin d'année, pourront être autorisés à exercer la médecine et la chirurgie des animaux, pendant la durée d'une épizootie ou à titre de remplaçants d'un vétérinaire ou docteur vétérinaire. Cette autorisation sera délivrée par le ministre secrétaire d'État à l'agriculture pour une durée de trois mois au plus ; elle pourra être renouvelée. »* La rédaction de cette disposition laisse à penser que l'autorisation pouvait concerner tous les élèves sans distinction de nationalité ni de mode d'acquisition de cette nationalité. Des élèves français nés de père étranger et des élèves étrangers pouvaient en théorie bénéficier de cette disposition. Le professeur Brion fait remarquer que *« le rédacteur de la loi n'a pas prévu le cas des anciens élèves des ENV titulaires du certificat de fin d'études, mais non encore docteurs-vétérinaires. Les textes légaux leur interdisent d'exercer, puisqu'ils ne rentrent dans aucune catégorie. »*[64]

22. La deuxième modification concernant l'exercice de la médecine vétérinaire intervient par la loi n° 5505 du 31 décembre 1941[65]. Elle abroge

---

[61] AN, 19880158/62, dossier Demandes de dérogations prévues par l'article 2 de la loi du 12 novembre 1940.

[62] AN, 19880158/62, dossier Loi du 12 novembre 1940, décret du 11 décembre 1940, demandes de dérogation. Les 8 chemises sont intitulées comme suit : rapport du DSV et avis motivé du préfet, correspondance, pièces diverses, états de services militaires, diplôme, naturalisation, état-civil, demande. Selon le président de la salle de lecture des Archives nationales à Pierrefitte-sur-Seine, les archives du ministère de l'Agriculture ont vraisemblablement été versées dans cet état.

[63] Loi n° 3138 du 26 juillet 1941 relative à l'exercice de la médecine vétérinaire (JOEF du 30 août 1941, p. 3194).

[64] Brion (A.), *Précis de législation vétérinaire*, quatrième édition entièrement refondue, Vigot Frères éditeurs, Paris, 1970, p. 288.

[65] Loi n° 5505 du 31 décembre 1941 concernant l'exercice de la médecine et de la chirurgie des animaux (JOEF du 27 janvier 1942, p. 370). Avant sa publication au Journal

par son article 6 celle du 12 novembre 1940 comme le fait la loi du 22 novembre 1941 concernant l'exercice de la médecine[66] dont l'article 6 abroge celle du 16 août 1940.

Cette modification fait suite à une suggestion du Conseil d'État. En effet, par une note n° 224.895 du 14 février 1941, le Conseil d'État, chargé de préparer un projet de loi tendant à remplacer les lois des 17 juillet et 14 août 1940, maintient l'interdiction faite aux Français qui ne sont pas nés d'un père français d'accès des administrations publiques et des postes de direction de certaines administrations privées, mais apporte à cette règle d'importantes exceptions, en faveur notamment des anciens combattants. Il constate que les lois des 16 août, 10 septembre et 12 novembre 1940, qui ont édicté la même interdiction pour l'exercice des professions de médecin, pharmacien, chirurgien-dentiste, d'avocat et de vétérinaire, ne comportent pas les mêmes dérogations. Le Conseil considère qu'il serait désirable d'unifier ces divers textes en introduisant dans ces trois dernières lois des dérogations identiques à celles contenues dans le projet de loi.

À la suite de cet avis, les lois des 17 juillet et 14 août 1940 qui avaient servi de référence pour la loi du 12 novembre 1940 sont abrogées par la loi du 3 avril 1941[67]. La loi du 31 décembre 1941 prévoit ainsi un régime dérogatoire s'inspirant des dispositions de la loi du 3 avril 1941 précitée[68] et similaires à celles de la loi du 22 novembre 1941 précitée.

Contrairement à ce qu'il en était pour les lois du 17 juin 1938 et du 12 novembre 1940, la loi du 31 décembre 1941 est contresignée par le ministre secrétaire d'État aux Affaires étrangères l'amiral de la flotte Darlan.

L'article 1er de cette nouvelle loi du 31 décembre 1941 reprend à son compte le principe selon lequel « *nul ne peut exercer la médecine et la chirurgie des animaux en France s'il n'est Français et né de père*

---

officiel, à la demande du 5 janvier 1942 faite par les Services de Vichy, cette loi a été transmise le 12 janvier1942 pour examen par les autorités d'occupation (AN, 19880158/62, dossier Loi n° 5505 du 31 décembre 1941).

[66] Loi n° 4944 du 22 novembre 1941 concernant l'exercice de la médecine (JOEF du 29 novembre 1941, p. 5142).

[67] Loi [n° 1501] du 3 avril 1941 relative à l'accès aux emplois dans les administrations publiques (JOEF du 2 juin 1941, NP-2290).

[68] Dans le dossier rassemblant les travaux préparatoires menés au ministère de l'Agriculture, une fiche manuscrite indique que pour les vétérinaires juifs étrangers, il faut s'aligner sur les médecins (AN, 19880158/62, dossier Projet de loi modifiant la loi du 12 novembre 1940).

français. » Plus libérale que la précédente de l'avis du professeur Brion, elle distingue entre les naturalisés et les étrangers. Rien n'est touché, en ce qui concerne les français de naissance, aux droits respectifs des diplômés et des non-diplômés.

Selon l'article 2, *c*eux qui ne remplissent pas la condition énoncée à l'article 1er peuvent cependant exercer de plein droit s'ils possèdent la nationalité française et rentrent dans l'une des catégories suivantes[69] :

1° Naturalisés pour services exceptionnels rendus à la France dans les conditions fixées par une loi ;

2° Protégés ou administrés originaires de protectorats relevant du Secrétariat d'État des colonies et de celui des Affaires étrangères (Maroc, Tunisie, Syrie, Liban) ;

3° Militaires et marins ayant servi dans l'armée française en qualité de combattants ;

4° Ascendants, épouses, veuves ou descendants de vétérinaires morts pour la France ou ayant servi dans les conditions de l'alinéa 3 ;

5° Alsaciens et Lorrains réintégrés descendants d'un Alsacien ayant perdu la nationalité française par suite du Traité du 10 mai 1871 ;

6° Enfant né en France de parents inconnus ou de mère française et de père inconnu.

Cette liste reprend les catégories déjà prévues à l'article 2 de la loi du 12 novembre 1940 et en ajoute de nouvelles. De plus, toutes ces catégories permettent à ceux qui en relèvent d'exercer de plein droit, alors que la loi de 1940 ouvrait seulement la possibilité d'une autorisation par décret.

L'article 3 précise que *« ceux qui ne sont pas nés d'un père français pourront, en outre, s'ils possèdent la nationalité française, être habilités, à titre exceptionnel, à exercer en France la profession susvisée par arrêté du ministre secrétaire d'État à l'agriculture, après avis d'une commission supérieure de contrôle, dont la composition sera déterminée par décret. »* Le professeur Brion fait observer qu'il s'agit là d'une innovation, car la loi du 12 novembre 1940 ne permettait plus à ces personnes d'exercer en France.

L'article 4 ajoute que *« ceux qui auraient été privés du droit d'exercer la médecine et la chirurgie des animaux en exécution de la loi du 12*

---

[69] Les catégories sont citées selon la version résumée qu'en a fait le professeur H.E. Perreau, 1942, *op. cit.*

novembre 1940 pourront, le cas échéant, demander le bénéfice de la présente loi. »

L'article 5 précise, enfin, ce qu'il en est pour les vétérinaires étrangers. Il dispose que *« les vétérinaires étrangers exerçant la médecine et la chirurgie des animaux en France, à la date du 17 novembre 1940*[70]*, seront autorisés à exercer la pratique de leur art, conformément aux conventions diplomatiques et dans les conditions prévues par les lois et règlements relatifs à l'exercice de cette profession ; cette disposition ne s'applique qu'aux vétérinaires étrangers qui ont présenté une demande de dérogation à la loi du 12 novembre 1940 dans les délais prévus par les décrets rendus par l'application de cette loi. L'autorisation leur sera accordée par arrêté du ministre secrétaire d'État à l'agriculture, après avis de la commission supérieure de contrôle prévue par l'article 3 de la présente loi. »* Le dernier alinéa de l'article précise que *« les vétérinaires étrangers non couverts par des dispositions conventionnelles pourront, à titre exceptionnel, obtenir l'autorisation précitée dans les formes prévues à l'alinéa précédent. »* C'est donc par arrêté que sont accordées les autorisations, alors que, selon la loi du 12 novembre 1940, elles l'étaient par décret.

En résumé, selon les termes du professeur Brion, tout étranger établi en France depuis le 17 juin 1938 exerce illégalement. Ceux qui étaient établis antérieurement et dont la situation avait été consacrée par la loi du 17 juin 1938 sur la base des mêmes droits reconnus aux non-diplômés, ne pourront continuer leur activité que s'ils se sont mis en règle et s'ils obtiennent l'autorisation du ministre de l'agriculture.

La loi du 31 décembre 1941 ne prévoit aucune disposition pénale particulière. L'exercice illégal de la médecine et de la chirurgie des animaux reste donc sanctionné par les peines prévues à l'article 7 de la loi du 17 juin 1938. (cf. supra, point 14) : amende de 16 à 50 fr., portée à 100 à 500 fr. en cas de récidive. Ces peines sont sans commune mesure avec celles instituées pour l'exercice illégal de la médecine par l'article 6 de la loi du 26 mai 1941[71] : amende de 2 000 à 5 000 fr. et, en cas de récidive, amende de 5 000 à 10 000 fr. et d'un emprisonnement de trois mois à un

---

[70] Donc, *a fortiori*, au 17 juin 1938, selon le professeur Brion. À son avis, bien que la loi soit ambiguë sur ce point, on comprendrait mal qu'elle ait voulu régulariser la situation d'étrangers qui auraient exercé illégalement au 17 novembre 1940 puisqu'à cette date seuls étaient en règle ceux qui avaient bénéficié des dispositions de la loi du 17 juin 1938.

[71] Loi [N° 2237] du 26 mai 1941 modifiant les lois des 30 novembre 1892 et 26 juillet 1935 (JOEF du 9 juin 1941, pp. 2290-2291).

an ou de l'une de ces deux peines seulement. Les peines sont aggravées en cas d'usurpation du titre de docteur : amende de 3 000 à 6 000 fr. et, en cas de récidive, amende de 6 000 à 12 000 fr. et d'un emprisonnement de six mois à deux ans ou de l'une des deux peines seulement.

Comme indiqué précédemment, le décret du 27 mai 1940 a pu permettre d'autoriser à exercer dans certaines conditions des vétérinaires et docteurs-vétérinaires ressortissants de pays alliés et réfugiés en France, mais, selon le professeur Brion, cette disposition temporaire semble être tacitement abrogée par la loi du 31 décembre 1941.[72]

Comme pour la loi du 12 novembre 1940, la publication de la loi du 31 décembre 1941 est largement relayée par la presse.[73]

23. La troisième et dernière modification des conditions d'exercice de la médecine vétérinaire intervient par la loi n° 296 du 18 février 1942 relative à l'institution d'un Ordre des vétérinaires[74]. Son article 17 modifie les articles 1er, 3 et 5 de la loi du 17 juillet 1938, leur nouvelle rédaction prenant en compte la création de l'Ordre des vétérinaires. Le même article abroge les dispositions pénales définies par l'article 7 de la loi du 17 juin 1938 et les remplace par des dispositions plus sévères : amende de 500 à 1000 fr. au lieu de 16 à 50 francs et, en cas de récidive, doublement de l'amende au lieu d'une amende de 100 à 500 francs et, ce qui est nouveau, possibilité de prononcer une peine d'emprisonnement de un à trois mois.

---

[72] Brion A. 1943, op cit., p. 326, note 1.

[73] Le Cri du Peuple de Paris, *Les vétérinaires étrangers ne pourront plus exercer en France*, 28 janvier 1942 (A3, N425), p. 3 - L'Effort (Clermont-Ferrand), *L'exercice de la médecine et de la chirurgie des animaux*, 28 janvier 1942 (A3,N157), p. 3 - Le Figaro, *La profession de vétérinaire est réglementée*, 28 janvier 1942 (n° 23), p. 1 – L'Ouest-éclair (Rennes), *L'exercice de la médecine vétérinaire*, 29 janvier 1942 (n° 10455), p. 2 – La Dépêche du Berry, *Les vétérinaires étrangers ne pourront plus exercer – Certaines dérogations*, 30 janvier 1942 (a 50, n° 25), p. 2 - Le Réveil économique, *Médecine et chirurgie des animaux*, 30 janvier 1942 (A33, N1219), p. 2. Ce périodique précise que *« les conditions dans lesquelles peut être exercée la médecine et la chirurgie des animaux sont les mêmes que celles qui ont déjà été indiquées en ce qui concerne d'autres professions libérales. »*

[74] Loi n° 296 du 18 février 1942 relative à l'institution d'un ordre des vétérinaires (JOEF du 22 mars 1942, pp. 1118-1119). Cette loi intervient près d'un an et demi après celle ayant institué un ordre des médecins (Loi [du 7 octobre 1940] instituant l'ordre des médecins, JORF du 26 octobre 1940, pp. 5430-5431). Le conseil supérieur de l'ordre des vétérinaires institué par l'article 4 est doté de la personnalité civile, ce qui n'est pas le cas pour le conseil supérieur de l'ordre des médecins créé par l'article 2 de la loi du 7 octobre 1940.

Ainsi, cette loi complète les conditions à remplir pour l'exercice de la médecine et de la chirurgie des animaux en modifiant l'article 1er qui devient *« sont seuls autorisés à exercer la médecine et la chirurgie des animaux, les personnes de nationalité française munies du diplôme d'État français de vétérinaire ou du diplôme d'État français de docteur-vétérinaire et habilitées à cet effet par le conseil de l'ordre régional des vétérinaires. »*

L'article 8 de la loi du 18 février 1942 dispose que *« la chambre de discipline*[75] *dresse le tableau des vétérinaires et docteurs vétérinaires remplissant les conditions requises par les lois et règlements et admis à exercer leur art. L'inscription est effectuée de droit après vérification des titres du demandeur. Elle peut être refusée par décision motivée si les conditions requises de moralité n'apparaissent pas réunies. »*

Selon l'article 9, *« l'inscription doit être demandée par les intéressés à l'Ordre de la région dans laquelle ils exercent leur art. »* En vertu de l'article 10, *« au moment de leur inscription au tableau, les vétérinaires et docteurs vétérinaires prêtent serment d'exercer leur art avec conscience et probité. »*

Enfin, l'article 20 prévoit que *« toute personne qui aura fait une fausse déclaration en vue de son inscription au tableau de l'ordre sera punie d'une amende de 1.000 à 3.000 fr. et d'un emprisonnement de un à trois mois, ou de l'une de ces deux peines seulement. »*

La création de l'ordre des vétérinaires est signalée par de nombreux périodiques, mais aucun n'attire l'attention sur les modifications apportées à la loi du 17 juin 1938 par la loi du 18 février 1942. Il en est de même pour l'article du professeur Perreau publié dans la presse spécialisée[76].

Les étudiants vétérinaires autorisés à exercer en application de la loi du 25 juillet 1941 précitée doivent, préalablement à tout acte médical, solliciter l'agrément du Conseil régional de l'Ordre de leur domicile. Ils reçoivent l'autorisation provisoire d'exercer et sont inscrits sur une liste spéciale (article 13 du Code de déontologie de l'Ordre).[77]

---

[75] L'article 7 prévoit que *« Dans chaque ordre régional est instituée une chambre de discipline, composée de six membres du conseil régional, dans l'ordre de leur ancienneté. Elle est présidée par un conseiller à la cour d'appel ayant voix délibérative et désigné par le premier président de la cour d'appel du ressort. »*

[76] Perreau (E. H.), *L'Ordre des vétérinaires (Loi du 18 février 1942)*, Revue de Médecine Vétérinaire, Tome XCIV, Nouvelle série, Tome VI, mai-juin 1943, pp. 133-136.

[77] Brion A., 1943, *op. cit.*, p. 326.

24. Une autre modification de la loi du 17 juin 1938 est tentée pendant cette période par les dirigeants des « maréchaux-experts », et, surtout, les hommes politiques qui les avaient défendus avec une ardeur particulière pendant les débats parlementaires. Comme le note Daniel Bussinger dans sa thèse[78], ils se crurent en droit d'espérer que le nouveau régime, nettement opposé à celui de 1938, accepterait de réviser la loi en leur faveur. Cet espoir fut déçu. Non seulement le gouvernement de Vichy maintient la loi de 1938 avec les modifications évoquées précédemment, mais encore il en renforce l'efficacité[79] en promulguant la loi du 8 février 1942[80]. Selon le professeur Brion[81], cette loi augmente *« considérablement la différence entre les droits des diplômés et des non-diplômés (les étrangers autorisés y étant assimilés). En effet, elle réserve aux diplômés le droit de formuler, en vue de leur achat chez les pharmaciens, et de détenir, pour les utiliser chez leurs clients, les matières virulentes et produits d'origine microbienne destinés au diagnostic, à la prévention et au traitement des maladies des animaux. Il s'agit là, on le voit, de toutes cultures microbiennes, sérums, vaccins, bactériophages, antivirus, tuberculine, malléine, johnine, pullorine, etc.). [...] Il y a là une acquisition professionnelle considérable dont l'importance n'échappera à personne. »*

B. La procédure à suivre pour les vétérinaires étrangers ou d'origine étrangère

Vétérinaire étranger exerçant la médecine et la chirurgie des animaux en France à la date du 17 novembre 1940, Léon Palaria relève des dispositions de l'article 5 de la loi du 31 décembre 1941. Il lui faut donc demander l'autorisation d'exercer la médecine et la chirurgie des animaux, cette loi remettant en cause l'autorisation d'exercer à vie conférée par la loi du 17 juillet 1938.

---

[78] Bussinger (Daniel), *L'empirisme vétérinaire dans la Mayenne*, Thèse de doctorat vétérinaire, ENV d'Alfort, 1955, n° 16, p. 56.

[79] Daniel Bussinger note que *« le maréchal Pétain était de souche paysanne, de ce pays du Nord où les empiriques ont depuis longtemps disparu. Peut-être aussi, et bien que fantassin de formation, avait-il pu apprécier à leur valeur, au cours d'une très longue carrière militaire, les services que rendirent les vétérinaires de l'armée. »*

[80] Loi n° 277 du 8 février 1942 relative à la fabrication et à la vente des produits organiques destinés aux diagnostics, à la prévention et au traitement des maladies des animaux (JOEF du 13 février 1942, p. 634).

[81] Brion (Abel), 1942, *op. cit.*, pp. 81-82.

25. La procédure à suivre par les vétérinaires concernés est fixée par le décret n° 1971 du 1er juillet 1942[82]. Son article 2 indique que la demande est *« établie dans la forme prescrite au tableau annexé au présent décret »*. Ce tableau n'a pas été publié au Journal officiel. C'est ainsi que, par lettre du 15 juillet 1942, le directeur des services vétérinaires de la Manche écrit au ministre de l'Agriculture pour lui demander de bien vouloir lui faire connaître la forme des demandes de dérogation, un vétérinaire de la Manche se trouvant dans les conditions visées par la loi du 31 décembre 1941 et devant produire cette demande d'ici le 1er août 1942[83]. Par lettre du 15 juillet 1942 du Chef des Services vétérinaires[84], le tableau est diffusé à tous les directeurs des services vétérinaires départementaux. Il est publié par l'administration centrale du ministère de l'agriculture dans le bulletin sanitaire des Services vétérinaires[85] (cf. annexe III). Les rubriques à renseigner doivent permettre l'instruction de la demande. Étant donné que, comme indiqué plus loin (cf. infra, point 37), l'exercice de la profession vétérinaire n'a pas été interdit aux Juifs et n'a fait l'objet d'aucun quota à la différence des professions médicales et paramédicales, on ne comprend pas bien en quoi il est nécessaire que le questionnaire se termine par une déclaration sur l'honneur de *« ne pas appartenir ou appartenir à une catégorie de personnes considérées comme juives par la loi du 11 avril 1940 »*. Peut-être est-ce la traduction, pour les vétérinaires étrangers, de l'alignement, un moment envisagé, sur le régime réservé aux médecins juifs par le décret du 11 août 1941.[86]

L'article 3 du décret précise que *« la demande sera déposée à la préfecture du lieu de résidence du requérant. Elle sera transmise au ministre secrétaire d'État à l'agriculture et au ravitaillement avec l'avis*

[82] Décret n° 1981 du 1er juillet 1942 pour l'application de la loi du 31 décembre 1941 relative à l'exercice de la médecine et de la chirurgie des animaux (JOEF du 5 juillet 1942, p. 2341).

[83] AN, 19880158/62, Dossier Décret du 1er juillet 1942 pour l'application de la loi du 31 décembre 1941.

[84] AN, 19880158/62, Dossier Décret du 1er juillet 1942 pour l'application de la loi du 31 décembre 1941, lettre 4882 – S/V.

[85] Bulletin sanitaire des Services vétérinaires, tome 48, n° 882 du 15 juillet 1942, pp. 169-171 (AN, 19880158/63, Commission supérieure de contrôle).

[86] Décret [N° 3474] du 11 août 1941 réglementant en ce qui concerne les Juifs la profession de médecin (JOEF du 6 septembre 1941, pp. 3787-3788). Selon son article 3, chaque médecin se trouvant, à la date du 6 septembre 1941, au nombre des personnes considérées comme juives au sens de l'article 1er de la loi du 2 juin 1941 doit, dans le délai d'un mois, en faire la déclaration écrite au conseil de l'ordre de la circonscription où il exerce.

motivé du préfet pris sur le rapport du directeur départemental des services vétérinaires. Le préfet délivrera un récépissé de cette demande. » L'article 5 dispose que la demande *« doit être produite dans le mois suivant la publication du présent décret »*, soit au plus tard le 4 août 1942[87].

L'article 4 du décret dispose que *« la décision sera prise par le ministre secrétaire d'État à l'agriculture et au ravitaillement après avis de la commission supérieure de contrôle prévue à l'article 3 de la loi du 31 décembre 1941. »* Le même article précise que *« cette commission comprend :*

1° Le chef des services vétérinaires au ministère de l'agriculture, président ;

2° Un membre du conseil d'État désigné par arrêté du garde des sceaux, ministre secrétaire d'État à la justice ;

3° Un représentant du ministre secrétaire d'État aux affaires étrangères, quand la commission aura à statuer sur la requête d'un étranger ;

4° Un inspecteur général des services vétérinaires au ministère de l'agriculture ;

5° Le président du conseil supérieur de l'ordre des vétérinaires ou son représentant. »

Cette commission porte le même intitulé que celle prévue par le décret du 11 décembre 1940 (cf. supra, point 17). Composée de 5 membres au lieu de 3, elle s'en distingue par l'ajout des membres définis aux alinéas 3 et 4. S'agissant d'une commission chargée de donner son avis sur la situation de vétérinaires étrangers, il était anormal que la commission précédente ne comportât pas de représentant du ministre des affaires étrangères. Cette omission regrettable se trouve ainsi corrigée. L'autre différence tient à la substitution du président du SNVF par celui du CSOV,

---

[87] Comme indiqué plus loin, une cinquantaine de demandes concernant des vétérinaires sont instruites par l'administration. Émile Bercoff, né le 24/09/1905 à Haïfa (Syrie), fils de Moise Bercoff et Rachel née Rappaport, époux de Renée Huguette née Lévy, naturalisé français pendant ses études à l'ENV d'Alfort (décret du 20 mai 1927 publié au JORF du 30 mai 1927, p. 5654), demeurant place du Marché à Buchy (Seine-Maritime), n'a sans doute pas renseigné lui-même la demande de dérogation puisqu'il a été interné à Drancy le 12 mai 1942 sous le matricule 11726. Selon la fiche portant le numéro 70.368 et une lettre J inscrite en rouge, il a été remis aux Autorités occupantes et déporté le 22 juin 1942 par le convoi 3 parti de Drancy à destination d'Auschwitz. Sa femme et sa fille Michèle ont été déportées par le convoi 57 (Source : fiche établie par le Mémorial de la Shoah). Aucun des 3 n'en est revenu.

le SNVF ayant été dissous par l'article 18, alinéa 2 de la loi précitée du 18 février 1942 relative à l'institution d'un ordre des vétérinaires.

Cette commission n'a pas la même composition que son homologue prévue pour les médecins par le décret du 20 décembre 1941[88]. Cette dernière comprend (article 2 du décret) :

1° Un conseiller d'État, président, désigné par arrêté du garde des sceaux, ministre secrétaire d'État à la justice ;

2° Le directeur de la santé ou son représentant ;

3° Un représentant du conseil supérieur de l'ordre des médecins ;

4° Un représentant du ministre secrétaire d'État aux affaires étrangères, quand elle aura à statuer sur la requête d'un étranger ;

5 ° Un représentant du secrétaire d'État aux colonies, quand elle aura à statuer sur la requête d'un ressortissant d'un territoire relevant de ce secrétariat.

Il est indiqué qu'en cas de partage des voix, celle du président sera prépondérante. Cette précision est absente dans le décret du 1er juillet 1942 précité.

Enfin, l'article 6 du décret du 1er juillet 1942 précise que *« les dispositions du présent décret sont applicables aux personnes visées par l'article 6 de la loi du 17 juin 1938. »,* c'est-à-dire aux vétérinaires étrangers et aux empiriques (cf. supra, point 14). **La situation de Léon Palaria relève ainsi des dispositions de ce décret.**

26. La Commission supérieure de contrôle (CSC) se réunit 5 fois en 1942 (les 21 et 28 octobre, les 4 et 18 novembre et le 29 décembre), 1 fois en 1943 (le 26 mai) et 1 fois en 1944 (le 2 août)[89]. Les noms des membres ayant siégé à chacune des 7 réunions de la CSC sont précisés à l'annexe V.

Comme déjà signalé à propos de la loi du 12 novembre 1940 (cf. supra, point 21), aucun des dossiers individuels examinés par la CSC n'est présent aux Archives nationales. Seuls sont disponibles les procès-verbaux des réunions de cette commission. Il en ressort que la CSC a examiné au total les dossiers de 67 personnes (48 français et 19 étrangers). Ils concernent 49 vétérinaires, 17 étudiants vétérinaires et 1 candidat au concours d'entré aux ENV.

---

[88] Décret [N° 5360] du 20 décembre 1941 sur l'application de la loi du 22 novembre 1941 concernant l'exercice de la médecine (JOEF du 31 décembre 1941,p. 5597).

[89] AN (Pierrefitte-sur-Seine) Agriculture, Direction qualité, Dossier 880158/63, Commission supérieure de contrôle.

Les 49 vétérinaires[90] se caractérisent comme suit :

– s'agissant de leur nationalité, 37 sont français (1 français par déclaration d'option, 1 français né de père français[91], 1 français de plein droit après retour de l'Alsace-Lorraine à la France, 3 nés français mais d'un père étranger, 31 naturalisés français) et 10 sont étrangers (2 bulgares, 1 égyptien, 1 géorgien, 1 iranien, 1 monégasque, 3 roumains, 1 russe). Pour 2, la nationalité, étrangère ou française après naturalisation, n'est pas précisée ;

– concernant leur lieu d'exercice, 3 n'exercent pas en métropole (1 à Monaco, 1 en Algérie et 1 au Maroc). Les 46 vétérinaires exerçant en métropole se répartissent dans 29 départements, dont certains en accueillent plusieurs (cf. tableau I). Il faut noter que plusieurs vétérinaires, notamment ceux exerçant en Alsace-Lorraine et ceux qui ont pu franchir la ligne de démarcation (cas de plusieurs Juifs) ont quitté leur lieu habituel d'exercice pour gagner la zone libre ;

– quant à leur âge (cf. tableau II), il est compris entre 25 ans pour le plus jeune et 84 pour le plus âgé, la moyenne étant de 45 ans.

Les 17 étudiants vétérinaires concernent 14 français et 3 étrangers (1 belge, 1 espagnol et 1 suisse). Deux d'entre eux ont terminé leur scolarité mais ne sont pas encore docteurs. Les 15 autres sont répartis dans les 3 ENV (9 à Alfort, 1 à Lyon et 5 à Toulouse).

Le candidat au concours d'entrée dans les ENV est français par déclaration d'option.

Tableau I. – Répartition des lieux d'exercice par département pour les 46 vétérinaires métropolitains

Département	Nombre	Département	Nombre	Département	Nombre
Ain	1	Haute-Vienne	2	Pas-de-Calais	1
Bas-Rhin	1	Indre	1	Rhône	1
Cantal	1	Isère	1	Seine**	8

[90] Ce vocable regroupe ici les docteurs vétérinaires, les vétérinaires et les autres professionnels exerçant la médecine et la chirurgie des animaux. Dans le cas présent, ces professionnels sont tous titulaires d'un diplôme de docteur vétérinaire ou de vétérinaire. Aucune demande de dérogation n'a été faite par des empiriques naturalisés (les empiriques étrangers ne pouvaient le faire, puisque la loi du 17 juin 1938 ne leur donnait pas le droit d'exercer).

[91] Il s'agit d'Émile Karsenti. D'aucuns peuvent s'étonner de ce que la CSV ait eu à se prononcer sur la situation d'un vétérinaire français né d'un père français. Les raisons de cette bizarrerie administrative sont présentées plus loin.

Charente	1	Loire	1	Seine-et-Marne	1
Côtes-du-Nord*	1	Loire-inférieure*	1	Seine-et-Oise	3
Eure	1	Manche	1	Seine-inférieure*	2
Gers	1	Meurthe-et-Moselle	1	Somme	3
Haute-Garonne	4	Morbihan	1	Tarn	1
Haute-Marne	1	Nord	2	Yonne	1
Haute-Saône	1	Oise	1		

* Dénominations en vigueur à cette époque.

** Le département de la Seine correspond aux actuels départements de Paris et de la petite couronne (Hauts-de-Seine, Seine-Saint-Denis et Val-de-Marne).

Tableau II. – Répartition des 49 vétérinaires par tranche d'âge

Âge	Nombre	Âge	Nombre	Âge	Nombre
De 20 à 30 ans	5	De 41 à 50 ans	13	De 61 à 70 ans	6
De 31 à 40 ans	15	De 51 à 60 ans	10	Au-delà de 70 ans	1

Trois tableaux dactylographiés[92], établis par l'administration et répertoriant au total 51 noms, sont fournis aux membres de la CSC pour les séances de l'année 1942 :

– le 1er tableau liste les 15 personnes qui ressortissent de l'article 2 de la loi du 31 décembre 1941 (6 docteurs vétérinaires, 7 vétérinaires, 1 professionnel et 1 élève admis dans une ENV) ;

– le 2e tableau comporte 27 personnes qui ressortissent de l'article 3 de la même loi (10 docteurs vétérinaires, 5 vétérinaires, 5 professionnels, 3 étudiants vétérinaires ayant terminé leur scolarité, 2 étudiants vétérinaires et 2 candidats aux ENV) ;

– le 3e tableau rassemble 9 personnes qui ressortissent de l'article 5 de la loi (2 vétérinaires et 7 professionnels). La nationalité de chacune y est précisée : ainsi Simon Kirmaier, Léon Marguliès et Léon Palaria y sont mentionnés comme étant roumains. Comme cela est précisé plus loin, cette

[92] AN, 19880158/63.

mention a toute son importance. La dénomination *"professionnel"* qualifie les personnes relevant de l'article 6 de la loi du 17 juin 1938, quand bien même elles seraient titulaires d'un diplôme de docteur vétérinaire délivré à titre étranger.

Les réunions se tiennent à Paris dans les locaux des services vétérinaires du ministère de l'agriculture, 13 rue Casimir Périer. Chaque PV indique l'heure de début et l'heure de fin de la réunion, ce qui permet de calculer sa durée et celle de l'examen d'un dossier de pétitionnaire (cf. tableau III).

Tableau III. – Durée moyenne d'examen d'un dossier de pétitionnaire

N°	Date de la réunion	Durée (minutes)	Nombre de dossiers examinés			Durée moyenne par dossier
			Vétérinaires	Élèves	Total	
1	21/10/1942	120	4		4	30
2	28/10/1942	150	5		5	30
3	04/11/1942	150	11		11	14
4	18/11/1942	150	15	2	17	9
5	29/12/1942	150	7		7	21
6	26/05/1943	150	10	10	20	8
7	02/08/1944	85	2	4	6	14
Total ou moyenne		955	54*	16	70	14

* Pour les 49 vétérinaires, il y a eu 54 examens de dossiers, certains ayant nécessité des compléments d'information.

La durée moyenne d'examen d'un dossier est de 14 minutes, avec des extrêmes allant de 8 à 30 selon la séance. Plusieurs remarques s'imposent :

– la durée de la 1ère réunion inclut la présentation de la loi du 31 décembre 1941 et l'exposé de la doctrine. Si la durée de ces 2 étapes était connue, elle devrait être retranchée de la durée totale de la réunion pour connaître le temps réellement consacré à l'examen des dossiers des 4 pétitionnaires. La durée moyenne d'examen est ainsi surestimée pour ces 4 dossiers ;

– à partir de la 2e réunion, il est d'abord fait lecture du PV de la séance précédente pour approbation. Si sa durée était connue, elle devrait être elle aussi soustraite de la durée totale des réunions ;

– il est vraisemblable que, pour les dossiers des élèves pétitionnaires, cet examen est plus rapide ;

– des dossiers sont examinés à plusieurs reprises ;

– une analyse plus fine montre que les séances où l'examen des dossiers se conclut par un avis défavorable sont celles où la durée moyenne est la plus élevée.

Comme indiqué précédemment, la 1ère réunion débute par un examen du texte de la loi précitée du 31 décembre 1941. La méthode selon laquelle la Commission entend conduire ses travaux est ensuite précisée, mais le PV n'en dit pas davantage. On en est réduit à faire des hypothèses pour saisir les motifs de certains avis rendus, d'autant que l'absence de dossiers individuels consultables[93] rend parfois difficile la compréhension de la doctrine suivie par la Commission au cours de ses séances successives.

Avant de se prononcer sur le fond de chaque demande, la CSC va s'assurer de la recevabilité des demandes et veiller à disposer de tous les éléments d'information nécessaires. Pour l'essentiel, la méthode de travail de la CSC peut se résumer comme suit :

– examen de la recevabilité de la demande. Pour les étrangers et ceux qui ont été naturalisés après le 17 juin 1938, la CSC vérifie s'ils se sont fait inscrire en temps voulu sur le registre spécial prévu par l'article 6 de la loi du 17 juin 1938. Si tel n'est pas le cas, ces personnes n'ont pas le droit d'exercer. Dès lors, la CSC se contente d'en faire le constat et n'examine pas davantage la demande de dérogation des

[93] Cette absence de dossiers individuels dans les archives du ministère de l'Agriculture sur cette période ne semble pourtant pas systématique. Roger Arditi signale qu'il a pu consulter des dossiers personnels (Roger Arditi, *L'éviction par Vichy des Juifs, des femmes et des francs-maçons du ministère de l'Agriculture*, Revue d'histoire de la Shoah, 2020/2, n° 212, p. 222). Cet article est publié dans l'ouvrage *"La France et la Shoah. Vichy, l'occupant, les victimes, l'opinion"* publié sous la direction de Laurent Joly, Mémorial de la Shoah et Calmann-Lévy, 2023, pp. 461-477.

pétitionnaires[94]. En tant que de besoin, elle demande des précisions au préfet du département dans lequel exerce l'intéressé[95] ;

– enquête complémentaire nécessaire pour connaître l'activité exacte du pétitionnaire[96 et 97] ou pour d'autres motifs[98] avant de rendre son avis ;

---

[94] C'est le cas pour M. Hassan Homayouni, né le 3 septembre 1905 à Araga (Iran), exerçant au Raincy (Seine-et-Oise). La CSC, au cours de sa séance du 26 mai 1943, indique que *« l'examen du dossier montre que M. Homayouni n'a pas demandé en temps voulu son inscription sur le registre spécial ouvert à la Préfecture de Police en exécution de l'article 6 de la loi du 17 juin 1938 et que, par suite de cette omission, il ne figure pas sur la liste des personnes pouvant légalement exercer en France la médecine et la chirurgie des animaux. Or, aux termes de la loi du 31 décembre 1941, les vétérinaires étrangers ne peuvent être autorisés à exercer en France qu'à titre exceptionnel et seulement s'ils réunissent les conditions exigées par les lois et règlements relatifs à l'exercice de leur profession. Dans l'espèce actuelle, il est clair que M. Homayouni ne peut exercer sa profession sans commettre une infraction à la loi du 17 juin 1938 et qu'une dérogation accordée au titre de la loi du 31 décembre 1941 ne changerait rien à cette situation. Dans ces conditions, la commission estime que la demande de M. Homayouni n'est pas recevable et qu'il n'y a pas lieu d'examiner les titres que le pétitionnaire a pu produire à l'appui de sa requête. »*

[95] Il en va ainsi pour M. Kessler Émile, né le 2 avril 1901 à Livow (Pologne) et naturalisé français par décret du 8 février 1939, titulaire du diplôme de docteur vétérinaire à titre étranger le 18 novembre 1932. Sa demande a été examinée une 1ère fois par la CSC dans sa séance du 4 novembre 1942. Elle est à nouveau examinée au cours de la séance du 29 décembre 1942. La commission décide alors de *« demander au Préfet de la Loire si, pour l'application de la loi du 17 juin 1938 relative à l'exercice de la médecine vétérinaire, M. Kessler a été inscrit sur le registre de la Préfecture. »*

[96] La CSC examine, au cours de sa séance du 28 octobre 1942, la demande de M. Édouard Zeitoun, né le 1er septembre 1907 à Tantah (Égypte), domicilié 82 avenue Galliéni à Joinville-le-Pont et titulaire du diplôme français de docteur vétérinaire à titre étranger délivré par la Faculté de médecine de Paris le 30 mai 1934. *« Avant de statuer sur cette affaire, la Commission demande qu'une enquête complémentaire soit effectuée en vue d'établir si M. Zeitoun exerce toujours la médecine vétérinaire et, dans l'affirmative, quel est le lieu de son actuel établissement. »*

[97] C'est le cas pour M. Cohen Abraham, né le 20 juillet 1907 à Hébron (Palestine). Dans sa séance du 28 octobre 1942, la CSC *« demande qu'une enquête complémentaire soit effectuée en vue de préciser l'activité du pétitionnaire depuis son arrivée en France et décide de renvoyer l'examen de cette demande à une séance ultérieure. »*

[98] Cette enquête concerne M. Panayotides Charolambos, né le 13 janvier 1900 à Szoumitza (Grèce), naturalisé français par décret du 16 décembre 1930 et titulaire du diplôme français de docteur vétérinaire à titre étranger délivré par l'ENV d'Alfort. La CSC précise que *« l'examen du dossier montre que le pétitionnaire a été condamné le 26 juin 1931 à 300 francs d'amende pour complicité dans une affaire de viande avariée (Tribunal correctionnel de Montdidier). Il n'a par suite pas été agréé comme vétérinaire sanitaire. »* La commission exprime le désir *« d'être exactement renseignée sur les faits qui ont*

– compléments d'information à recueillir auprès de différents interlocuteurs : le pétitionnaire[99 et 100], le préfet[101], le ministère des anciens combattants[102], le secrétaire du Conseil supérieur de l'Ordre[103] ;

– recueil d'informations que la CSC n'a pas demandées mais qui, portées à sa connaissance par le ministère des anciens combattants, peuvent éclairer sa délibération[104] ;

– renvoi à une date ultérieure du fait de circonstances particulières[105].

Après s'être assurée qu'elle dispose bien de tous les éléments d'information nécessaires, la CSC va pouvoir délibérer. Dans certains cas, elle décide de ne pas se prononcer du fait que les pétitionnaires peuvent exercer leur profession de plein droit (cf. annexe VI) :

---

entraîné une condamnation de M. Panayotides » et demande *« qu'une enquête soit ouverte sur ce point. »* Elle décide en conséquence de renvoyer l'examen de cette affaire à une séance ultérieure.

[99] S'agissant de M. Nicolas Xiroudakis, né à Constantinople et domicilié à Casablanca, la CSC précise dans sa réunion du 29 décembre 1942 que *« la demande sera instruite dès que les relations postales avec le Maroc permettront de demander à l'intéressé les précisions nécessaires. »*

[100] Demande de précisions complémentaires adressée à M. Faber Pius (séance de la CSC du 18 novembre 1942). Dans sa séance du 29 décembre 1942, la CSC a rendu un avis favorable pour la demande de l'intéressé.

[101] Lors de sa 1ère séance tenue le 21 octobre 1942, la 1ère demande examinée est celle de *« M. Simon Kirmaier, étranger présumé israélite. [...] Avant de statuer sur la demande de dérogation présentée par le pétitionnaire, la Commission désire être éclairée exactement sur la situation de M. Kirmaier au point de vue racial. M. le Préfet de la Haute-Vienne sera en outre invité à faire connaître si la mesure d'internement prise à l'égard du pétitionnaire a été maintenue. »*

[102] C'est le cas pour M. Émile Kessler, déjà cité. Dans sa 1ère séance du 4 novembre 1942, elle constate *« qu'aucun élément du dossier ne permet d'appeler le pétitionnaire au bénéfice des dérogations prévues par les articles 3 et 5 de la loi du 31 décembre 1941. Elle suggère cependant que la situation militaire de M. Kessler fasse l'objet d'un examen spécial en vue de déterminer si le pétitionnaire possède la qualité d'ancien combattant, le cas de M. Kessler se rattachant dans l'affirmative à l'article 2 de la loi précitée.*

[103] C'est le cas pour le docteur Panayotides, déjà cité, au sujet duquel la CSC, dans sa séance du 29 décembre 1942, demande *« au secrétaire général du Conseil supérieur de l'Ordre de recueillir l'avis du conseil régional de l'Ordre des vétérinaires sur l'attitude du requérant au point de vue professionnel »*. L'avis recueilli fut sans doute positif puisque la CSC rend un avis favorable au cours de sa séance du 29 mai 1943.

[104] Cas de M. Daniel Dochy, docteur vétérinaire à la Ferté-Gauthier, sujet belge, naturalisé (séance de la CSC du 18 novembre 1942), de MM. Émile Kessler et Émile Bercoff (séance du 26 mai 1943).

[105] Cas de M. Nicolas Xiroudakis, déjà cité.

– cas de ceux qui sont reconnus comme anciens combattants[106 et 107] ;

– cas de ceux qui exercent là où la loi de 1941 ne s'applique pas[108 et 109] ;

– cas de ceux qui relèvent de l'article 2, alinéa 5 de la loi du 31 décembre 1941[110] ;

---

106 Ainsi, s'agissant de M. Daniel Dochy, déjà cité, la CSC observe dans sa séance du 29 décembre 1942 qu'il *« résulte de l'examen du dossier que le pétitionnaire doit être considéré comme ayant la qualité d'ancien combattant. »* La commission estime en conséquence que *« l'incapacité édictée par l'article 1er de la loi du 31 décembre 1941 ne lui est pas applicable et qu'il peut, sans en demander l'autorisation, exercer en France la médecine et la chirurgie des animaux dans les conditions déterminées par les lois et règlements en vigueur. »*

107 Lors de sa séance du 26 mai 1943, la CSC examine à nouveau le cas de M. Kessler et instruit la demande de M. Émile Bercoff. Après avoir indiqué qu'ils sont tous deux naturalisés français, elle constate *« qu'aux termes d'une dépêche émanant de M. le Ministre, Secrétaire d'État à la Guerre, ces deux praticiens ont la qualité d'ancien combattant. Dans ces conditions, MM. Bercoff Émile et Kessler Émile relevant des dispositions de l'article 2 de la loi du 31 décembre 1941 n'avaient pas à solliciter une autorisation que la loi leur accorde de plein droit. La commission renvoie donc les dossiers les concernant à l'administration en signalant qu'elle n'a pas d'avis à formuler à leur sujet. »* À noter le caractère quelque peu ubuesque de la situation en ce qui concerne Émile Bercoff, déporté à Auschwitz le 22 juin 1942 par le convoi 3 au départ de Drancy.

108 S'agissant de M. Élie Starozinski, docteur vétérinaire à Tlemcen (Algérie), la CSC constate au cours de sa séance du 18 novembre 1942 que *« la loi du 31 décembre 1941 n'est pas applicable à l'Algérie et que l'interdiction d'exercice de ladite loi ne s'applique pas au pétitionnaire. » En effet,* seules les lois des 17 juin 1938 et 12 novembre 1940 ont été étendues à l'Algérie par les décrets des 25 octobre 1939 et 24 janvier 1941, comme indiqué plus haut. Il n'y a pas eu un tel décret pour la loi du 31 décembre 1941.

109 Dans sa séance du 29 décembre 1942, la CSC examine la situation de M. Nizza, né à Monaco. Il a demandé une dérogation à l'article 1er de la loi du 31 décembre 1941. *« Bien qu'aucun dossier n'ait été constitué pour l'instruction de cette demande (le pétitionnaire résidant en Algérie où il ne peut actuellement être touché) la commission estime que l'exercice des professions en France est ouvert de plein droit aux sujets monégasques (exécution de la circulaire du Ministre de l'Intérieur du 9/1/1940 et du ministre des Affaires étrangères du 11/11/1941). M. Nizza peut donc exercer en France sa profession sans avoir à solliciter d'autorisation au titre de la loi du 31 décembre 1941. »*

110 C'est le cas de M. Adolphe Stahl, dont la demande est examinée par la CSC dans sa séance du 26 mai 1943. Né le 24 janvier 1915 à Sundhausen (Bas-Rhin), il a été réintégré de plein droit dans la nationalité française à dater du 11 novembre 1918. La CSC précise que *« le pétitionnaire a souscrit une déclaration faite sur l'honneur que son grand-père paternel, né à Sundhausen (Bas-Rhin) avant 1870 a perdu la nationalité française par l'application du traité franco-allemand du 10 mai 1871. »* La CSC ajoute que *« dans ces conditions [elle] estime que l'incapacité édictée par l'article 1er de la loi du 31 décembre 1941 n'est pas opposable au requérant et qu'il peut exercer sa profession en France, sans*

– cas des étrangers qui ont la nationalité d'un État ayant conclu avec la France l'un des accords visés par l'article 5 de la loi du 31 décembre 1941[111]. La CSC semble avoir eu une doctrine fluctuante sur ce point, comme cela sera exposé plus loin.

La CSC eut à connaître d'autres demandes soulevant des questions particulières. Il en est ainsi pour M. Émile Karsenti, exerçant à Toulouse, dont la demande est examinée par la CSC dans sa 5ème séance tenue le 29 décembre 1942. Ce vétérinaire est né le 7 avril 1912[112] en Algérie à Mascara (Oran) d'un père israélite, Français en application du décret dit Crémieux[113], mais redevenu indigène du département d'Oran du fait de l'abrogation de ce décret par le gouvernement de Vichy le 7 octobre 1940[114]. Selon le procès-verbal de cette séance, *« la situation de M. Karsenti Émile a été réglée dans un sens favorable par M. le Préfet de la Haute-Garonne qui a rendu compte de sa décision en demandant au Ministre de l'Agriculture de lui faire connaître son accord. La Commission estime que cette décision est fondée et que c'est à bon droit que le pétitionnaire considéré comme étant né de père français a été informé qu'il lui était loisible d'exercer sans autorisation la médecine et la chirurgie des animaux. »*

27. **La demande de Léon Palaria est examinée au cours de la 2e réunion tenue le 28 octobre 1942**. Il faut en conclure qu'il avait été

avoir à en demander l'autorisation, celle-ci lui étant conférée de plein droit par les dispositions de l'article 2, alinéa 5, de la loi précitée. »

[111] Il en va ainsi pour M. Marguliès, sujet roumain. Sa situation est examinée plus loin à propos des cas de MM. Palaria et Kirmaier, sujets roumains eux aussi, mais pour lesquels la CSC a rendu un avis défavorable.

[112] Selon l'indication mentionnée dans sa thèse de doctorat vétérinaire (Thèse ENV Toulouse, 1937, n° 27).

[113] Décret du 24 octobre 1870 en vertu duquel *« Les israélites indigènes des départements de l'Algérie sont déclarés citoyens français ; en conséquence, leur statut réel et leur statut personnel seront, à compter de la promulgation du présent décret, réglés par la loi française, tous droits acquis jusqu'à ce jour restant inviolables. Toute disposition législative, tout sénatus-consulte, décret, règlement ou ordonnances contraires, sont abolis. »* https://data.over-blog-kiwi.com/1/48/53/62/20180815/ob_b1a40c_decrets-cremieux.pdf (consulté le 21/04/2024)

[114] Loi [du 7 octobre1940] portant abrogation du décret du Gouvernement de la défense nationale du 24 octobre 1870 et fixant le statut des juifs indigènes des départements de l'Algérie (JORF du 8 octobre 1940, p. 5234) et son décret d'application : décret [du 20 novembre 1940 portant] statut des juifs d'Algérie (JORF du 22 novembre 1940, p. 5773).

régulièrement inscrit sur le registre préfectoral institué par la loi du 17 juin 1938, sinon la CSC aurait considéré sa demande comme non recevable. Son procès-verbal y présente Léon Palaria comme étant *« né le 7 juin 1909 à Bettzi*[115] *(U.R.S.S.), domicilié 26 rue Lacretelle à Paris et titulaire du diplôme français de docteur vétérinaire délivré [à] titre étranger le 30 mai 1934, par la Faculté de médecine de Paris. L'examen du dossier n'apportant aucun élément de nature à justifier la demande de dérogation présentée par M. Palaria, la Commission émet un avis défavorable à sa prise en considération. »*

Le ministre secrétaire d'État à l'agriculture et au ravitaillement suit cet avis. Ainsi, l'arrêté du 17 novembre 1942[116], signé par le directeur de cabinet, Willier, sur ordre du ministre, énonce à l'article 1er que *« les demandes présentées par les personnes d'origine étrangère ci-après désignées à l'effet d'obtenir l'autorisation d'exercer en France la médecine et la chirurgie des animaux par dérogation à l'article 1er de la loi du 31 décembre 1941 sont rejetées :*

M. Maltcheff (Pelko[117]*), né le 18 juillet 1905 à Kazanlik (Bulgarie), exerçant à Salers (Cantal) ;*

M. Ivanoff (Athanas), né le 16 octobre 1900 à Dermanty (Bulgarie), exerçant à Gimont (Gers) ;

M. Palaria (Léon), né le 7 juin 1909 à Baltzi (U.R.S.S.), exerçant à Paris[118] *;*

M. Marcoff (Boris), né le 22 août 1897 à Rebro (Bulgarie), exerçant à Lignac[119] *(Haute-Vienne). »*[120]

Ce n'est donc pas l'Ordre des vétérinaires nouvellement créé par la loi du 18 février 1942 qui a interdit l'exercice de leur profession à

---

[115] Il faut lire Beltzi et non Bettzi.

[116] Arrêté du 17 novembre 1942 [listant les] personnes d'origine étrangère auxquelles l'exercice de leur profession est autorisé ou interdit (JOEF du 2 décembre 1942, p. 3975).

[117] Il faut lire Petko et non pas Pelko.

[118] Il réside à Paris et exerce à La Garennes-Colombe.

[119] Il exerce à Nexon et non pas à Lignac.

[120] La CSC a émis un avis défavorable au cours de sa 1ère séance, tenue le 21 octobre 1942, pour MM. Maltcheff et Marcoff, et au cours de sa 3ème séance du 4 novembre 1942 pour M. Ivanoff. Chaque avis se conclut par la même motivation que celle de l'avis rendu pour la demande de Léon Palaria. Mais, pour les 2 premiers nommés, le PV fait, de plus, référence à l'absence de convention franco-bulgare. Il en est discuté plus loin (cf. infra, point 28).

ces quatre vétérinaires, contrairement à l'hypothèse implicite de Michel Roca en 1995 dans la Semaine vétérinaire et à ce qui était repris explicitement par le site "Mémoire vétérinaire" dans la notice consacrée à Léon Palaria et dans la lettre adressée par Jacqueline Peker au ministre de l'Agriculture (cf. supra, points 1, 3 et 4). Curieusement, dans son éditorial de fin 1997, le président du conseil supérieur de l'Ordre des vétérinaires en fonction à cette époque, le professeur Michel Lapras, ne relève pas cette erreur (cf. supra, point 2). Ces 4 vétérinaires (3 étrangers et 1 d'origine étrangère) n'ayant pas obtenu l'autorisation ministérielle d'exercice de leur métier, la question de leur demande d'inscription au tableau de l'Ordre[121] et du refus éventuel opposé par l'instance ordinale à cette demande ne se posait pas.

Si l'arrêté du 17 novembre 1942 précité fut publié au Journal officiel, il n'en fut pas de même pour un autre arrêté d'interdiction, celui du 12 juin 1943[122]. Cet arrêté concernant Simon Kirmaier[123] et Michel Kirsch[124], pris après avis défavorables de la CSC émis au cours de sa séance du 26 mai 1943, ne fut pas publié au JOEF, alors qu'un arrêté du même jour, autorisant 4 vétérinaires étrangers sur l'avis favorable de la CSC émis dans la même séance, l'a été[125] (cf. annexe VIII). Les circonstances pouvant expliquer la non-publication pour Simon Kirmaier sont précisées par Nathalie Roussarie[126].

Il faut noter que le Conseil supérieur de l'Ordre des médecins refusait obstinément de publier les listes des praticiens étrangers frappés d'interdiction par suite de la promulgation de la loi du 16 août 1940 sur l'exercice de la médecine[127]. En dépit des revendications tenaces de certains conseils de l'Ordre régionaux ou de quelques associations de médecins, le Conseil supérieur s'est toujours montré hostile à une telle

---

[121] Selon l'article 8 de la loi du 18 février 1942 précitée, cette inscription est assurée par la chambre de discipline de chaque ordre régional. Les membres des conseils des ordres régionaux ont été nommés par l'arrêté du 30 octobre 1942 (JOEF du 27 novembre 1942, pp. 3926-3928).

[122] AN (Pierrefitte-sur-Seine) Agriculture, Direction qualité, Dossier 880158/63, Commission supérieure de contrôle.

[123] Titulaire du diplôme de docteur vétérinaire (Thèse Toulouse 1938, n° 29).

[124] Les éléments du dossier dont la CSC a peut-être eu connaissance sont précisés dans l'épilogue (cf. supra, point 48).

[125] Arrêté du 12 juin 1943 Chirurgie des animaux (JOEF du 4 août 1943, p. 2032).

[126] Roussarie (Nathalie), 2017, op.cit., pp. 75-81.

[127] Publiée au JORF du 19 août 1940, pp. 4735-4736.

éventualité[128]. Malgré cette franche opposition, les listes des praticiens interdits d'exercer sont rapidement publiées dans le Journal officiel ainsi que dans les revues médicales au grand désarroi de René Leriche[129] qui note *« dans cette affaire-là une espèce de cruauté que la loi nous impose. Il y a un côté qui est très choquant au point de vue français »*[130].

Y a-t-il eu des débats de ce type au sein du Conseil supérieur de l'Ordre des vétérinaires ? Quelle a été sa doctrine en la matière ? La consultation de ses archives (cf. supra, point 2) ne révèle aucune information susceptible de répondre à ces questions. Il est à remarquer que toutes les revues professionnelles vétérinaires n'ont pas publié la liste des vétérinaires interdits d'exercice (cf. supra, point 1). C'est le cas de la Revue de médecine vétérinaire[131] dont le rédacteur en chef est le directeur professeur de l'ENV de Toulouse, Marcel Petit, membre du réseau de résistance Prunus[132].

Le secrétaire général du CSOV, Georges Brévot, informe les présidents des conseils régionaux de la publication au Journal officiel des arrêtés d'interdiction ou d'autorisation. Ainsi, une lettre du 22 décembre 1942 du docteur Hénault, président du conseil régional de l'ordre de la Seine[133], accuse réception de la lettre du 18 décembre 1942 du docteur Georges Brévot l'informant du rejet de la demande d'exercer la médecine vétérinaire en France de M. Palaria Léon de Paris et de l'autorisation accordée à Marguliès Léon exerçant à Paris et Zeitoun Édouard exerçant à Joinville-le-Pont (J.O. du 2 décembre 1942) et de celle accordée à Jessner Georges exerçant à Paris (J.O. du 12 décembre 1942).

28. Le procès-verbal de la réunion de la CSC du 28 octobre 1942 est on ne peut plus laconique en ce qui concerne l'avis défavorable rendu à l'encontre de la demande de Léon Palaria (cf. supra, point 27).

---

[128] AN, Fontainebleau, 20000243 art 1, compte-rendu du Conseil supérieur de l'Ordre des médecins, 6e session, séances du 19 au 22 avril 1941, pp. 30-33 et p. 134 ; idem, 8e session, séances du 21 au 25 juin 1941, pp. 130-131 (cité p. 530 de la thèse d'Audric Capella, 2015, *op. cit.*).

[129] Président du Conseil supérieur de l'ordre des médecins.

[130] Audric Capella, 2015, *op. cit.*, p. 530.

[131] Cette revue a publié un arrêté d'autorisation d'exercice, celui du 12 juin 1943 (cf. supra, point 1).

[132] Brauneisen (Philippe), *Le parcours d'un illustre de la profession vétérinaire et de la Résistance au XXe siècle : Marcel Petit ou l'engagement à toute épreuve*, Thèse de doctorat vétérinaire, Toulouse, 2024, TOU 3 4022, p. 73 et p. 141.

[133] La lettre dactylographiée porte l'en-tête "Syndicat des vétérinaires de la Seine", le mot "Syndicat" étant barré et remplacé par la mention manuscrite "Ordre".

Léon Palaria étant de nationalité roumaine en 1942 (comme indiqué plus haut, le 15 février 1940, une carte d'identité, valable jusqu'au 10 avril 1943, lui a été délivrée par la préfecture de police, précisant qu'il est de nationalité roumaine) ainsi que le mentionne le 3ème tableau dactylographié évoqué précédemment, cet avis défavorable a de quoi surprendre. En effet, dans sa première séance du 21 octobre 1942, la CSC avait examiné le cas de Léon Marguliès, né le 21 avril 1910 à Storojinet (Roumanie), domicilié 65 rue de la Chapelle à Paris et se trouvant à cette époque à Toulouse. Elle note que, titulaire d'un diplôme de Docteur en Médecine vétérinaire délivré par le Directeur dc l'Institut Supérieur Royal de Médecine vétérinaire de Pise (Italie), M. Marguliès, sujet roumain, n'est pourvu d'aucun diplôme français. Elle précise qu'il exerçait toutefois la médecine et la chirurgie des animaux antérieurement à la loi du 17 juin 1938 et avait été autorisé à exercer cette profession en vertu de l'article 6 de cette loi par décision de M. le Préfet de Police en date du 27 décembre 1938. Elle indique, d'autre part, que la convention franco-roumaine du 27 août 1930, assure aux ressortissants de l'une des parties contractantes sur le territoire de l'autre le traitement national en ce qui concerne l'exercice des professions, en général. Pour ces motifs, la Commission donne un avis favorable à la prise en considération de la demande de M. Marguliès[134]. Elle précise que le pétitionnaire pourra être autorisé à exercer la médecine et la chirurgie des animaux à titre de professionnel non diplômé et qu'il ne jouira pas de droits et de prérogatives attribués au diplôme d'État français

---

[134] Nathalie Roussarie (*op. cit.*, p. 78) signale que la DSV de la Haute-Vienne, en janvier 1942, informe M. Simon [en réalité Léon] Marguliès qu'il n'est pas autorisé à exercer la médecine vétérinaire dans le département car il n'a pas demandé son inscription au registre spécial des personnes autorisées à exercer leur profession sans diplôme au titre de vétérinaire étranger (loi du 17 juin 1938) et qu'il ne pouvait donc solliciter l'autorisation requise par la loi du 31 décembre 1940. [L'intéressé exerçant auparavant à Paris avait obtenu cette inscription par le préfet de police, comme indiqué plus haut. Mais, se trouvant dans le département de la Haute-Vienne, sans doute parce qu'il avait jugé prudent de quitter la zone occupée, cette inscription antérieure était sans effet [NDLR]. De plus, le 3 février 1942, il est condamné à 1 200 frs d'amende pour défaut de déclaration d'appartenance à la race juive (jugement du 3 février du tribunal correctionnel de Saint-Yrieix). A la différence du questionnaire pour l'inscription au tableau de l'ordre des vétérinaires (cf. annexe IV) qui prévoit par la question 16 d'indiquer l'existence de condamnation de droit commun, ce renseignement n'est pas demandé dans le questionnaire prévu par le décret du 1er juillet 1942 (cf. annexe III). A la lumière de l'avis défavorable rendu par la CSC le 26 mai 1943 à propos de la demande du docteur Simon Kirmaier, lui aussi condamné pour défaut de déclaration d'appartenance à la race juive, on est en droit de se demander quel aurait été l'avis de la CSC si elle avait eu connaissance de ces faits.

de vétérinaire ou de docteur vétérinaire. Par suite de cet avis favorable, Léon Marguliès fait partie des 13 personnes étrangères désignées par l'arrêté du 17 novembre 1942 précité comme *« étant relevées de l'incapacité édictée par l'article 1er de la loi du 31 décembre 1941 et autorisées, en conséquence, à exercer la médecine et la chirurgie des animaux dans les limites et les conditions prévues par les lois et règlements relatifs à cette profession. »*

Pour quelles raisons Léon Palaria, sujet roumain, n'a-t-il pas bénéficié des clauses de la convention franco-roumaine du 27 août 1930 précitée ? L'explication tient peut-être au fait que la CSC n'a pas tenu compte de sa nationalité. Le PV n'en fait pas état. Il se contente, comme le fait l'arrêté du 17 novembre 1942, de préciser que Léon Palaria est né à Beltzi (U.R.S.S.). En revanche, le rapport du 11 novembre 1942 adressé par G. Boussard[135] au ministre de l'Agriculture lui soumettant aux fins de signature le projet d'arrêté concernant Léon Palaria et les 3 autres vétérinaires pour lesquels la CSC a émis un avis défavorable, précise que Léon Palaria est sujet russe[136], ce qui est contraire à ce qui est mentionné dans le 3ème tableau dactylographié établi par l'administration à partir des dossiers des pétitionnaires et de leurs pièces justificatives. Il est regrettable que le procès-verbal de la séance du 28 octobre 1942 de la CSC, à laquelle participe pourtant M. René Roux, Consul Général, désigné par M. le Chef du Gouvernement, Ministre Secrétaire d'État aux Affaires Étrangères[137], ne comporte pas pour Léon Palaria une mention explicite de nationalité, comme c'est le cas pour les demandes de MM. Maltcheff[138] et Marcoff[139],

---

135 En sa qualité d'inspecteur général, chef des Services vétérinaires, président de la CSC (AN, 19880158/63, Loi du 31 décembre 1941, arrêtés, rapport n° 7.166 – S/V).

136 AN, Agriculture, Direction qualité, Dossier 19880158/63, Commission supérieure de contrôle.

137 Lettre du 7 juillet 1942 (AN, 19880158/63, Application de la loi du 31 décembre 1941, Commission supérieure de contrôle, désignation des membres). M. Roux rend visite à M. Boussard le 29 juillet 1942 pour se familiariser avec la législation en vigueur. Il réside en zone occupée au Chateau de Rochecôte à Saint-Patrice (Indre-et-Loire). Cet éloignement explique peut-être son absence à la réunion du 2 août 1944.

138 Le procès-verbal précise que *« l'examen du dossier démontre que M. Maltcheff, sujet étranger appartenant à un État [Bulgarie] qu'aucun accord conventionnel ne lie sur ce point avec la France, n'apporte aucun élément permettant d'envisager en sa faveur une dérogation à la loi du 31 décembre 1941. »*

139 Le procès-verbal indique que *« l'examen du dossier établit que M. Marcoff, sujet bulgare, appartient à un État qui n'a pas conclu avec la France l'un des accords visés par la loi du 31 décembre 1941. »*

sujets bulgares, examinées au cours de la réunion du 21 octobre 1942 et celle de M. Michel Kirsch, sujet russe[140], examinée au cours de la séance du 26 mai 1943[141]. Les PV précisent en effet que ces vétérinaires étrangers sont ressortissants d'un État qui n'est pas lié avec la France par un accord conventionnel permettant de les autoriser à exercer. Pour le 4ème vétérinaire, M. Ivanoff, cité dans l'arrêté du 17 novembre 1942, la question ne se posait pas puisqu'il avait été naturalisé français par décret du 5 octobre 1939[142]. Il est toujours français en 1942. En effet, sa naturalisation a été examinée le 22 juillet 1941[143] par la commission de révision des naturalisations[144]. Celle-ci s'est prononcée en faveur de son maintien.

---

[140] Il est connu comme sujet brésilien dans la lettre du 12 février 1940 du préfet de police (cf. supra, point 15).

[141] Le procès-verbal mentionne que *« l'examen du dossier de M. Kirsch Michel, né le 3 septembre 1891 à Essentouki (Russie), domicilié à Paris, 48 bis, rue Raynouard, établit que M. Kirsch appartient à un État qui n'a pas conclu avec la France l'un des accords visés par l'article 5 de la loi du 31 décembre 1941. »*

[142] Comme le mentionne le procès-verbal de la réunion du 4 novembre 1942 de la CSC (décret publié au JORF du 8 octobre 1939, p. 12176).

[143] Dossier de naturalisation 39.323x38 (AN, 19770897/137).

[144] Selon l'article 1er de la loi du 22 juillet 1940 relative à la révision des naturalisations (JORF du 23 juillet 1940, p. 4567) *« il sera procédé à la révision de toutes les acquisitions de nationalité française intervenues depuis la promulgation de la loi du 10 août 1927 sur la nationalité. »* En vertu de son article 2, *« il est institué à cet effet une commission dont la composition et le mode de fonctionnement seront fixés par arrêté du garde des sceaux, ministre secrétaire d'État à la justice. »* L'article 3 précise que *« le retrait de la nationalité française sera, s'il y a lieu, prononcé par décret pris sur le rapport du garde des sceaux, ministre secrétaire d'État à la justice, et après avis de cette commission. Ce décret fixera la date à laquelle remontera la perte de la qualité de Français. Cette mesure pourra être étendue à la femme et aux enfants de l'intéressé. »* Pour ces derniers, cette perte de la qualité de Français pouvait intervenir même s'ils avaient obtenu cette naturalisation avant la loi de 1927. Cela fut confirmé par un arrêt du 23 décembre 1942 du Conseil d'État et pouvait conduire ainsi à une rétroactivité de la loi : les enfants français, parce que nés en France de parents dénaturalisés, pouvaient eux-mêmes perdre leur nationalité si les parents étaient visés par la Commission (conduisant à considérer, de façon rétroactive, comme nulle et non avenue la naturalisation des parents) (d'après Bernard Laguerre, *Les dénaturalisés de Vichy (1940-1944)*. In : Vingtième Siècle, revue d'histoire, n°20, octobre-décembre 1988, p. 5).
L'ordonnance du 24 mai 1944 (JORF du 1er juin 1944, p. 426) annule tous les décrets de retrait pris en application de la loi du 22 juillet 1940. Les dénaturalisés sont juridiquement considérés par les autorités françaises comme n'ayant jamais cessé d'être français.

La consultation en salle de lecture virtuelle des archives numérisées des dénaturalisés de Vichy[145] permet d'affirmer qu'aucun des vétérinaires pétitionnaires naturalisés n'a subi de décision de dénaturalisation. Il en va de même pour les étudiants naturalisés évoqués plus loin (cf. infra, point 31). Peut-être y a-t-il eu d'autres vétérinaires naturalisés dont le dossier a été examiné par la commission de révision des naturalisations. Seule la consultation de chaque dossier de naturalisation permettrait de répondre sur ce point.

La même question du bénéfice de la convention franco-roumaine du 27 août 1930 se pose pour le docteur vétérinaire Simon Kirmaier, sujet roumain, qui est, lui aussi, interdit d'exercice, comme indiqué plus haut.

29. Le bilan de l'instruction des dossiers des 49 pétitionnaires vétérinaires s'établit ainsi :

– 8 vétérinaires peuvent exercer de plein droit, aucun arrêté d'autorisation d'exercice n'étant pris à leur sujet. 5 sont français, 1 est monégasque, la nationalité des 2 autres n'est pas précisée ;

– les arrêtés pris par le ministre de l'Agriculture vont dans le même sens que les avis rendus par la CSC ;

– 5 vétérinaires étrangers et 1 vétérinaire français d'origine étrangère sont interdits d'exercice par 2 arrêtés, dont un n'est pas publié au JOEF[146] (cf. tableau figurant en annexe VII). Parmi ces 5 étrangers, 3 sont juifs : Simon Kirmaier, Michel Kirsch et Léon Palaria. À ces 6 vétérinaires, il convient d'ajouter le vétérinaire étranger, M. Hassan Homayouni, dont le dossier a été considéré comme non recevable du fait que l'intéressé n'avait pas demandé son inscription sur le registre spécial prévu par l'article 6 la loi du 17 juin 1938 ;

– à l'inverse, 34 vétérinaires (31 français d'origine étrangère et 3 étrangers) sont autorisés à exercer par 4 arrêtés de 1942 et 1943 publiés au JOEF, et un arrêté de 1944 non publié[147] (cf. tableau figurant en annexe VIII). Tous les pétitionnaires naturalisés sont autorisés à exercer sauf 1 (le Dr Athanas Ivanoff).

---

[145] AN, Les dénaturalisés de Vichy (cote BB/27/1422-BB/27/1445). Cinq tomes d'archives numérisées, dont les inventaires sont téléchargeables en PDF, donnent accès au dossier individuel de chaque personne dénaturalisée.

[146] AN, 880158/63, Dossier Commission supérieure de contrôle, arrêté du 12 juin 1943.

[147] AN, 19880158/62, Dossier Décret du 1er juillet 1942, Arrêté du 17 août 1944 (Service vétérinaire, Secrétariat général à l'agriculture, Direction de la Production agricole, APV N° 7819).

Il faut noter que certains vétérinaires étrangers n'ont pas fait de demande de dérogation. C'est, par exemple, le cas de Willi Friedheim[148], déjà évoqué au chapitre II, et de Joseph Narvi, irakien, dont il est question au chapitre IV et dans l'épilogue.

30. L'autorisation ministérielle énoncée par arrêté et notifiée à l'intéressé par le préfet du département[149] de son domicile n'est que la 1ère étape du processus permettant aux pétitionnaires d'exercer la médecine et la chirurgie des animaux. La loi du 31 décembre 1941 telle que complétée par la loi du 18 février 1942 impose une 2nde étape, à savoir l'inscription au tableau de l'ordre (cf. supra, point 23). Cette inscription s'effectue auprès du conseil régional de l'ordre des vétérinaires dans le ressort géographique duquel exerce l'intéressé. Les régions des ordres régionaux des vétérinaires déterminées par le décret du 29 octobre 1942[150] sont au nombre de 22. Chaque conseil régional se compose de 12 membres. Les membres de ces 22 conseils, y compris le président et le vice-président sont nommés par arrêté du 30 octobre 1942[151]. Quant au conseil supérieur de

---

[148] Par lettre du 17 février 1941 adressée à M. Boussard, *"Vétérinaire en Chef de la France"* au Ministère de l'Agriculture, le Dr Willi Friedheim, domicilié 12 rue des Petits Hôtels à Paris (Xème) se réfère à une communication dans "Parizer Zeitung » et un renseignement [donné] par les autorités allemandes concernant l'installation de vétérinaires dans la pratique rurale en zone occupée. Il demande s'il y a maintenant la possibilité d'exercer la clientèle à la campagne. Il ajoute qu'il *« aimerait bien se rendre utile en aidant l'agriculture française à sa reconstruction parce qu'il manque encore beaucoup de vétérinaires »*. Bien que la mention manuscrite *"voir dossier Friedheim »* soit portée sur cette lettre, aucune réponse ne figure dans le dossier consulté aux AN. Aucun des 7 PV de la CSC ne signale une demande de dérogation formée par le Dr Willi Friedheim. (AN, 19880158/62, dossier Correspondance, lettre reçue le 18 février 1941, enregistrée sous le n° 748).

[149] Deux lettres-types sont envoyées par l'administration centrale aux préfets, l'une concernant la notification de l'autorisation d'exercer, l'autre la notification de son interdiction (AN, 880158/63, Dossier Commission supérieure de contrôle).

[150] Décret n° 3222 du 29 octobre 1942 portant règlement d'administration publique pour déterminer les régions des ordres régionaux des vétérinaires (JOEF du 5 novembre 1942, pp. 3684-3685).

[151] Conseils régionaux de l'ordre des vétérinaires, arrêté du 30 octobre 1942 (JOEF du 27 novembre 1942, pp. 3926-3928). Par suite de décès ou de démission de quelques membres, 2 arrêtés ont procédé à de nouvelles nominations : arrêté du 14 mai 1943 (JOEF du 4 août 1943, p. 2033) et arrêté du 11 novembre 1943 (JOEF du 24 novembre 1943, p. 3024).

l'ordre des vétérinaires, ses 12 membres, dont le président et le vice-président, sont nommés par le décret du 20 mars 1942[152].

Le président du CSOV convoque les présidents des ordres régionaux à Paris pour une réunion plénière le 12 décembre 1942 destinée à leur donner des directives sur l'organisation des ordres régionaux. Une circulaire, datée de février 1943 et co-signée du président et du secrétaire général du CSOV, est envoyée aux conseils régionaux au sujet de l'inscription au tableau de l'ordre[153]. Elle rappelle la teneur de l'article 8 de la loi du 18 février 1942 précitée et précise qu'en *« application de ce texte, l'inscription au tableau est une simple formalité. [...] En bref, tout vétérinaire ou docteur vétérinaire est et demeure libre de s'installer où il lui plaît, en un point quelconque du territoire français (sous réserve de l'application de la loi du 31 décembre 1940 relative à la création et à l'extension des cabinets ou clientèles vétérinaires[154]) et sur les seules conditions suivantes :*

a) Être titulaire du diplôme d'État français de vétérinaire ou de docteur vétérinaire (loi du 17 juin 1938)

b) Être français à titre originaire, sauf dérogation accordée en application de la loi du 31 décembre 1941

c) Être inscrit au Tableau de l'ordre de sa région d'installation, cette inscription étant un droit, à moins que sa moralité ne puisse fournir matière à un refus d'inscription sur décision motivée de la chambre de discipline[155]. »

---

[152] Décret n° 849 du 20 mars 1942 déterminant la composition du conseil supérieur de l'ordre des vétérinaires (JOEF du 22 mars 1942, p. 1124). L'article 19 de la loi du 18 février 1942 précitée prévoit de dissoudre le CSOV et les conseils régionaux, et de les remplacer par des conseils élus à une date qui sera fixée par décret, ce décret fixant les modalités des élections de ces conseils. Mais ce décret n'a pas vu le jour.

[153] Archives du CSOV, consultables au siège du CNOV.

[154] Loi [du 31 décembre 1940] sur la création et l'extension des cabinets ou clientèles vétérinaires (JOEF du 23 janvier 1941, NP-342).

[155] Ces passages sont soulignés dans la lettre circulaire. L'obligation de motivation, énoncée par l'article 8, 2nd alinéa de la loi du 18 février 1942 (ordre des vétérinaires) dans des termes identiques à ceux du 2ème alinéa de l'article 9 de la loi du 7octobre 1940 (ordre des médecins), est confirmée dans un arrêt du Conseil d'État du 30 décembre 1942 annulant une décision de refus d'inscription du docteur Jean Sallis au tableau de l'ordre des médecins de la Gironde pour excès de pouvoir s'agissant d'une décision non motivée dans la mesure où elle ne comporte l'indication d'aucun des faits reprochés à l'intéressé (Arrêt du Conseil d'État du 30 décembre 1942, 71.506, *Sieur Sallis*, Rec. Lebon, 1942, pp. 363-364).

Cette circulaire est accompagnée de la lettre-type de 2 pages[156] que chaque président de conseil régional envoie à chaque confrère pour le prier de solliciter son inscription au tableau de l'ordre des vétérinaires de la région où il exerce et de remplir le questionnaire joint[157] en donnant toutes les précisions demandées. La demande d'inscription doit être accompagnée des quatre pièces suivantes :

1°) un extrait de naissance sur timbre n'ayant pas plus de trois mois de date ;

2°) documents militaires ou d'état-civil établissant la nationalité du père de l'impétrant ;

3°) copie certifiée conforme par le maire ou le commissaire de police du diplôme de docteur vétérinaire ou de vétérinaire ;

4°) un extrait du casier judiciaire ne remontant pas à plus de deux mois.

Cette demande, datée et signée, est envoyée au président du conseil de l'ordre régional concerné avant la date limite fixée par ce dernier.

Un modèle de la prestation de serment que doit signer l'impétrant est également établi[158].

Une circulaire du 18 juin 1943, adressée aux présidents des conseils régionaux, est relative aux vétérinaires en exercice qui, à la date du 1er juillet 1943, n'ont pas demandé leur inscription au tableau de l'ordre. Elle est suivie d'une circulaire du 7 juillet 1943[159] donnant aux présidents des conseils régionaux toutes précisions utiles sur la conduite à tenir à l'égard de ces vétérinaires selon qu'ils sont soit praticiens, chefs d'entreprise ou salariés, soit fonctionnaires.

---

156 Seule la 1ère page de cette lettre-type est reproduite à la page 34 de la thèse de doctorat vétérinaire de Hervé Toussaint (*L'organisation professionnelle vétérinaire de la France sous l'Occupation*, Thèse de doctorat vétérinaire, École nationale vétérinaire de Lyon, année 1999, n° 108, 91 pages). Cette thèse a été dirigée par le professeur Lapras, président en exercice du Conseil supérieur de l'Ordre des vétérinaires (son mandat court de mars 1991 à décembre 1998), et préfacée par le docteur vétérinaire Amand Georges qui fut président du CSOV pendant de nombreuses années (de 1972 à mars 1991 selon les informations communiquées par Michel Baussier).

157 Le questionnaire ne figure ni dans la thèse d'Hervé Toussaint, ni dans le dossier d'archives du CSOV consulté par l'auteur du présent ouvrage. Il est reproduit dans l'ouvrage de Conte A. et Pleindoux A., 1945, *op. cit.*, pp. 154-155 (cf. annexe IV). Cet ouvrage n'est pas cité dans la bibliographie de la thèse précitée.

158 Consultable dans les archives du CSOV au siège du CNOV.

159 Consultable dans les archives du CSOV au siège du CNOV. La circulaire du 18 juin 1943 est citée dans celle du 7 juillet 1943, mais ne figure pas dans ces archives.

Enfin, une circulaire du 22 octobre 1943[160] adressée aux présidents et secrétaires généraux des conseils régionaux constate que *« l'établissement des tableaux des ordres régionaux a donné lieu à des interprétations différentes selon les régions, d'où certaines anomalies qu'il convient de redresser en vue de l'établissement du tableau général de l'ordre et des tableaux des ordres régionaux pour l'année 1944. »* L'une d'elles concernent les vétérinaires d'origine étrangère. La circulaire précise ainsi que *« les vétérinaires de nationalité étrangère autorisés à exercer la médecine vétérinaire par arrêté de M. le Ministre de l'Agriculture en application de la loi du 31 décembre 1941 peuvent être inscrits au tableau des ordres régionaux de leur ressort à la condition qu'ils soient naturalisés français[161]. Nul ne peut être inscrit à un tableau de l'ordre s'il n'est pas de nationalité française. »*

Ainsi, quand bien même Léon Palaria aurait-il été relevé de l'incapacité édictée par l'article 1er de la loi du 31 décembre 1941 et autorisé à exercer la médecine et la chirurgie des animaux, il n'aurait pas pu être inscrit au tableau de l'ordre des vétérinaires.

31. S'agissant des élèves des ENV d'origine étrangère, en application du décret du 1er juillet 1942 précité, 17 d'entre eux ont formulé une demande de dérogation[162] dont les modalités sont fixées par l'article 5 de ce décret : *« Les demandes formulées [...] par les élèves des écoles nationales vétérinaires et par les étudiants ayant terminé leur scolarité antérieurement à la publication du présent décret, mais n'ayant pas encore obtenu le diplôme de docteur vétérinaire, devront être produites dans le mois suivant la publication du présent décret. »*. Il est surprenant que le décret cite les étudiants ayant terminé leur scolarité puisque, comme indiqué précédemment (cf. supra, point 21), aucune disposition législative

---

[160] Consultable dans les archives du CSOV au siège du CNOV.

[161] Ces mots sont soulignés dans la lettre circulaire. La loi du 18 février1942 précitée ne prévoit pas la possibilité d'inscription au tableau de l'ordre pour les vétérinaires étrangers autorisés à exercer.

[162] Demande transmise par le directeur de l'ENV dans laquelle ils poursuivent leurs études. Une lettre de rappel, datée du 3 août 1944, du Chef des Services vétérinaires à M. le Directeur de l'ENV de Toulouse lui demande de lui faire parvenir la liste nominative des jeunes gens qui, possédant la nationalité française, sont cependant nés d'un père étranger, [et de lui transmettre] notamment la demande sur formulaire officiel de M. Staquet Robert, né de père belge (AN, 19880158/62, dossier Commission supérieure de contrôle, SV – APV – n° 2015).

ne leur permet d'exercer la médecine et la chirurgie des animaux. Le décret fait abstraction de cette incohérence législative.

Le même article 5 prévoit que *« les candidats au concours d'admission aux écoles nationales vétérinaires doivent justifier, dans leur demande d'admission*[163] *audit concours, qu'ils remplissent les conditions de nationalité requises par la loi du 31 décembre 1941 pour l'exercice de la médecine et de la chirurgie des animaux. Les demandes de dérogation présentées par ces candidats en exécution de la loi précitée doivent être adressées au préfet de leur résidence deux mois au moins avant la date fixée pour les épreuves dudit concours. Le préfet transmettra ces demandes au ministre secrétaire d'État à l'agriculture et au ravitaillement avec son avis motivé pris sur le rapport du directeur départemental des services vétérinaires. »*

La CSC émet pour chacun des 17 pétitionnaires un avis favorable au cours de ses réunions tenues les 18 novembre 1942, 30 juin 1943 et 2 août 1944 (cf. tableau à l'annexe IX). Un premier arrêté ministériel d'autorisation est ainsi édicté le 26 novembre 1942 pour 2 étudiants[164]. Il s'agit en fait de deux titulaires du certificat de fin de scolarité, mais n'ayant pas encore soutenu leur thèse[165]. Un second arrêté, daté du 30 juin 1943, concerne 10 étudiants[166]. Il n'y a pas trace d'un arrêté pour les 5 élèves pour lesquels la CSC donne un avis favorable dans sa séance du 2 août 1944[167].

S'agissant du candidat au concours d'entrée aux ENV, la CSC, dans sa 6e séance tenue le 26 mai 1943, *« donne un avis favorable à la prise en considération d'une demande présentée par M. Joseph Soudan, le*

---

163 Le formulaire est reproduit à la page 50 de l'ouvrage de A. Conte et A. Pleindoux, 1945, op.cit.

164 Étudiants en médecine vétérinaire d'origine étrangère relevés de l'incapacité d'exercer : arrêté du 26 novembre 1942 (JOEF du 12 décembre 1942, p. 4064).

165 Marcel de Coen et Joseph Santamaria, qui soutiennent leur thèse de doctorat vétérinaire respectivement le 4 mars 1943 (Thèse Alfort 1943, n° 7) et en janvier 1943 (Thèse Toulouse 1943, n° 10). Marcel de Coen a subi avec succès son examen de fin de scolarité le 11 juillet 1942 (AD Val-de-Marne, École vétérinaire de Maisons-Alfort (ENVA), Registre détaillé des élèves inscrits, alphabétique, 1935-1946 1 ETP 114, D à E, vue 2/27).

166 Médecine vétérinaire : arrêté du 30 juin 1943 (JOEF du 23 juillet 1943, p. 1947).

167 L'arrêté du 17 août 1944, non publié au JOEF, ne concerne que les 2 vétérinaires d'origine étrangère pour lesquels la CSC a émis un avis favorable.

pétitionnaire étant né d'un père belge et d'une mère française a acquis la nationalité française par déclaration d'option. »[168]

32. Par ailleurs, en vertu du décret du 22 juillet 1943 portant organisation des écoles nationales vétérinaires[169], des étrangers peuvent être admis à suivre l'enseignement des ENV françaises (article 8) ou à y poursuivre leurs études vétérinaires (article 9).

Dans le 1er cas, ils doivent être en possession d'un titre étant reconnu comme étant l'équivalent du baccalauréat français et posséder suffisamment la langue française. Ils sont astreints à toutes les obligations imposées aux élèves nationaux. Ainsi, Michel Klein, roumain, reçu au baccalauréat français à l'automne 1940, devient-il élève de 1ère année à l'ENV de Toulouse en janvier 1941[170].

Dans le second cas, les conditions d'entrée et l'enseignement de l'école ou de la faculté vétérinaire étrangère dans laquelle ils ont commencé leurs études doivent être équivalents à ceux des ENV françaises. Ils peuvent alors être autorisés par le ministre à continuer leurs études dans une ENV française en vue de l'obtention du doctorat vétérinaire, le ministre statuant sur chaque demande après avis du conseil des professeurs de l'école intéressée qui détermine, s'il y a lieu, les dispenses de scolarité pouvant être accordées.

Dans les deux cas, les demandes des intéressés doivent être transmises par les représentants accrédités de leur gouvernement en France.

De plus, les étrangers titulaires de diplômes vétérinaires étrangers qui sollicitent le titre de docteur vétérinaire peuvent être autorisés à subir les examens de fin de scolarité dans une ENV française. Cette autorisation est délivrée par le ministre, sur la proposition du conseil de l'école intéressée, qui fixe la durée de la scolarité exigée, cette durée ne pouvant être inférieure à un an (article 10). Dans tous les cas, le diplôme de docteur vétérinaire délivré aux étrangers ne leur confère aucun des droits ou prérogatives attachés à la possession du titre par les lois et règlements sur l'exercice de la médecine vétérinaire (article 11).

---

[168] Le nom de Joseph Soudan ne figure dans aucune des listes des élèves admis dans les ENV de 1943 et 1944. Il n'existe pas de thèse de doctorat vétérinaire à son nom.

[169] Décret n° 1936 du 22 juillet 1943 portant organisation des écoles nationales vétérinaires (JOEF du 16 septembre 1943, pp. 2445-2446).

[170] Klein (Michel), *Ces bêtes qui m'ont fait homme*, Coédition Robert Laffont - Opéra Mundi, 1976, p. 12.

33. Au total, la législation xénophobe inaugurée dès les premiers mois qui suivent l'armistice du 22 juin 1940, est, selon l'expression de Laurent Joly, *« une politique antisémite camouflée »*. Craignant de heurter l'opinion publique, le gouvernement de Vichy peut, par ce choix, *« persécuter les juifs sous couvert de mesures générales visant les étrangers, les naturalisés et les "mauvais citoyens". [...] Cette solution "détournée", compatible avec l'héritage républicain, a très vite les faveurs de Laval et de la majorité du cabinet, d'autant que le secrétaire général des Affaires étrangères, François Charles-Roux, s'inquiète des répercussions néfastes d'une "loi raciale" à l'étranger. »*[171] Mais cette posture de camouflage est de courte durée. Dès le début d'octobre 1940, le gouvernement de Vichy adopte une législation spécifique créant un statut des Juifs. Il convient d'en étudier l'application aux professions libérales, dont celle des vétérinaires.

---

[171] Joly (Laurent), *L'État contre les juifs. Vichy, les nazis et la persécution antisémite (1940-1944)*, Éditions Flammarion, 2020, Édition revue et mise à jour, pp. 26-27 et notes 42 et 43, pp. 242-243.

CHAPITRE IV.

La législation anti-juive des années 40 : l'exception vétérinaire au sein des professions de santé

Léon Palaria est juif[1]. Au 25 juin 1940, il se trouve en région parisienne, il est donc en zone occupée[2].

34. De ce fait, il est soumis à la 1ère ordonnance allemande du 27 septembre 1940[3]. Selon l'article 3 de cette ordonnance, *« toute personne juive devra se présenter jusqu'au 20 octobre 1940 auprès du sous-préfet de son arrondissement, dans lequel elle a son domicile ou sa résidence habituelle, pour se faire inscrire sur un registre spécial. La déclaration du chef de famille sera valable pour toute la famille. »* Son article 6 précise que *« les contraventions à la présente ordonnance seront punies d'emprisonnement et d'amende ou d'une de ces deux peines. La confiscation des biens pourra en outre être prononcée. »*

---

[1] Comme le rappelle sa fille, Estelle, dans son entretien accordé à Alain Gallais en 2009 (Alain Gallais. *Cadoudal. Épisodes de la Résistance bretonne dans les cantons de Moncontour, Plouguenast et Collinée*, Éditions Récits, Langast, 2014, p. 27) et comme l'indique son acte de naissance (cf. supra, point 5).

[2] Par suite de la convention d'armistice entre la France et l'Allemagne signée à Rethondes le 22 juillet 1940, le découpage du territoire métropolitain est effectif à partir du 25 juin 1940, instituant une ligne dite de démarcation séparant la zone occupée de la zone libre.

[3] Ordonnance du 27 septembre 1940 relative aux mesures contre les juifs, publiée au VOBIF du 30/09/1940, reproduite à la p. 51 dans l'ouvrage *La persécution des juifs de France 1940-1944 et le rétablissement de la légalité républicaine. Recueil des textes officiels 1940-1999*. La Documentation française, Paris, 2000. Le VOBIF est le sigle de "Verordnungsblatt des Militärbefehlshabers in Frankreich", journal officiel allemand de Paris et de la zone occupée. Son numéro 1 est daté du 14 juillet 1940, son dernier numéro est le 104, daté du 3 juillet 1944.

Une 2e ordonnance concernant les mesures contre les juifs, datée du 18 octobre 1940, est publiée au VOBIF le 20 octobre 1940. Elle concerne le volet économique et impose de nombreuses contraintes aux entreprises économiques considérées comme juives. Mais les professions libérales, dont les vétérinaires, ne sont pas visées dans ce texte. C'est ce qui sera finalement précisé pour Joseph Narvi, vétérinaire irakien, né en 1909, exerçant à Broons (Côtes-du-Nord)[4]. En effet, Joseph Narvi a renseigné sa fiche déclarative dont un item est rédigé comme suit *« Si vous êtes issu de grands-parents de race juive, apparteniez-vous à la religion juive le 25 juin 1940 ? »* Il affirme, non sans humour, n'avoir pas appartenu à la religion juive avant le 25 juin 1940, se déclare libre-penseur et précise qu'il n'a que deux grands-parents juifs[5]. L'administration préfectorale va le considérer comme juif et, selon les termes de Claude Toczé[6], révéler un zèle intempestif stimulé par la crainte de déplaire à l'Occupant. C'est ainsi que le préfet des Côtes-du-nord, allant au-delà des directives, interdit l'exercice de leur profession au vétérinaire de Broons [Joseph Narvi] et à trois médecins juifs du département au début de décembre 1940. Or, comme cela est précisé plus loin, l'article 4 de la loi du 3 octobre 1940 autorise l'exercice des professions libérales aux Juifs. Apparemment peu confiant en l'autorité de son ministre de tutelle, ce préfet sollicite l'avis du commandant allemand local. Il ne lève, finalement, son interdiction qu'après avoir reçu de la *Feldkommandatur* de Saint-Brieuc, confirmation *« qu'il ne faut entreprendre la transformation aryenne que des maisons de commerce juives déclarées. Les professions libérales peuvent continuer leurs activités jusqu'à nouvel ordre. »*[7]

35. Le Gouvernement de Vichy n'est pas en reste sur le recensement des Juifs. En effet, le texte de l'ordonnance allemande du 27 septembre 1940 précitée, qui ne s'applique que dans la zone occupée, et celui de la loi du 2

---

[4] Joseph Narvi (ou Narvy) est né le 15 novembre 1909 à Bagdad (Irak). Il est admis à l'ENVA le 24 juin 1931 en qualité d'élève étranger. À la fin de sa 4ème année d'étude, il est interdit de passer les examens tant en juillet qu'en octobre *« pour trop nombreuses absences et récidives. »* Ayant été déclaré vétéran, il effectue à nouveau sa 4ème année en 1935-1936. Il passe ses examens avec succès et est déclaré reçu le 11 juillet 1936. (AD du Val-de-Marne, École vétérinaire de Maisons-Alfort (ENVA), Registre détaillé des élèves inscrits, alphabétique, 1912-1938 1 ETP 113, N à P, vue 4/42). Il n'y a pas de thèse de doctorat vétérinaire à son nom.

[5] Annie Lambert, *Les juifs dispersés des quatre départements bretons face à l'antisémitisme institutionnalisé*, mémoire de D.E.A. de l'Université de Rennes-II, 1990, p. 31.

[6] Toczé (Claude), avec la collaboration d'Annie Lambert, *Les juifs en Bretagne (Ve-XXe siècles)*, Presses universitaires de Rennes, 2006, p. 192.

[7] Toczé (Claude), *op. cit.*, p. 192.

juin 1941 (2e loi fixant le statut des Juifs)[8] ne donnent pas la même définition pour qualifier qui est juif et qui ne l'est pas. Une loi du 2 juin 1941[9] impose donc le recensement des Juifs, tant dans la zone occupée que dans la zone libre. Son article 1er en précise les modalités[10] tandis que son article 2 précise les sanctions pénales et administratives encourues en cas d'infraction[11]. Chaque Juif doit se déclarer comme tel à la préfecture de son domicile et fournir l'état de son patrimoine. Les conséquences sur le parcours des contrevenants à cette obligation et à celles fixées par la loi du 2 juin 1941 portant statut des juifs ont été souvent dramatiques, notamment à Paris, comme le montre de façon très documentée Johanna Lehr.[12]

Résidant à Paris, Léon Palaria doit donc se faire recenser comme Juif auprès de la préfecture de police. Il est malheureusement impossible de savoir ce qu'il en est, car, comme l'indique Laurent Joly, l'essentiel des archives « raciales » de la préfecture de Police ont été pilonnées à la fin des années 1940[13 et 14]. Il n'est pas inutile de comprendre les raisons de cette

---

[8] Loi [N° 2332] du 2 juin 1941 remplaçant la loi du 3 octobre 1940 portant statut des juifs (JOEF du 14 juin 1941, pp. 2475-2476).

[9] Loi [N° 2333] du 2 juin 1941 prescrivant le recensement des juifs (JOEF du 14 juin 1941, p. 2476).

[10] *« Toutes personnes qui sont juives au regard de la loi du 2 juin 1941 portant statut des juifs doivent, dans le délai d'un mois à compter de la publication de la présente loi, remettre au préfet du département ou au sous-préfet de l'arrondissement dans lequel elles ont leur domicile ou leur résidence, une déclaration écrite indiquant qu'elles sont juives au regard de la loi, et mentionnant leur état civil, leur situation de famille, leur profession et l'état de leurs biens. La déclaration est faite par le mari pour la femme, et par le représentant légal pour le mineur ou l'interdit. »*

[11] *« Toute infraction à l'article 1er est punie d'un emprisonnement de un mois à un an et d'une amende de 100 à 10 000 fr., ou de l'une de ces deux peines seulement, sans préjudice du droit pour le préfet de prononcer l'internement dans un camp spécial, même si l'intéressé est français. »* Ainsi, Léon Marguliès est condamné à 1 200 frs d'amende (cf. supra, point 28) tandis que Simon Kirmaier est interné au camp de Rivesaltes en septembre 1941 et n'en ressort que le 18 juillet 1942 sans doute grâce à des appuis efficaces (Nathalie Roussarie, *op. cit.*, pp. 74-75).

[12] Lehr (Johanna), *De la Santé vers Drancy. Trajectoire de persécution des contrevenants au statut des juifs en France (1941-1944)*, Annales. Histoire, Sciences sociales, 2021/3 (76E année), pp. 547-579.

[13] Joly (Laurent), *Dénoncer les juifs sous l'Occupation, Paris 1940-1944*, CNRS éditions, Paris, 2017, p. 19.

[14] Joly (Laurent), *Le sort des archives de la persécution des juifs après la Libération en France.* In : *Les conflits d'archives : France, Espagne, Méditerranée* [en ligne], Presses universitaires de Rennes, 2022, pp. 217-228.

disparition. Le 6 décembre 1946, Édouard Depreux, ministre de l'Intérieur, adresse à tous les préfets une première circulaire, ordonnant la *« destruction de documents fondés sur les distinctions d'ordre racial entre Français. »* La circulaire rappelle que les personnes considérées comme "juives" » ont été contraintes de se déclarer telles sous l'Occupation. La loi du 9 août 1944 portant rétablissement de la légalité républicaine constate, dans son article 3, *« la nullité de tous les actes qui établissent ou appliquent une discrimination quelconque fondée sur la qualité de juif »*. En conséquence, toutes les *« traces de la législation d'exception instituée sous l'Occupation et tous les documents fondés sur la qualité de juif doivent être détruits »* dans les services préfectoraux, les mairies et les commissariats de police. Or, la plupart de ces documents conservés par l'administration, plus particulièrement par la préfecture de Police de Paris, servent à établir des droits et à aider le travail de la justice. Le mois suivant, le ministre de l'Intérieur se ravise donc, dans une nouvelle circulaire datée du 31 janvier 1947[15] :

« Il m'est apparu que l'application intégrale et trop rapide des dispositions contenues dans cette circulaire peut offrir des inconvénients pour les intéressés eux-mêmes. Je vous invite, en conséquence, à maintenir, le cas échéant, dans les archives, les documents relatifs aux enquêtes, sévices et arrestations dont les personnes considérées comme juives ont été victimes, lorsque ces documents peuvent présenter des avantages pour de telles personnes, par exemple en permettant [...] la délivrance de certificats de déportation ou d'arrestation. Il doit en être de même lorsque des pièces sont susceptibles de servir la justice.

L'intérêt de ces archives, par ailleurs, s'amenuisant chaque jour, leur complète destruction pourra certainement intervenir d'ici une date relativement peu éloignée, dont je vous laisse juge.

J'estime toutefois que cette conservation provisoire doit se limiter aux archives de la Préfecture et que les archives des mairies ou des commissariats de police concernant les "affaires juives" peuvent être détruites, sauf situations particulières qu'il vous appartiendra d'apprécier. »

L'obligation de recensement a parfois divisé les familles juives quant à l'attitude à adopter. C'est le cas de la famille Bercoff dont les 2 frères vétérinaires n'ont pas adopté la même attitude : Émile, ancien combattant de la guerre de 39-45 ainsi que l'indique la CSC lors de sa séance du 26

---

[15] Toczé (Claude), *op. cit.*, p. 317 (reproduction intégrale de cette circulaire).

mai 1943 (cf. supra, point 26), faisant confiance à l'administration française, se fait recenser, mais ne reviendra pas d'Auschwitz où il est déporté le 22 juin 1942 par le convoi n° 3 parti de Drancy. Son frère Nathan ne se fait pas recenser et décide de gagner la zone libre. Bien que dénoncé par l'épouse du confrère ayant pris sa succession, il va réussir à apporter la preuve qu'il n'est pas juif (cf. infra, point 40).

Michel Klein, juif roumain, est élève de 1ère année à l'ENVT en 1941 (cf. supra, point 32). Il ne se fait pas recenser. Dénoncé par un de ses voisins d'immeuble dont il réduit fréquemment la hernie intestinale, il est convoqué au commissariat de police. C'est un policier alsacien qui le reçoit et lui demande s'il est juif. Il répond que non. Le policier lui demande alors de bien vouloir faire le nécessaire pour qu'il s'assure qu'il n'est pas circoncis. Michel Klein s'exécute et commence à déboutonner sa braguette. Sans doute impressionné par cette assurance, le policier lui dit : *« ça va, c'est bon »* et le laisse repartir[16]. Michel Klein ne fait rien contre son dénonciateur.

Léon Palaria, son épouse et sa fille échappent aux différentes rafles parisiennes, celles du 14 mai 1941[17], des 16-17 juillet 1942[18] et du 24 septembre 1942, cette dernière visant spécifiquement les Juifs roumains[19]. C'est sans doute parce que, selon sa fille, son père a des faux-papiers indiquant qu'il travaille pour les Allemands[20]. Tel n'est pas le cas de son

---

[16] Entretien téléphonique d'Yves Soyeux avec Michel Klein le 21 mars 2024.

[17] Rafle dite du « billet vert » du 14 mai 1941 au gymnase Japy à Paris, XIème, qui conduit à l'arrestation de 3 700 Juifs convoqués pour un « examen de situation » (Serge Klarsfeld, *Le calendrier de la persécution des Juifs de France – juillet 1940 – août 1942*, La Shoah en France, tome 2, Fayard, 2001, p. 95) et rafle des 20-25 août 1941 évoquée plus loin.

[18] Rafle dite du Vèl d'Hiv des 16-17 juillet 1942 au cours de laquelle 12 884 victimes sont arrêtées (Laurent Joly, *La rafle du Vèl d'Hiv Paris juillet 1942*, Grasset, 2022, p. 11).

[19] La Roumanie, alliée de l'Allemagne nazie, protégera « ses citoyens juifs » de la déportation jusqu'au début septembre 1942. La « Rafle des Juifs roumains » du 24 septembre signera l'abandon de cette protection. Tous les quartiers de Paris, ainsi que les banlieues, sont bouclés. Les équipes d'inspecteurs de la Police judiciaire de Paris et des Renseignements généraux, les Gardiens d'école en civil, les Gardiens d'école en tenue et les Gardes de Paris de la Gendarmerie, forment le gros des troupes qui vont frapper aux portes des appartements habités par les Juifs roumains dont ils disposent des adresses. Vingt-quatre autobus de la Compagnie du Métropolitain de Paris (CMP) seront mobilisées toute la journée pour transférer les personnes arrêtées vers Drancy. (i*n* Rosner (Guy), *Une histoire de Clara Kamil-Rosner, Juive de Bukovine, de Wiznitz à Lyon, 1908-1987*, Éditions Le Manuscrit, Paris, 2021, p. 245).

[20] Entretien téléphonique du 21 octobre 2013 entre Estelle Palaria et Céline Lefrou de la Colonge.

beau-frère, Albert Vorona, le frère de son épouse. Il fait partie des 325 juifs arrêtés dans plusieurs arrondissements, dont le 18ème (il y habite au 2, rue Vincent-Compoint) le 22 août 1941[21]. Son fils unique, Léon, se souvient encore de sa stupeur lorsque deux policiers (l'un en uniforme, l'autre en civil) viennent chercher son père à son domicile, il se demande ce qu'a bien pu faire son père pour justifier cette intervention[22]. Interné aussitôt à Drancy[23], Albert Vorona, dont l'état de santé s'est considérablement dégradé, en est libéré le 5 novembre 1941 pour travailler chez le fourreur Ruslinger[24]. En effet, de nombreux ateliers employant des fourreurs travaillent pour le compte des autorités allemandes en vue de fournir des gants, des manteaux pour les soldats de la Wehrmacht[25], notamment ceux engagés sur le front de l'Est européen[26].

Léon Palaria peut continuer à exercer à la Garenne-Colombes jusqu'à son interdiction d'exercice, prononcée fin 1942 du fait de sa nationalité étrangère, prétendument russe, et non parce qu'il est juif. D'aucuns peuvent s'en étonner sachant que le régime de Vichy poursuit une politique restrictive à l'encontre des Juifs exerçant une profession libérale, notamment celles du secteur médical et paramédical.[27] (A). Aucune mesure n'est prise à cette époque contre les vétérinaires juifs pour encadrer l'exercice de leur profession (B), tandis que l'accès aux écoles nationales vétérinaires est limité pour les étudiants juifs (C). Mais des

---

[21] Du 20 juillet au 25 août 1941 se déroule la seconde opération d'arrestations massives de Juifs à Paris. Décidée, à l'instigation du service des Affaires juives de la Gestapo, par les autorités militaires allemandes, elle entraîne la création du camp d'internement de Juifs de Drancy. 4 232 Juifs, tous des hommes de 18 à 50 ans, de diverses nationalités, y compris française, sont arrêtés par les forces de police de la préfecture encadrées par des militaires allemands et sans que le préfet de police ait demandé au représentant de Vichy en zone occupée l'autorisation du gouvernement pour organiser cette rafle, où plus de 1 500 Juifs français sont internés (Serge Klarsfeld, *op. cit.*, pp. 183-184).

[22] Témoignage de Léon Vorona auprès d'Yves Soyeux le 10 mai 2023. Né le 10 avril 1935, Léon Vorona a donc un peu plus de 6 ans à cette époque.

[23] Fichier Drancy adultes (Mémorial de la Shoah / Archives nationales de France).

[24] Fichier Préfecture adultes (Mémorial de la Shoah / Archives nationales de France).

[25] Joly (Laurent), 2022, *op. cit.*, p.197.

[26] Le 22 juin 1941, le Reich allemand brise son alliance de non-agression avec l'URSS, signé en mars 1939, et lance son plan d'invasion "Barbarossa" (Olivier Wieviorka, *Histoire totale de la seconde guerre mondiale*, Ministère des Armées/Perrin, 2023, pp. 185-222).

[27] La législation anti-juive de Vichy apporte aussi de nombreuses restrictions pour l'accès aux fonctions publiques et aux armées. Des fonctionnaires des services vétérinaires et des vétérinaires des services des armées ont pu en avoir été victimes.

mesures dites d'aryanisation sont infligées, parce qu'ils sont juifs, à certains des vétérinaires visés par les dérogations prévues par la loi du 31 décembre 1941 précitée (D).

A. La législation anti-juive de Vichy à l'encontre des professions libérales

36. La 1ère loi portant statut des juifs, loi du 3 octobre 1940[28], dépourvue de dispositions pénales, précise en son article 4 que *« l'accès et l'exercice des professions libérales [...] sont permis aux juifs, à moins que des règlements d'administration publique n'aient fixé pour eux une proportion déterminée. Dans ces cas, les mêmes règlements détermineront les conditions auxquelles aura lieu l'élimination* (sic) *des juifs en surnombre. »*[29] Elle ajoute en son article 6 que *« en aucun cas, les juifs ne peuvent faire partie des organismes chargés de représenter les professions visées aux articles 4 et 6 de la présente loi ou d'en assurer la discipline. »* Pour les professions libérales de santé, le but de la loi est clairement d'instaurer un *numerus clausus*.

Pour ce faire, le Commissariat général aux questions juives (CGQJ), créé le 29 mai 1941[30], va intervenir auprès des instances professionnelles pour obtenir rapidement les éléments d'information nécessaires à l'établissement de ce quota. Il le fera avec d'autant plus d'insistance que la loi du 2 juin 1941 remplaçant la loi du 3 octobre 1940 portant statut des juifs vient durcir les dispositions précédentes. Le nouvel article 4 précise que *« les juifs ne peuvent exercer une profession libérale [...] que dans les limites et les conditions qui seront fixées par décrets en conseil d'État. »* Comme le précise Robert Badinter[31], ce changement législatif est au demeurant symbolique, puisque les décrets d'application de la loi du 3 octobre 1940 prévoyant d'instaurer un *numerus clausus* dans les principales professions étaient déjà en préparation. Cette loi met fin au régime transitoire dont bénéficient les avocats et les membres des professions libérales de santé. Dorénavant, ils ne seraient plus admis à exercer leur profession que dans les limites qui seraient arrêtées par les

---

[28] Loi portant statut des juifs (JORF du 18 octobre 1940, p. 5323).
[29] Le terme « éviction » aurait été préférable au mot « élimination ».
[30] Loi du 29 mars 1941 créant un commissariat général aux questions juives (JOEF du 31 mars 1941, p. 1386).
[31] Badinter (Robert), *Un antisémitisme ordinaire. Vichy et les avocats juifs (1940-1944).* Fayard, Paris, 1997, p. 81.

décrets en préparation devant le Conseil d'État. L'article 6 est maintenu en l'état. De plus, l'article 9 prévoit des sanctions pénales pour les personnes qui ne se conformeraient pas aux obligations fixées par la loi et permet, en outre, au préfet de prononcer l'internement dans un camp spécial, même si l'intéressé est français. C'est ainsi que le docteur vétérinaire Simon Kirmaier fait l'objet d'une condamnation prononcée par le Tribunal correctionnel de Perpignan pour infraction à la loi du 2 juin 1941 sur le statut des juifs[32], ainsi que le précise le procès-verbal de la séance du 26 mai 1943 de la Commission supérieure de contrôle précitée (cf. supra, point 28).

Comme l'indique Audric Capella dans sa thèse, la section d'enquête du CGQJ, dans une suite ininterrompue de correspondances avec les différents conseils de l'ordre, entend établir un recensement précis des personnes en exercice dans les professions de *« médecins, dentistes, pharmaciens, sage-femmes, vétérinaires, avocats, architectes et officiers publics (notaires, avoués, commissaires-priseurs, huissiers) ».* Ces listes nominatives doivent notamment permettre de référencer avec précision le nombre total de praticiens juifs et non-juifs dans chaque département dans le but de faciliter l'application du *numerus clausus*. À cet effet, de nombreux courriers sont adressés dès la fin de l'année 1941 aux présidents des conseils professionnels afin de leur enjoindre de participer avec efficacité et célérité à l'élaboration de cette documentation. En plus d'être invités à communiquer aux autorités les noms des professionnels israélites au regard de la loi, les ordres médicaux sont amenés à préciser leurs fonctions, titres militaires, situation familiale et lieu de résidence ainsi que les mesures qu'ils envisageraient de prendre à leur encontre[33].

B. L'exception vétérinaire : pas de *numérus clausus* pour les praticiens

37. S'agissant des vétérinaires praticiens, le CGQJ invite le 16 janvier 1942 le ministre secrétaire d'État à l'Agriculture à lui faire connaître le

[32] Cette infraction conduit à l'internement de Simon Kirmaier au camp de Rivesaltes, comme le précise Nathalie Roussarie (*op. cit.*, p. 74). La loi du 4 octobre 1940 permet, en effet, au préfet du département de leur résidence d'interner les ressortissants étrangers de race juive ou de leur assigner une résidence forcée (Loi sur les ressortissants étrangers de race juive, JOEF du 18 octobre 1940, p. 5324).

[33] AN, Pierrefitte-sur-Seine, AJ38 1099, courriers du chef de la police des questions juives, de la préfecture et du médecin inspecteur départemental de la santé adressés aux conseils de l'ordre, décembre 1941 – mai 1942 (Audric Capella, *op. cit.*, pp. 487-488).

nombre de vétérinaires ainsi que le nombre de Juifs qui exercent cette profession[34]. N'ayant pas eu de réponse, le CGQJ saisit à nouveau le ministre secrétaire d'État à l'Agriculture par lettre du 15 octobre 1942[35] : *« La loi du 18 février 1942 ayant institué un ordre des vétérinaires, la question se pose de savoir s'il y a lieu de prévoir un projet de décret réglementant, en application de l'article 4 de la loi du 2 juin 1941 sur le statut des juifs, l'accès de ces derniers aux professions de vétérinaire et docteur-vétérinaire. Pour me permettre d'apprécier l'opportunité d'un texte spécial, j'ai l'honneur de vous prier de vouloir bien me faire connaître les nombres respectifs des vétérinaires et docteurs-vétérinaires juifs et non-juifs inscrits en application de la loi susvisée aux tableaux régionaux de leur ordre. »* La même demande est faite le même jour au président du conseil supérieur de l'ordre des vétérinaires[36].

En effet, pour pouvoir exercer, tout vétérinaire doit demander son inscription au tableau de l'Ordre. Une lettre-type du président de chaque conseil régional[37] est adressée à chaque vétérinaire. Outre les pièces à fournir citées dans cette lettre-type, le pétitionnaire doit renseigner un questionnaire de deux pages[38], comportant 20 questions principales dont certaines sont subdivisées (cf. annexe IV[39]). La 4ème question est formulée comme suit : *« Êtes-vous juif au sens de la loi ? »*[40]. En octobre 1942, le

---

[34] AN, MIC AJ38 120.

[35] AN, MIC AJ38 120.

[36] Audric Capella, *op. cit.*, pp. 490 et 491. Cette lettre ne figure pas dans le dossier d'archives du CSOV consulté par l'auteur du présent ouvrage les 9 janvier 2020 et 13 juillet 2023.

[37] Comme indiqué précédemment (cf. supra, point 30), seule la 1ère page de cette lettre-type est reproduite à la page 34 de la thèse de Hervé Toussaint, 1999, *op. cit.*

[38] Le questionnaire ne figure ni dans la thèse d'Hervé Toussaint, ni dans le dossier du CSOV consulté par l'auteur du présent ouvrage. Il est reproduit dans l'ouvrage de Conte A. et Pleindoux A., *op. cit.*, pp. 154-155 (cf. annexe IV). Cet ouvrage n'est pas cité dans la bibliographie de la thèse précitée de Hervé Toussaint.

[39] Conte A. et Pleindoux A., *op. cit.*, pp. 154 et 155.

[40] Selon l'article 6 de la loi du 3 octobre 1940 précitée *« en aucun cas, les juifs ne peuvent faire partie des organismes chargés de représenter les professions visées aux articles 4 et 5 de la présente loi ou d'en assurer la discipline. »* Les professions libérales sont citées à l'article 4. Pour les vétérinaires, l'organisme représentatif est le conseil supérieur de l'ordre (article 5 de la loi du 18 février 1942 précitée) *« composé de douze vétérinaires ou docteurs vétérinaires, nommés par décret, parmi lesquels seront choisis le président et le vice-président »* (article 6 de la même loi). Quant au conseil régional de l'ordre au sein duquel est instituée une chambre de discipline (article 7 de la loi), il se *« compose de douze membres choisis parmi les vétérinaires et docteurs vétérinaires de sa circonscription, nommés par le ministre secrétaire d'État à l'agriculture, sur la proposition du conseil*

CSOV ne dispose pas encore des éléments nécessaires pour répondre à la question posée par le CGQJ, les questionnaires n'ayant pu être renseignés par les vétérinaires qu'au printemps 1943 (cf. supra, point 30).

Répondant huit jours plus tard à la requête du CGQJ, le ministre secrétaire d'État à l'Agriculture, Max Bonnafous, lui fait connaître que *« les tableaux des vétérinaires et docteurs-vétérinaires remplissant les conditions requises par les lois et règlements et admis à exercer leur art (article 8 de la loi du 18 février 1942), n'ont pas été établis à ce jour. Ces tableaux seront toutefois dressés incessamment*[41] *et il me sera alors possible de vous adresser les renseignements [...] demandés. En attendant de pouvoir vous fournir toutes précisions utiles [...], je puis affirmer que le nombre de juifs est infime et ne dépasse pas 20 sur un total approximatif de 3 000 vétérinaires et docteurs-vétérinaires exerçant actuellement leur profession dans la métropole »*[42]. La lettre ne précise pas sur quelle base ces estimations sont faites. Concernant le nombre de vétérinaires praticiens, le total de 3 000 est plausible[43]. S'agissant du nombre de ceux qui sont juifs, on peut supposer qu'il a été estimé à partir des patronymes[44]. En effet, le chef des services vétérinaires du ministère de l'agriculture

supérieur prévu à l'article 4 » (article 2 de la loi). La 4ème question de la demande d'inscription au tableau n'avait donc d'intérêt qu'au moment de la nomination des membres des conseils régionaux et de ceux du conseil supérieur. Pour tous les autres vétérinaires, elle n'était justifiée que par la demande faite par le CGQJ au président du CSOV.

41 C'est une affirmation optimiste, voire irréaliste, les questionnaires n'ayant pu être renseignés par les vétérinaires qu'au printemps 1943 (cf. supra, point 30).

42 AN, MIC AJ38 120, réponse du ministre secrétaire d'État à l'Agriculture au commissaire général aux questions juives, Paris, 23 octobre 1942.

43 Le calcul du nombre de vétérinaires dans chaque département répertoriés dans l'annuaire Roy de 1938 aboutit à un total de 3 847. Ce nombre comprend les vétérinaires des services vétérinaires départementaux et de l'administration centrale, ceux de l'armée et ceux qui sont enseignants dans les ENV. Il comprend aussi les vétérinaires retraités ayant demandé à figurer dans cet annuaire. En 1942, l'annuaire Roy ne paraît pas, mais l'effectif en place reste sans doute voisin de celui de 1938. Le nombre de 3 000 vétérinaires praticiens indiqué par Max Bonnefous est un ordre de grandeur réaliste.

44 En l'absence de déclaration volontaire et en attendant le résultat des enquêtes approfondies menées par les autorités compétentes, les conseils de l'ordre des différentes professions médicales sont amenés à dresser des *« listes officielles de présumés juifs »* en se fondant uniquement sur le patronyme de leurs membres, ou pire, sur de simples assertions de la rumeur publique. Une initiative encouragée par le CGQJ qui estime tout à fait recevables les témoignages émanant de la clientèle du praticien ou encore de ses confrères qui pourront certifier avec efficacité de son origine israélite (AN, AJ38 1099, lettre du directeur régional adjoint de la subdivision de Pau destinée au médecin-inspecteur départemental de la santé, Pau, 29 avril 1942, cité par Audric Capella, op.cit., p. 491).

dispose, en principe, de la liste des vétérinaires exerçant dans chaque département établie par la préfecture. Il dispose aussi des questionnaires renseignés par les vétérinaires étrangers ou d'origine étrangère en application du décret n° 1981 du 1er juillet 1942 précité, dans lesquels figure la rubrique relative à la judéité (cf. supra, point 25, et infra, annexe III). Il peut aussi consulter la dernière édition disponible de l'annuaire Roy, celle de 1939.

Selon Audric Capella, en plus de rassurer les services du CGQJ sur l'absence d'une quelconque *« menace juive »*[45], ces informations ont certainement permis de préserver les vétérinaires de l'affliction d'un *numerus clausus*, contrairement aux autres professions de santé qui ont pleinement subi ses effets. Les décrets règlementant la profession de médecin[46], pharmacien[47], sage-femme[48] et dentiste[49] limitent le nombre de praticiens juifs à 2 % au maximum des praticiens non-juifs. Cette situation particulière de la profession vétérinaire n'a pas manqué de soulever des interrogations de la part de praticiens d'autres professions de santé. Quelques courriers font ainsi état de la singulière absence de toute réglementation envers les Israélites exerçant la profession de vétérinaire. Une carence considérée comme négligeable par le commissaire général aux questions juives qui estime que la proportion d'éléments sémites au

[45] La proportion de Juifs vétérinaires est de 0,7 % selon les données indiquées par Max Bonnefous, bien inférieure à la limite de 2 % maximum fixée pour les praticiens des professions médicales.

[46] Décret N° [41]-3474 du 11 août 1941 réglementant en ce qui concerne les juifs la profession de médecin (JOEF, 6 septembre 1941, pp. 3787-3788 ; Rectificatif, JOEF, 23 octobre 1941, p. 4603). Décret N° [41]-4621 du 5 novembre 1941 réglementant, en ce qui concerne les Juifs, la profession de médecin en Algérie (JOEF, 7 novembre 1941, p. 4828).

[47] Décret N° [41]-5339 du 26 décembre 1941 réglementant, en ce qui concerne les Juifs, la profession de pharmacien (JOEF, 21 janvier 1942, pp. 297-298).

[48] Décret N° [41]-5004 du 29 novembre 1941 réglementant, en ce qui concerne les Juives, la profession de sage-femme en Algérie (JOEF, 4 décembre 1941, pp. 5232-5233). Décret N° [41]-5338 du 26 décembre 1941 réglementant, en ce qui concerne les Juives, la profession de sage-femme (JOEF, 21 janvier 1942, pp. 296-297).

[49] Décret N° [42]-1631 du 5 juin 1942 réglementant, en ce qui concerne les Juifs, la profession dentaire (JOEF, 11 juin 1942, pp. 2037-2038). Décret N° [42]-2789 du 9 septembre 1942 réglementant, en ce qui concerne les Juifs, la profession dentaire en Algérie (JOEF, 16 septembre 1942, pp. 3157-3158).

sein de cette profession ne nécessite nullement une intervention d'urgence de ses services[50].

38. L'autorité allemande entreprend, dès la fin de l'année 1941, d'interdire à l'ensemble des Juifs présents en zone occupée de recourir à toutes communications téléphoniques. Alerté par le groupement de l'Ordre des médecins de la Charente-Maritime, le Conseil supérieur [de l'Ordre des médecins] en avise immédiatement le secrétaire d'État à la Santé afin d'obtenir auprès de l'autorité occupante une dérogation expresse à l'égard des praticiens en contact direct avec leur clientèle ou des cliniques. Cette intervention est rapidement suivie d'effets et permet au professeur René Leriche, président du Conseil supérieur, d'annoncer publiquement le 20 décembre 1941 que tous les usagers sont désormais libres de communiquer par téléphone, dans un cadre purement professionnel, avec les médecins, sage-femmes et vétérinaires de leur département[51]. En dépit de cet accord officieux, la situation s'aggrave brusquement un an plus tard lorsque plusieurs médecins praticiens israélites nouvellement installés ou changeant de poste témoignent éprouver de grandes difficultés pour obtenir une ligne téléphonique. De multiples interventions sont faites par les instances ordinales auprès du préfet de police, du secrétaire d'État à la Santé ainsi qu'au CGQJ. À la suite d'un échange de correspondances qu'Audric Capella signale comme étant d'une rare intensité, le CGQJ accepte d'avertir l'autorité occupante sur les inconvénients notables qui pourraient résulter *« de l'application de cette mesure au regard de la clientèle médicale. »* Mais le commandant allemand de la police de la sécurité assure à Louis Darquier de Pellepoix[52] que le retrait des appareils téléphoniques aux individus de « race juive » ne saurait souffrir d'aucune dérogation, même eu égard à leur profession.[53]

---

[50] AN, Pierrefitte-sur-Seine, AJ38 120, correspondance entre le directeur régional de l'aryanisation économique, le directeur du statut des personnels et le commissaire général aux questions juives, juin 1942. (Audric Capella, *op. cit.*, p. 479).

[51] AN, Fontainebleau, 20000243 art 2, circulaire n° 12 du Conseil supérieur de l'Ordre des médecins, Paris, 20 décembre 1941, p. 10 (Audric Capella, *op. cit.*, p. 503).

[52] Louis Darquier, qui prit le nom de Louis Darquier de Pellepoix, est nommé le 6 mai 1942 commissaire général aux questions juives (JOEF du 8 mai 1942, p. 1722). Il succède à Xavier Vallat.

[53] Le SS-*Obersturmführer* motive ainsi sa réponse : *« Il n'existe d'ailleurs aucune raison pour faire une exception en faveur de ces médecins, attendu qu'il existe un nombre suffisant de médecins non-juifs auxquels les malades pourront s'adresser à l'avenir. Le public français qui désirerait encore à l'heure actuelle se voir soigner par des médecins juifs – pour des raisons incompréhensibles – devra s'accommoder des inconvénients que*

Jusqu'à son interdiction d'exercice en décembre 1942, on est donc en droit de supposer que Léon Palaria peut disposer de sa ligne téléphonique en son cabinet vétérinaire de La Garenne-Colombes (cf. supra, point 8).

C. Le *numerus clausus* pour l'accès aux écoles nationales vétérinaires

39. Si la profession vétérinaire échappe à l'instauration d'un *numerus clausus*, il n'en va pas de même pour les élèves des écoles vétérinaires. Ils vont être soumis aux dispositions applicables à l'ensemble des étudiants de l'enseignement supérieur.

L'amiral Darlan, vice-président du Conseil, justifie ces limitations dans une lettre datée du 26 mai 1941 :

« Il serait en effet dangereux de laisser les jeunes juifs s'engager dans les voies qu'ils verraient se fermer devant eux, à un âge où il leur serait devenu difficile de chercher une orientation différente : ces étudiants aigris, sinon révoltés, ne manqueraient pas de devenir des éléments de perturbation et de désordre. Il semble donc s'imposer de prévoir une limite à l'admission des jeunes juifs dans l'enseignement supérieur et dans les grandes écoles, limite qui serait en rapport avec celles du numerus clausus dans les différentes professions[54]. »

En fait, dès le 15 mai 1941, le général Maxime Weygand, délégué général du gouvernement en Afrique du Nord, entreprend d'avertir le maréchal Pétain sur l'urgence de limiter le nombre des étudiants juifs autorisés à suivre un cursus universitaire[55]. La requête de Weygand est directement transmise à Xavier Vallat, commissaire général aux questions juives, qui s'empresse de lui apporter son entier soutien dans sa lutte contre *« l'invasion sémite »* des universités françaises[56]. Le secrétaire d'État à

---

la suspension de la ligne téléphonique des médecins juifs entraîne. » Il termine sa réponse en précisant *« Je vous saurais* [sic] *obligé de ne plus me soumettre de demande de ce genre. »* (Audric Capella, *op. cit.*, p. 504).

[54] CDJC, CX-43, lettre du 26 mai 1941, envoyée au CGQJ, citée par Singer (Claude), *Vichy, l'Université et les Juifs*, Paris, Les Belles Lettres, 1992, p. 79. Dans la mesure où aucun *numerus clausus* n'a été prescrit pour la profession vétérinaire, l'argumentation de l'amiral Darlan aurait dû conduire à exclure les étudiants vétérinaires d'une telle limitation.

[55] CDJC, CX-37, correspondance officielle de Maxime Weygand, Alger, 15 mai 1941.

[56] CDJC, CX-42, courrier de Xavier Vallat adressé à Maxime Weygand, Vichy, 24 mai 1941.

l'Éducation nationale, Jérôme Carcopino, se saisit de la question et insiste pour que soit adopté dans l'urgence, avant le début des examens, un texte limitant à seulement 3 % le nombre des étudiants juifs admis à s'inscrire chaque année dans une faculté, un institut ou école de l'enseignement supérieur[57]. C'est ce que va prévoir la loi du 21 juin 1941[58] dont les six articles réglementent les conditions d'admission des étudiants juifs dans les établissements français. Elle précise que *« le nombre des étudiants juifs admis à s'inscrire pour chaque année d'études d'une faculté, d'une école ou d'un institut d'enseignement supérieur, ne peut excéder 3 p. 100 des étudiants non juifs inscrits pour cette même année durant l'année scolaire précédente. »* Pour veiller au strict respect de ce *numerus clausus*, une commission de professeurs, dont la loi fixe la composition, est nommée dans chaque établissement par le doyen ou le directeur. Elle examine les demandes d'inscription adressées chaque année par les candidats avant le 15 septembre et arrête la liste des étudiants juifs admis à s'inscrire en respectant un ordre de priorité fixé par l'article 2 de la loi (6 catégories sont prévues).

Soucieux d'obtenir une application rigoureuse de la loi, Jérôme Carcopino n'hésite pas à rappeler, à l'occasion d'une circulaire adressée aux recteurs[59], qu'aucune réserve ni disposition transitoire visant à différer ou à aménager l'entrée en vigueur du *numerus clausus* ne sera tolérée par le gouvernement :

« La loi doit être appliquée dans son esprit et dans sa lettre. Son but est de restreindre le nombre des étudiants admis à s'inscrire dans une faculté ou une école supérieure (...)

Il est essentiel (...) qu'à aucun moment le nombre des étudiants juifs dans une même faculté ne dépasse le chiffre de 3 % des étudiants non-juifs. Il appartient aux recteurs et aux doyens de veiller sur l'application de cette règle formelle. »

---

[57] AN, AJ38 1144, dossier 5 JA1, courriers du secrétaire d'État à l'Éducation nationale et à la Jeunesse adressés au commissaire général aux questions juives, Vichy, 24 et 29 mai 1941 (cité par Audric Capella, *op. cit.*, pp. 450-452).

[58] Loi n° 2570 du 21 juin 1941 réglant les conditions d'admission des étudiants juifs dans les établissements d'enseignement supérieur (JOEF du 24 juin 1941, p. 2628).

[59] Circulaire du 7 octobre 1941, émise après consultation du CGQJ (citée par Claude Singer, *op. cit.*, pp. 110-111).

Mais, ainsi que le fait très justement remarquer Roger Arditi[60], cette loi, préparée par le commissaire général aux questions juives Xavier Vallat et par le ministre de l'Éducation nationale Jérôme Carcopino ne concerne que les établissements de l'Éducation nationale. Elle est appliquée dès la rentrée 1941 à toutes les années d'études : ainsi, des étudiants juifs sont exclus des universités alors qu'ils sont en cours d'études, notamment en médecine[61]. Roger Arditi signale que Jérôme Carcopino, par lettre du 24 octobre 1941, reproche à Xavier Vallat d'avoir oublié les établissements des autres ministères, notamment les grandes écoles d'ingénieurs.

C'est la modification de la loi du 21 juin 1941 par celle du 19 décembre 1941[62] qui va étendre ses dispositions aux étudiants juifs des établissements d'enseignement supérieur relevant d'autres départements ministériels[63]. S'agissant de ceux relevant du ministère de l'Agriculture, une difficulté d'application de ce quota survient dans la mesure où l'admission des étudiants dans ces établissements (écoles d'ingénieurs et écoles vétérinaires) se fait sur concours[64] et non pas librement comme c'est le cas à l'Université. Roger Arditi décrit les hésitations concernant les modalités de la mise en œuvre de ce quota, notamment à l'Institut national agronomique. Pour les écoles vétérinaires, la difficulté est encore plus grande dans la mesure où le concours d'entrée est commun aux trois écoles vétérinaires. Trois options, éventuellement cumulatives, sont possibles, :

– appliquer le quota de 3 % sur le nombre total de candidats de l'année précédente ;

– appliquer le quota sur l'ensemble des lauréats au concours ;

---

[60] Arditi (Roger), *L'Institut National Agronomique et l'application des lois raciales de Vichy*, dans *Guerres mondiales et conflits contemporains*, 2021/2 (N° 282), Éditions Presses Universitaires de France, pp. 131-151. Cet article a été repris dans l'ouvrage du même auteur : *Vichy au ministère de l'Agriculture. L'antisémitisme administratif dans un ministère ordinaire (1940-1944)*, L'Harmattan, 2023, pp. 50-57.

[61] Singer (Claude), *op. cit.*, pp. 112-113.

[62] Loi n° 5275 du 19 décembre 1941 modifiant les articles 2 et 3 de la loi du 21 juin 1941 réglant les conditions d'admission des étudiants juifs dans les établissements d'enseignement supérieur (JOEF du 21 janvier 1942, p. 294).

[63] La loi du 19 décembre 1941 est signée non seulement par le secrétaire d'État à l'Éducation nationale, mais aussi par le ministre secrétaire d'État à l'Agriculture, le secrétaire d'État à l'aviation, le secrétaire d'État aux communications et le secrétaire d'État à la production industrielle.

[64] C'est aussi le cas des écoles d'ingénieurs relevant d'autres départements ministériels, comme cela est évoqué plus loin.

– appliquer le quota dans chacune des trois ENV sur les lauréats qui y sont affectés.[65]

Ne retenir que la 1ère de ces options peut conduire à ce que les lauréats juifs dépassent le quota de 3 % s'ils ont de meilleurs résultats que les autres. Mettre en œuvre la 2e peut conduire à écarter des lauréats juifs au bénéfice d'autres lauréats moins bien classés, ce qui, comme l'indique Roger Arditi, est contraire au principe même du concours. Appliquer la 3ème oblige à évincer des lauréats juifs non-affectables dans une école, même si le *numerus clausus* n'est pas atteint dans une des deux autres.

La doctrine à retenir pour l'ensemble des établissements d'enseignement supérieur relevant de la loi du 21 juin 1941 modifiée par celle du 19 décembre 1941 va faire l'objet de plusieurs réunions interministérielles. De celle qui s'est tenue le 19 septembre 1941, il ressort que les représentants des différents ministères émettent presque tous des réserves quant à l'application du *numerus clausus* dans les écoles relevant de leur autorité[66]. La dernière réunion interministérielle pour examiner l'application de la loi du 21 juin 1941 aux établissements d'enseignement supérieur se tient le 25 novembre 1941 à Vichy à l'hôtel Algérie. Y participent des représentants de 6 ministères et secrétariat d'État et 2 membres du CGQJ. Des divergences se faisant jour sur les modalités d'application du *numerus clausus* dans le cas de recrutement par voie de concours, il est décidé de consulter le conseil d'État sur le point controversé. La Haute assemblée rend son avis lors de sa séance du 27 décembre 1941[67] :

« Considérant que la loi [du 21 juin 1941] prévoit pour chaque année d'études l'établissement, par les soins d'une commission créée à cet effet, de la liste des étudiants juifs admis à s'inscrire pour ladite année ; que la commission statue sur les demandes des candidats ; que ses décisions peuvent faire l'objet de recours devant le Secrétaire d'État à l'Éducation nationale et par suite, de pourvoi devant le Conseil d'État statuant au contentieux ; que de l'ensemble de ces dispositions qui sont incompatibles avec la notion même de concours, il résulte que le législateur n'a entendu appliquer une telle procédure qu'aux facultés, écoles ou instituts d'enseignement supérieur où l'on entre par voie d'immatriculation ou

[65] L'affectation des lauréats se fait en tenant compte du rang de classement et des vœux d'affectation formulés par les candidats au moment de leur inscription au concours commun.

[66] Claude Singer, *op. cit.*, pp. 116-117.

[67] AN, 19771164/53, dossier *Étudiants juifs*.

d'inscription ; qu'en ce qui concerne les écoles dont les élèves se recrutent par concours, s'il appartient, le cas échéant, à l'autorité compétente pour arrêter la liste des candidats autorisés à se présenter, de prendre les mesures qu'elles estimeraient utiles en vue de limiter le nombre de candidats juifs, ceux d'entre ces derniers qui ont subi les épreuves avec succès doivent être admis comme élèves de l'école dans l'ordre fixé par les résultats du concours. »

Le CGQJ, par lettre du 15 janvier 1942, transmet au Ministre secrétaire d'État à l'Agriculture le texte de l'avis du Conseil d'État. Finalement, c'est donc la première des trois options évoquées ci-dessus qui va être retenue. Les modalités en sont fixées par l'arrêté du 12 mai 1942[68], pris après avis du Conseil d'État du 27 décembre 1941. L'article 1er de cet arrêté précise en effet que *« les dispositions de la loi susvisée du 21 juin 1941, modifiée par la loi du 10 décembre 1941[69], sont applicables aux établissements d'enseignement supérieur ci-après désignés, relevant du ministère de l'agriculture. »*[70] Son article 2 prévoit l'instauration dans chacune des écoles d'une commission de cinq membres désignés par le directeur de l'établissement intéressé. Mais, pour tenir compte du fait que le concours d'admission dans les écoles vétérinaires est un concours commun pour les trois écoles, ce même article 2 précise qu'en ce qui concerne ces trois écoles, *« une commission unique sera constituée, dont les cinq membres seront désignés par l'inspecteur général de ces établissements. »*[71] L'article 3 prévoit que *« le nombre des candidats juifs admis à s'inscrire à un des établissements visés à l'article 1er ne peut excéder 3 p. 100 du nombre des élèves non juifs de première année d'étude qui ont été reçus à ces établissements au cours de l'année scolaire précédente. »* Cet article

---

[68] Arrêté du 12 mai 1942 [fixant les] conditions d'admissions des étudiants juifs dans les établissements d'enseignement supérieur relevant du ministère de l'agriculture et du ravitaillement (JOEF du 30 mai 1942, pp. 1913-1914).

[69] Cette loi ajoute un alinéa à l'article 2 de la loi du 25 juin 1941, selon lequel *« en outre, et par dérogation aux dispositions de l'article 1er, le secrétaire d'État dont relève la faculté, l'école ou l'institut, peut, par arrêté motivé pris sur le rapport du commissaire général aux questions juives, admettre à s'inscrire ou à suivre les cours les postulants dont la famille est établie en France depuis au moins cinq générations et a rendu à l'État français des services exceptionnels. »*

[70] Les écoles nationales vétérinaires y sont citées.

[71] Cette modalité est suggérée par l'inspecteur général, chef des services vétérinaires, par lettre du 4 mai 1942 en réponse à la lettre du 30 avril 1942 du secrétaire général adjoint du ministère de l'Agriculture transmettant le projet d'arrêté relatif à l'admission des étudiants juifs dans les établissements d'enseignement [supérieur] relevant du ministère de l'Agriculture (AN, 19771164/53, dossier *Étudiants juifs*).

précise, en outre, que *« si l'application du pourcentage de 3 p. 100 aboutit à un nombre fractionnaire, ce nombre sera ramené à l'unité inférieure. »*

S'agissant des candidats au concours d'entrée aux ENV, il leur est effectivement demandé de joindre à leur demande d'inscription une déclaration raciale, datée et signée :

> *« Je soussigné................. (*nom et prénoms en caractères d'imprimerie*) déclare sur l'honneur ....(*écrire ici suivant le cas : appartenir ou ne pas appartenir*) à une catégorie de personnes considérées comme juives par la loi du 11 avril 1941. »*[72]

Aucune trace de la nomination d'une commission pour les ENV ou des procès-verbaux de ses éventuelles réunions n'a été trouvée aux archives nationales.

Comme vu précédemment, les écoles vétérinaires accueillent des étudiants étrangers, comme le font la plupart des autres grandes écoles. La question de savoir quelle doctrine appliquer pour ceux d'entre eux qui sont juifs est abordée dans la conférence interministérielle du 25 novembre 1941 précitée. Le compte-rendu précise, en premier lieu, que les ambassades de différents États (Égypte, Hongrie, États-Unis, Uruguay, Brésil, Turquie, Hollande) ont protesté contre l'application de la loi du 21 juin 1941 à leurs nationaux. Il précise ensuite les difficultés et les solutions envisageables :

> *« L'application de la législation relative aux juifs risque d'entraîner une limitation de l'influence française d'autant plus regrettable que les étrangers sont écartés de bien des postes par la loi du 3 avril 1941 qui exige la nationalité française d'origine pour accéder à un emploi dans une administration publique.*
>
> *Il y a lieu de faire une distinction entre les étudiants étrangers chassés de leur pays par les lois sur les juifs et ceux qui sont originaires d'États dont la législation ne contient aucune disposition de cette nature. Pour ces premiers, qui sont attirés par l'éclat de notre culture, il faudrait une loi spéciale leur accordant des facilités exceptionnelles. Le Commissariat Général aux Questions Juives ne peut envisager une telle mesure.*
>
> *Les cas d'étudiants étrangers [juifs] dignes d'intérêt pourront peut-être recevoir une solution plus ou moins empirique. Ces cas seront fort peu nombreux et aucune mesure d'ordre général n'est à envisager pour les résoudre.*

---

[72] Conte A. et Pleindoux A., *op. cit.*, p. 51.

En ce qui concerne l'école des Mines, par exemple, il suffira de ne pas donner de certificat aux étudiants étrangers juifs mais de leur remettre une simple lettre. »[73]

Les archives consultées ne permettent pas de savoir si des mesures particulières ont été prises pour les étudiants vétérinaires juifs étrangers. On sait toutefois que Michel Klein, juif roumain, est élève de l'ENV de Toulouse lorsque la Gestapo vient arrêter en avril 1943 le directeur et le secrétaire de l'école, respectivement Marcel Petit et Paul Dupin[74], mais ne réussit pas à en faire de même pour Michel Klein.

D. Les mesures dites d'aryanisation

40. La loi du 22 juillet 1941[75], qualifiée par Robert Badinter comme la plus importante de toutes les mesures antijuives prises jusqu'alors par le gouvernement français[76], vise à « aryaniser » les entreprises et les biens juifs. Par une disposition générale prise, selon les termes de l'article 1er de cette loi, *« en vue d'éliminer toute influence juive dans l'économie nationale »*, le CGQJ reçoit pouvoir de nommer un administrateur « aryen » à la tête de toute entreprise ou de tous biens lorsque leurs propriétaires ou dirigeants – ou certains d'entre eux – sont juifs. Cet administrateur provisoire peut alors liquider ces biens s'il le juge utile pour l'économie française, ou les faire vendre à un non-Juif. Le produit de ces cessions forcées est versé, après prélèvement de 10 % au profit du CGQJ, à un compte bloqué à la Caisse des dépôts et consignations, dont les Juifs n'ont pas la libre disposition. Seuls échappent à ces mesures les locaux d'habitation et les meubles personnels. Selon Robert Badinter, cette loi permet une spoliation complète des Juifs de France et fait du CGQJ le maître de leur patrimoine.

---

[73] Certificat de fin d'études ou de fin de scolarité.

[74] Klein (Michel), *op. cit.*, p. 47-49. Michel Klein cite son camarade de promotion, [Gilbert] Bitoun, juif de Philippeville, qu'il retrouve après la Libération. Il raconte comment il réussit à échapper ce jour-là à son arrestation. Il indique la surprise de Gilbert Bitoun quand il lui dit : *« je suis juif »*. En effet, il écrit lui-même : *« J'étais blond, je n'avais pas "l'air Juif" »* (*op. cit.*, p. 43).

[75] Loi [N° 3086] du 22 juillet 1941 relative aux entreprises, biens et valeurs appartenant aux juifs (JOEF du 26 août 1941, pp. 3594-3595).

[76] Badinter (Robert), *op. cit.*, pp. 126-127.

Par suite de son interdiction d'exercer sa profession, Léon Palaria quitte son cabinet vétérinaire. Les recherches entreprises pour savoir ce qu'est devenu ce local dont il était peut-être propriétaire sont restées infructueuses. En particulier, il ne semble pas y avoir eu de mesure « d'aryanisation » pour les biens de Léon Palaria. En revanche, ceux de quelques autres vétérinaires naturalisés autorisés à exercer l'ont été s'ils étaient présumés Juifs. C'est, par exemple, le cas pour Nathan Bercoff. Propriétaire de biens immobiliers à Formerie, il est dénoncé par lettre du 27 février 1942 adressé au préfet de l'Oise par Mme Baillon, épouse du docteur vétérinaire Maurice Baillon, ce dernier ayant pris la succession de Nathan Bercoff après son départ de Formerie pour gagner Lyon en zone libre. Selon les époux Baillon, Nathan Bercoff serait de race juive. Le préfet de l'Oise informe Mme Baillon par lettre du 4 mars 1942 qu'il demande à M. le Préfet du Rhône de faire procéder à une enquête *« en vue de vérifier si l'intéressé a souscrit dans le département la déclaration prescrite par la loi du 2 juin 1941 portant recensement des juifs. »* Sans même attendre le résultat définitif de l'enquête, le CGQJ nomme M. Dudan en qualité d'administrateur provisoire des biens immobiliers de Nathan Bercoff par ordre de mission n° 56466 en date du 1er mars 1943. M. Dudan encaisse les loyers versés par les époux Baillon, locataires de la maison d'habitation précédemment occupée par les époux Bercoff. Ces derniers ayant pu apporter la preuve qu'ils ne sont pas de race juive, le directeur général de l'aryanisation économique au CGQJ, par lettre du 7 septembre 1943, demande à M. le préfet de l'Oise de suspendre cette affaire.[77]

[77] Informations tirées du dossier de Nathan Bercoff, comportant plus d'une vingtaine de pièces, consultable au centre de documentation du Mémorial de la Shoah.

CHAPITRE V.

La fin tragique de Léon Palaria après son interdiction d'exercice

41. Ne pouvant plus exercer son métier, Léon Palaria fuit Paris, laisse son épouse et sa fille en région parisienne[1] et se réfugie d'abord à Lisieux[2] puis en Bretagne dans les Côtes-du-Nord à Moncontour. Il est, dès lors, en situation irrégulière, s'il ne respecte pas les dispositions de la loi n° 979 du 9 novembre 1942[3]. En effet, son article 1er dispose que *« par mesure de sécurité intérieure, tout étranger autorisé à séjourner en France, considéré comme juif au regard de la loi du 2 juin 1941, est astreint à résider sur le territoire de la commune où il a sa résidence habituelle et ne peut en sortir que s'il est porteur d'un titre de circulation régulier, sauf-conduit ou carte de circulation temporaire délivré par les autorités de police. »* Son article 2 prévoit des sanctions pénales et la possibilité de mesure d'internement administratif à l'égard des contrevenants. Une ordonnance allemande antérieure prévoyait déjà pour les Juifs une interdiction de changer de département sans autorisation. Un cas emblématique, cité par Benoît Luc[4], est celui du docteur Henri Uzan qui,

---

[1] Son épouse habite au 103, avenue Verdier à Montrouge (Seine). Sa fille Estelle, à une date non précisée, est placée comme pensionnaire d'une pension catholique située à Bois-Colombes ou à La Garenne-Colombes. Selon son témoignage du 21 octobre 2013, son père vient la voir fréquemment. Son cousin, Léon Vorona, âgé de 7 ou 8 ans, est placé par sa mère dans cette même institution. Il se sent perdu parmi toutes ces petites filles, elles sont plus d'une centaine (témoignage du 10 mai 2023).

[2] Communication personnelle de Catherine Lechêne le 8 juin 2023 rapportant l'entretien téléphonique qu'elle a eu avec Estelle Palaria en 2009.

[3] Loi n° 979 du 9 novembre 1942 relative au séjour et à la circulation des Juifs étrangers (JOEF du 7 décembre 1942, p. 4026).

[4] Luc (Benoît), *Les déportés de France vers Aurigny, 1942-1944*, Éditions Eurocibles, Collection « Inédits et Introuvables du patrimoine normand », 2010, p. 46. L'auteur ne donne pas la référence de l'ordonnance allemande.

le 1er octobre 1941, voulant de Paris rejoindre l'Eure-et-Loir pour remplacer un de ses confrères atteint de la coqueluche, est arrêté à la gare d'Austerlitz par la police française et sera déporté dans l'un des camps de l'île d'Aurigny, la plus septentrionale des îles anglo-normandes, située à quelques encablures des côtes du Cotentin.

Selon le témoignage de sa fille[5], Léon Palaria travaille à Moncontour pour le compte du Dr Le Cornec, vétérinaire à Plœuc. Il s'agit plus vraisemblablement du docteur vétérinaire Jean Cornec, exerçant à Plémy[6], commune limitrophe de celles de Plœuc et de Moncontour[7]. C'est à Moncontour que loge Léon Palaria, chez Mme Dieulesaint qui tient un petit restaurant à la gare de cette commune. Mme Dieulesaint est la mère de Louis Dieulesaint[8], membre de l'état-major de l'Armée Secrète à Moncontour[9].

Léon Palaria s'engage dans la Résistance[10]. Les circonstances dans lesquelles il est arrêté, torturé puis fusillé sont retracées en détail dans l'ouvrage Cadoudal[11]. Les lignes qui suivent en sont extraites. Elles sont complétées à partir des résultats des enquêtes effectuées par le Service des enquêtes sur les crimes de guerre commis par les ennemis (SRVGE), créé à la Libération au ministère de la Justice par l'ordonnance du 14 octobre

---

[5] Alain Gallais, *Cadoudal, op. cit.*, p. 27.

[6] Annuaire vétérinaire Roy, 1938, p. 30 (liste alphabétique) et p. 149 (liste par département).

[7] Le Dr Jean Cornec exerçait sur plusieurs communes dont Plémy, Hénon, Plœuc, Moncontour et sûrement d'autres (Alain Gallais, communication personnelle).

[8] AD Côtes-du-Nord, Recensement de 1936 de la commune de Moncontour, p. 3.

[9] Alain Gallais, *Cadoudal, op. cit.*, p. 26. Louis Dieulesaint, dit Christian, 22 ans, épicier à Moncontour, s'occupait de l'intendance et du ravitaillement. Il était spécialisé dans la fabrication des faux papiers, possédait tout un lot de faux et vrais cachets volés dans les administrations ou dans les mairies grâce à la complicité des secrétaires de mairie du secteur.

[10] David Diamant évoque l'engagement de Léon Palaria dans la Résistance sans indiquer quand et où il commence. Est-ce déjà à Lisieux ou seulement à Moncontour ? (Mémorial de la Shoah, Fond David Diamant, Fiche 754, Leova Palaria). Dans les environs de Lisieux, il a pu rencontrer son confrère Camille Renoult, sorti de l'ENVA en 1931 et qu'il a donc connu pendant sa scolarité. Ce dernier, exerçant à Beuzeville, était membre du maquis Surcouf, comme l'indique Marie-Josèphe Bonnet (*Un réseau normand sacrifié. Manipulations anglaises sur un groupe de résistants infiltré par les Allemands*, Éditions Ouest-France,2016, p. 111). Il ne s'agit que d'une hypothèse qui n'a pu être confirmée.

[11] Alain Gallais, *Cadoudal, op. cit.* « Cadoudal » est le nom de code annonçant le parachutage d'armes près de Moncontour, par six avions de la RAF, le 9 juillet 1944.

1944[12]. Il s'agit de récolter des témoignages sur les crimes commis et sur leurs auteurs en vue de les traduire en justice. Le 31 juillet 1948, Marcel Guégan, inspecteur de police judiciaire, établit un rapport de 8 pages qu'il adresse à Monsieur le Commissaire principal, chef du service régional de police judiciaire à Rennes. Il y rend compte du résultat de l'enquête à laquelle il a procédé pour donner suite à la commission rogatoire[13] relative à la procédure suivie contre des militaires allemands, inculpés d'homicides volontaires à Uzel et dans la région, au cours du mois de juillet 1944[14]. Il effectue son enquête en interrogeant des miliciens de la formation Perrot et des témoins français qui, arrêtés par les Allemands, ont été libérés après avoir été détenus à Uzel. À son rapport sont joints les 29 procès-verbaux d'audition.

42. Le 19 juin 1944[15], un jeune soldat allemand, âgé de 17 ou 18 ans et ayant perdu son unité, se présente à la gendarmerie de Moncontour[16]. Il

---

[12] Ordonnance du 14 octobre 1944 créant, à titre temporaire, un service de recherche des crimes de guerre ennemis (JORF du 15 octobre 1944, p. 952). L'article 1er précise que ce service dépend du cabinet du garde des Sceaux. Ce service succède à la commission intercommissariale des crimes de guerre (Commissariat à la Justice d'Alger). Il a été supprimé en 1948.

[13] Commission rogatoire n° 718/2/5 du 7 janvier 1948 de M. le juge d'instruction près du tribunal militaire de Rennes.

[14] Crimes de guerre commis dans le département des Côtes-du-Nord (AN, dossier 15205/2791, Fosses de la forêt de Lorges, 2988).

[15] Alain Gallais, Cadoudal, opus cité, p. 87.

[16] À partir des témoignages recueillis, le rapport de Marcel Guegan donne une chronologie et un récit des évènements qui diffèrent légèrement de ce qui est rapporté par Alain Gallais. En voici quelques extraits : *« Le 4 juillet 1944, à Plouguenast, des arrestations furent effectuées à la suite d'incidents qui s'étaient produits les jours précédents. Un combat avait eu lieu dans la nuit du 24 au 25 juin 1944 entre une formation allemande et des membres de la résistance, au lieu-dit "Pontgamp". Le jour de ce combat, un Allemand fut fait prisonnier à Moncontour. Conduit chez M. Pasco, il fut habillé en civil et dirigé ensuite vers Plouguenast chez M. Gallery au Pontgamp, d'où l'allemand réussit à s'enfuir et à rejoindre ses camarades. À la suite de ces incidents, des incendies furent allumés par les Allemands [...]. Pendant cette action de représailles menée par les Allemands, il y eut de nombreuses arrestations : M. Pasco fut arrêté à la gare de Moncontour, le 26 juin. À Plouguenast, le 3 juillet, des otages furent arrêtés, dont M. Lelay, pharmacien, M. Baudet, adjoint au maire, puis libérés vers 17 heures après un court interrogatoire. Le 4 juillet, de nouvelles arrestations eurent lieu. [...] Le 5 juillet, le nommé Palaria Léon, aide-vétérinaire, fut arrêté en face le domicile de M. Pasco avec lequel il était en liaison dans la lutte clandestine. Il fut interné à Uzel. Le 6 juillet, Lebranchu Jean et Le Gac Georges furent arrêtés sur la route entre Plouguenast et Uzel. Conduits dans cette dernière localité, ils devinrent les compagnons de détention de Palaria. »* La suite du rapport de Marcel Guegan est identique à ce qui est rapporté par Alain Gallais.

n'est pas si tôt entré dans la gendarmerie que plusieurs membres FTP[17] de Plouguenast se présentent à la fenêtre et demandent l'ouverture de la porte. Ils exigent la remise immédiate du militaire allemand. Devant l'attitude menaçante, le chef de brigade est contraint de le livrer. Le groupe rentre à Plouguenast. Le jeune militaire allemand est escorté par un des membres du groupe FTP, Toupin, gendarme à la brigade de Plouguenast. Sur la route de Plouguenast, Toupin et son prisonnier allemand s'arrêtent à la gare de Moncontour, chez le gérant de coopérative de Landerneau, Alfred Pasco, originaire de Plouguenast. Le soldat allemand est ensuite retenu à la ferme Gallery Desgranges au Colombier, mais il réussit à s'enfuir et rejoint les troupes allemandes au lieu-dit "Le Pontgamp". Ceci déclenche alors une enquête de grande envergure de la Gestapo sur les circonstances de son arrestation. Des éléments de la Gestapo de Saint-Brieuc, avec à sa tête Müller et des Feldgendarmes, débarquent à la gare de Moncontour. Les soldats cernent le café Pasco. Une perquisition en règle est faite dans toutes les maisons. Müller demande au jeune soldat allemand de lui désigner les personnes vues lors de son transfert à Plouguenast. Les Allemands découvrent une capote allemande chez Alfred Pasco. Celui-ci est arrêté sur-le-champ. Léon Palaria, présent à ce moment-là chez Alfred Pasco, est également arrêté alors qu'il tente de s'enfuir par l'arrière de l'entrepôt de grains voisin[18]. Alfred Pasco et Léon Palaria sont transférés à Saint-Brieuc, boulevard Lamartine, siège de la Gestapo. Quelques jours plus tard, Léon Palaria est transféré à Uzel où une antenne décentralisée de la Gestapo de Rennes s'installe à partir du 1er juillet 1944, le centre d'interrogatoire se situant dans l'école de garçons. Elle prend en main l'ensemble du dossier de Moncontour et Plouguenast. Elle est secondée par une équipe de miliciens bretons de la milice Bezen Perrot, séparatistes et extrémistes bretons qui s'étaient mis au service de l'occupant.

Le 7 juillet 1944, deux Résistants FTP sont arrêtés par les Allemands sur une route de Corlay : Jean Lebranchu, qui avait précédemment créé un maquis dans la forêt de Boquen à la fin mai 1944 mais démantelé le 26 juin 1944, et Georges Le Gac[19]. Ils sont conduits à Uzel où se trouve déjà Léon Palaria. Les trois hommes sont alors interrogés et brutalisés plusieurs fois par les miliciens de la Bezen Perrot, en relais des Allemands de la Gestapo. Jean Lebranchu décrit ainsi les interrogatoires menés ce jour de

---

[17] Francs-Tireurs Partisans, bras armé de la Résistance communiste.

[18] *Témoignage de Jean Dieulesaint – Moncontour*, cité dans Alain Gallais, Cadoudal, *op. cit.*, p. 103.

[19] Alain Gallais, Cadoudal, *op. cit.*, p. 127.

13 heures à 23 heures[20] (voir, en annexe X, la notice faisant le récit des dernières heures de Léon Palaria[21] et, en annexe XI celle de Alain Sergent et Serge Tilly[22]) :

« Après nous avoir ligotés et bâillonnés, ils nous passèrent un solide bâton entre les coudes et derrière les genoux. Suspendu la tête en bas et le postérieur en l'air, c'était la position idéale pour recevoir des coups de bâton, de cravache et de nerfs de bœuf. »

Comme ils s'obstinent à ne pas parler, ils sont remis aux mains des Miliciens qui prennent le relais de l'autre côté du couloir. *« Trois individus en tenue vert-de-gris et en cravate noire et un autre en costume bleu marine, nous assommèrent de coups sur les jarrets, les fesses et le bas du dos. Abruti par les coups, je fus plongé dans une grande bassine d'eau froide. Pour me faire revenir [à moi], ils pratiquaient des tractions rythmiques. Ils me piquaient avec des aiguilles et me faisaient « des seringages » à l'eau savonneuse dans les narines, les oreilles et la bouche. Quelles sont les limites de la résistance humaine ? La seule façon de ne pas parler, c'est de s'évader. »*

Pour ne pas subir un nouvel interrogatoire, les trois hommes décident de s'enfuir de leur geôle située au premier étage de l'école communale. Dans la nuit, après avoir rongé leurs liens avec les dents, ils confectionnent une corde avec une couverture, une veste et une ceinture. Il leur faut descendre 4,5 mètres à la force des bras puis franchir un mur d'enceinte de 3 mètres, ceci malgré leur extrême état de fatigue par suite des tortures subies. Jean Lebranchu et Georges Le Gac réussissent à descendre et entament l'escalade du mur. Léon Palaria commence alors sa descente. Mais la corde cède et il tombe lourdement sur [le] sol en se cassant un pied (ou une jambe) [en] hurlant de douleur, ce qui réveille les Allemands et les Miliciens. Ils refont prisonnier Léon Palaria. Georges Le Gac se cache, mais est repris. Jean Lebranchu réussit à s'échapper. Il est le seul Résistant qui réussit à s'évader du centre de la Gestapo d'Uzel. **Léon Palaria est fusillé par les Allemands dans la forêt de Lorges, sans doute le 8 juillet 1944**.

43. Son acte de décès est officiellement établi le 20 octobre 1944 par le maire de la commune de L'Hermitage-Lorge, sur la déclaration de M. Le

---

[20] Alain Gallais, Cadoudal, *op. cit.*, p. 128.

[21] http://ekladata.com/_o3AaPCiDrOcJv93nUB_n0qDnEI/RECIT-DES-DERNIERES-HEURES-DE-LEON-PALARIA.pdf

[22] https://maitron.fr/spip.php?article203419

Fouillé, pharmacien, âgé de 36 ans, domicilié à Plœuc. En effet, selon le rapport de Marcel Guegan, le 18 octobre 1944, les gendarmes de Plœuc-L'Hermitage furent avisés par l'intermédiaire d'un lieutenant, chargé de la garde des munitions en forêt de Lorges, que deux monticules de terre semblaient recouvrir des fosses, susceptibles de recouvrir des cadavres[23]. Ces deux monticules étaient situés au lieu-dit "La Butte-Rouge", à huit cents mètres environ du village des Forges, en L'Hermitage-Lorge. Le 19 octobre, en présence de diverses autorités, les cadavres furent mis à jour. Dans chaque fosse, il y avait trois cadavres qui, à l'époque, furent tous identifiés. Dans la 1ère se trouvait le cadavre de Léon Palaria, indiqué dans le rapport de Marcel Guegan comme étant aide-vétérinaire et résidant à Plœuc. Son signalement est le suivant : *« 1m62, chemise à rayures faux-col, lunettes, pantalon à petits pois, tricot, boutons à manchettes. »* Un article paru en 2004[24] indique que les six victimes avaient les mains liées derrière le dos avec leur ceinture ou leurs bretelles. Elles portaient des contusions sur tout le corps, des traces de balles très visibles. Le terrain était entouré de barbelés et interdit au public.

Le rapport de Marcel Guegan indique que d'autres fosses ont été découvertes le 28 octobre par Alphonse Le Pêcheur. Elles contenaient vingt-huit cadavres, dont ceux de quatre femmes. Tous ont pu être identifiés, sauf deux, encore restés inconnus jusqu'à ce jour. D'après les constatations faites par le docteur Lejeune, médecin-légiste, neuf des victimes avaient été pendues, les autres auraient été tuées d'une balle dans la nuque. Tous les cadavres, sauf ceux des femmes, avaient les mains liées et certains avaient la tête écrasée ou portaient de nombreuses contusions sur le corps.

Des obsèques nationales eurent lieu à L'Hermitage-Lorge le 3 novembre 1944. Puis, au cours de cérémonies rassemblant souvent de nombreuses personnes, les inhumations ont été organisées dans les villages bretons d'où étaient originaires la plupart de ces résistants[25]. Une des

---

[23] Alain Gallais, *Cadoudal*, *op. cit.*, p. 209 (ADCA 68 J) signale que c'est un cultivateur qui a trouvé ces deux fosses.

[24] *Patriotes découverts dans les fosses de la forêt de Lorge*, rubrique La Bretagne au combat. *In* Ami entends-tu… Journal de la Résistance bretonne, n° 128, Premier trimestre 2004, p. 12 (= p. 14 du document pdf). Cet article indique que Léon Palaria fait partie des six victimes mais qu'un des six corps n'a pu être identifié. Cette version relative à la non-identification d'une des victimes est contredite par le rapport de Marcel Guegan, établi en 1948, à une date suffisamment proche des crimes commis par les Allemands pour être considérée digne de foi.

[25] Alain Gallais, *Cadoudal*, *op. cit.*, p. 213.

victimes, Pascal Fada, n'était pas breton. Ce parachutiste de l'armée régulière, arrêté par les Allemands à Moncontour, était originaire d'Ajaccio. Il fut torturé à plusieurs reprises par le capitaine Zimmer et sa bande. Il avait fait Dunkerque, la Syrie, l'Afrique en compagnie de Philippe Bidault, tous deux parachutés à Plédéliac. Fait prisonnier à Hénon, torturé à Uzel puis exécuté, son corps fut pieusement enterré au cimetière du Gouray par les soins de Mme Baratoux et de ses amis[26]. Qu'en a-t-il été pour Léon Palaria ? Jusqu'à ce jour, les recherches entreprises pour connaître le lieu d'inhumation de sa dépouille sont malheureusement restées infructueuses.

L'acte de décès de Léon Palaria porte la mention *« Mort pour la France »*. D'aucuns pourraient s'étonner qu'une telle mention concerne un étranger n'ayant pas été naturalisé français. Mais, comme le précise le Ministre délégué aux anciens combattants dans sa réponse au sénateur Ivan Renar[27], la mention *« Mort pour la France »*, attribuée aux civils et militaires français décédés dans les conditions limitativement prévues par le code des pensions militaires d'invalidité et des victimes de la guerre, l'est également aux *« engagés à titre étranger »* tués ou décédés dans les conditions fixées à l'article L. 488 du même code. Par *« engagés à titre étranger »*, il convient d'entendre, non seulement les militaires proprement dits, mais aussi les membres des formations de la Résistance spécifiées à l'article L. 262 dudit code.

Le nom de Léon Palaria figure sur le monument commémoratif[28] érigé sur l'aire de la Butte-Rouge à L'Hermitage-Lorge (cf. figure 4) pour honorer la mémoire des 55 résistants fusillés par les SS, la Gestapo et des miliciens du Bezen-Perrot[29].

---

[26] *Ami entends-tu…* Journal de la Résistance bretonne, *op. cit.*, p. 12.

[27] Question écrite n° 19315 de M. Ivan Renar (Nord – CRC) publiée dans le JO Sénat du 15/09/2002, p. 2328 et réponse du Ministre délégué aux anciens combattants publiée au JO Sénat du 20/0/2005, p. 2715.

[28] Ce monument comporte 53 noms et mentionne en plus les deux inconnus qu'il n'a jamais été possible d'identifier (site https://fr.wikipedia.org/wiki/For%C3%AAt_de_Lorge, consulté le 29/07/2022). Le samedi 15 juillet 2023, des inscriptions antisémites et néonazies ont été découvertes sur ce monument (*20 minutes*, 16 juillet 2023).

[29] Emmanuel Dumas, Président de la Société française d'histoire de la médecine et des sciences vétérinaires (SFHMSV) a fait un résumé de la fin tragique de Léon Palaria dans son article *« Les vétérinaires morts pour la France pendant la guerre de 1939-1945 »* (Bull.soc.fr.hist.méd.sci.vét., 2010,10 : 65-119), p. 89.

Sa photo figure aussi sur l'un des six panneaux commémoratifs installés dans une allée de la forêt de Lorge (cf. figure 5).

Le nom de Léon Palaria figure également sur le photomontage des résistants bessarabiens présent sur le monument de l'association française des Bessarabiens érigé dans la division 47 du cimetière parisien de Bagneux (cf. figures 6 et 7). Mais son corps n'est pas inhumé dans cette concession collective. Son nom figure sur le Mur numérique[30] au Mémorial de la Shoah à Paris, inauguré le 28 avril 2024.

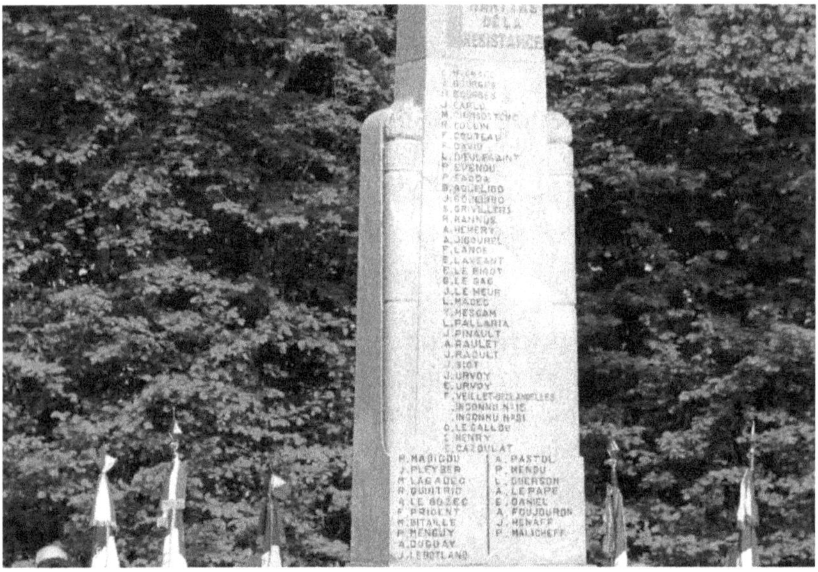

Figure 4. – Monument commémoratif érigé sur le site de la Butte-Rouge à la mémoire des cinquante-cinq résistants exécutés à L'Hermitage-Lorge (Photo Alain Gallais)[31]

[30] Le Mémorial de la Shoah a créé cette œuvre mémorielle afin de préserver et transmettre l'histoire des Juifs fusillés comme otages ou comme résistants, exécutés, victimes d'exactions, morts dans les camps d'internement en France, disparus ou qui se sont suicidés au moment de leur arrestation ou de leur déportation, déportés et morts dans les camps de concentration, ou tués dans les combats pour la libération de la France. Au 28 avril 2024, un peu plus de 4 000 noms d'hommes, de femmes et d'enfants figurent sur ce monument.

[31] Les noms de Léon Palaria et Pascal Fada sont mal orthographiés. Cette photo a été prise le 8 mai 2018 lors de la lecture de la lettre d'adieu d'un des Martyrs de la Butte rouge.

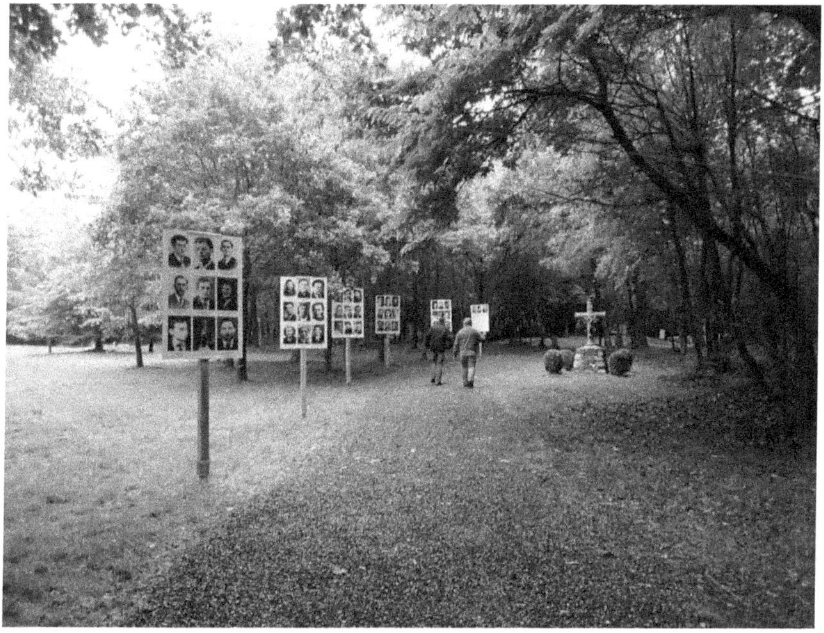

Figure 5. – Panneaux commémoratifs comportant les photos des martyrs de la Butte-Rouge. (Photo Alain Gallais)[32].

32 La photo de Léon Palaria est celle fournie par Estelle Palaria à Alain Gallais en 2009 (cf. supra, figure 2). Elle se trouve sur l'avant-dernier panneau, en haut à gauche.

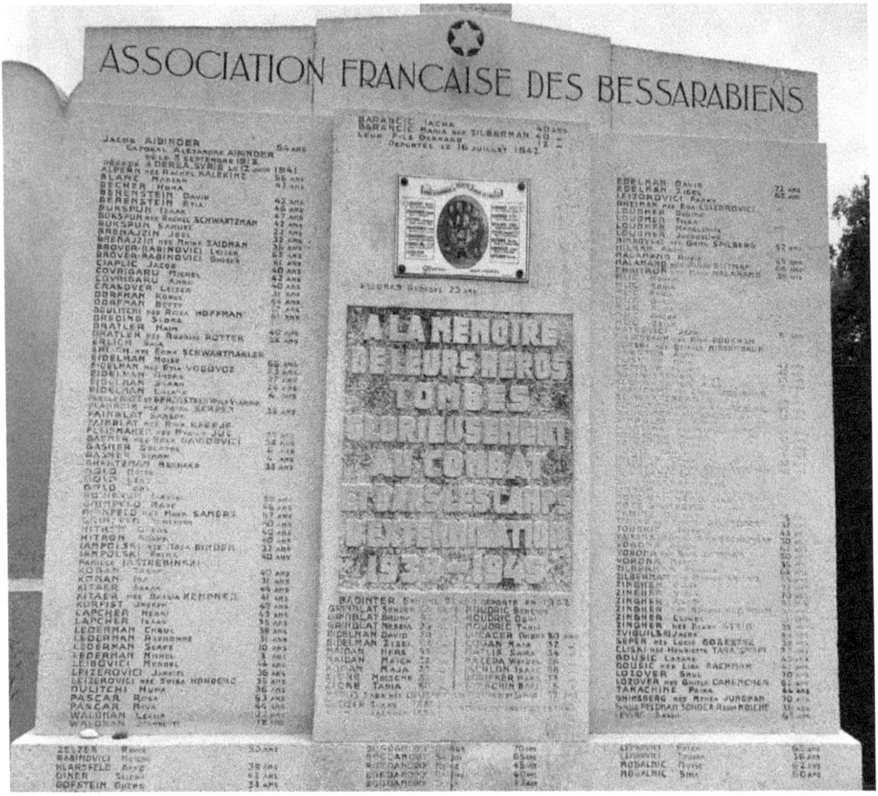
ASSOCIATION FRANCAISE DES BESSARABIENS
A LA MEMOIRE
DE LEURS HEROS
TOMBES
GLORIEUSEMENT
AU COMBAT

Figure 6. – Monument de l'association française des Bessarabiens au cimetière parisien de Bagneux (Photo Éliane Crazover, avec son aimable autorisation)

Selon le dossier FFI (Forces Françaises de l'Intérieur) consultable au Service historique de la Défense (Château de Vincennes)[33], Léon Palaria est mentionné comme faisant partie de la liste Abbé. Membre des FTP (Francs-Tireurs Partisans) depuis mars 1944 à Plouguenast (commune des Côtes-du-Nord, située à 35 km au sud de Saint-Brieuc), il participe à des sabotages et à des attaques de convois. Le 4 juillet 1945, la commission

[33] Cote GR 16 P 455411 et site internet Titres, homologations et services pour faits de résistance - Léon PALARIA - Mémoire des hommes (defense.gouv.fr). Cette référence indique que Léon Palaria est né le 07-06-1909 à Balti (Moldavie) : c'est un exemple supplémentaire de la variation, d'une source à l'autre, dans la transcription des localités et pays.
Ce site internet comporte la liste des individus dont les dossiers ont fait l'objet d'une procédure administrative pour reconnaissance de faits de résistance. Plus de 600 000 individus y sont répertoriés. Chaque fiche comprend : le nom, le prénom, la date et le lieu de naissance, l'organisme et le nom du réseau de résistance, la cote du dossier et le lien vers la source du document.

départementale rend un avis favorable à son homologation comme FFI. La commission régionale fait de même (date non précisée). Le 25 janvier 1946, la Commission nationale d'homologation des grades obtenus à titre F.F.I. prononce son homologation (n° 7.425) dans le grade d'assimilation de 1ère classe pour la période allant du 1er juin au 8 juillet 1944.

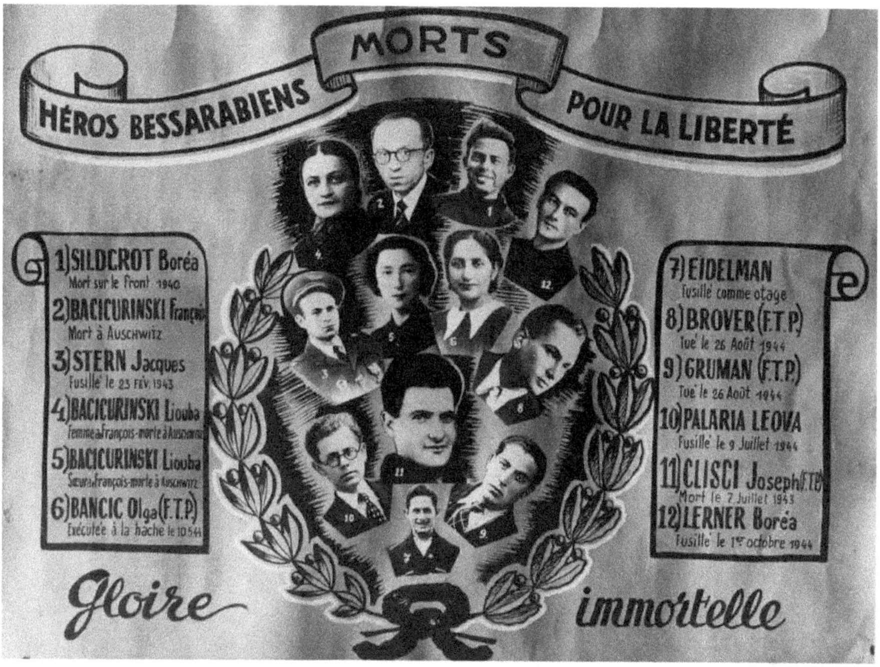
HÉROS BESSARABIENS
MORTS
POUR LA LIBERTÉ
1)SILDCROT Boréa
Mort sur le front 1940
2)BACICURINSKI
Mort à AUSCHWITZ
3)STERN Jacques
Fusillé le 23 FEV. 1943
4)BACICURINSKI Liouba
5)BACICURINSKI Liouba
6)BANCIC Olga(F.T.P.)
Exécutée à la hache le 10.5.44
7)EIDELMAN
Fusillé comme otage
8)BROVER(F.T.P.)
Tué le 26 Août 1944
9)GRUMAN (F.T.P.)
Tué le 26 Août 1944
10)PALARIA LEOVA
Fusillé le 9 Juillet 1944
11)CLISCI Joseph
Mort le 7 Juillet 1943
12)LERNER Boréa
Fusillé le 1er octobre 1944
Gloire
immortelle

Figure 7. – Photomontage des 12 héros bessarabiens 34 figurant sur le monument de l'association française des Bessarabiens (photomontage de David Diamant « Portraits de douze résistants d'origine bessarabienne : Héros bessarabiens morts pour la liberté. Gloire immortelle » (Référence : ML_A2_72.jpg). Avec l'autorisation du Mémorial de la Shoah. Musée, centre de documentation, service Photothèque.)

Mme Anne Genevard, ministre de l'agriculture et de la souveraineté alimentaire, et M. Jacques Guérin, docteur vétérinaire, Président du Conseil national de l'Ordre des vétérinaires, ont organisé une cérémonie d'hommage à la mémoire de Léon Palaria et des cinq autres vétérinaires interdits d'exercice. Elle s'est déroulée le 22 juillet 2025 au ministère de

[34] La photo de Léon Palaria porte le numéro 10. Elle se trouve dans la colonne de gauche, le 2ème en partant du bas. Ce photomontage est consultable à l'adresse suivante : http://bdi.memorialdelashoah.org/internet/jsp/core/MmsRedirector.jsp?id=1264271&type=NOTICE

l'agriculture et de la souveraineté alimentaire, 78 rue de Varenne, 75007 Paris, en présence de M. Gérard Larcher, Président du Sénat, docteur vétérinaire.

Une plaque commémorative a été dévoilée à cette occasion. Elle a pris place dans le hall d'entrée du siège du CNOV au 34 rue Breguet, 75011 Paris (cf. figure 8).

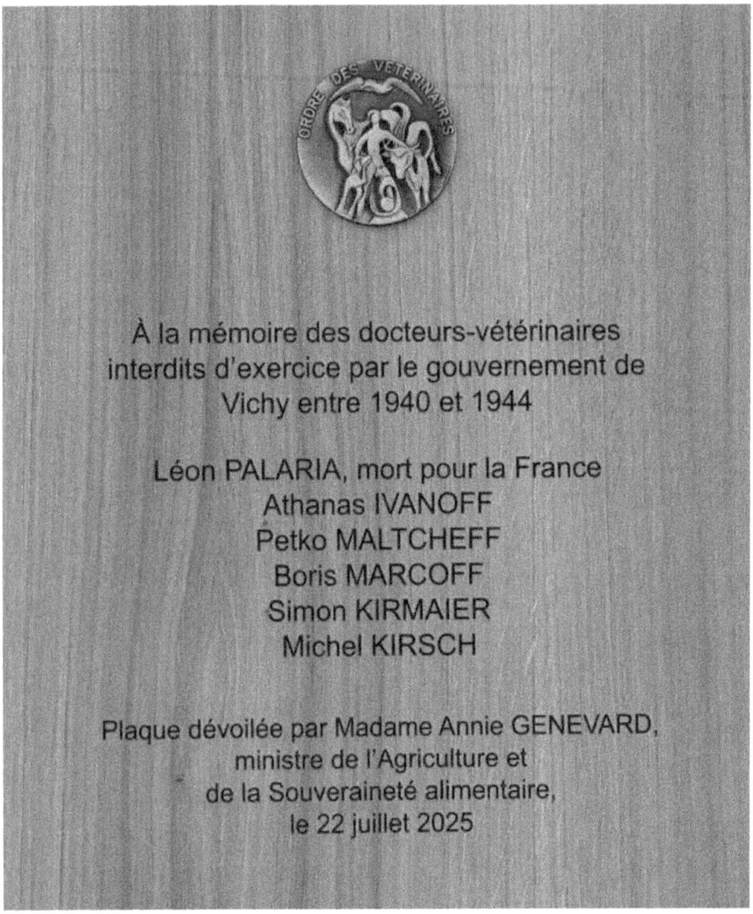

Figure 8. – Plaque commémorative des six vétérinaires interdits d'exercice (Crédit CNOV)

Épilogue.

Évolution de la réglementation à partir de la libération

À partir de la Libération, la réglementation de l'exercice professionnel pour les vétérinaires étrangers revient à ce qu'elle était en 1938 (A). Des mesures particulières plus favorables sont prises pour les vétérinaires étrangers engagés dans la Résistance (B). L'évolution ultérieure conduit à la situation actuelle où les vétérinaires étrangers bénéficient de nombreuses possibilités d'exercer légalement leur profession (C). Une conclusion générale est présentée (D).

A. L'annulation des mesures prises par le gouvernement de Vichy

44. Comme l'indiquent Conte et Pleindoux[1], l'ordonnance du 11 octobre 1944[2] déclare nulle la loi du 31 décembre 1941. Par voie de conséquence, elle rend nul d'effet le décret du 1er juillet 1942, ainsi que toutes les mesures s'y rapportant, conformément à l'arrêt du 15 décembre 1944 du Conseil d'État[3]. Les vétérinaires qui avaient été autorisés à exercer

[1] Conte et Pleindoux, *op. cit.*, p. 227, note (1).

[2] Ordonnance du 11 octobre 1944 additionnelle à l'ordonnance du 9 août 1944 relative au rétablissement de la légalité républicaine sur le territoire continental (JORF du 12 octobre 1944, NP et p. 916). La loi du 11 décembre 1941 est listée dans le tableau I de l'ordonnance.

[3] Arrêt du Conseil d'État du 15 décembre 1944, 71.107, *Sieur Jesover*, Rec. Lebon, p. 323 : *« Considérant qu'en vertu de l'article 1er de l'ordonnance du 11 octobre 1944, additionnelle à l'ordonnance du 9 août 1944 relative au rétablissement de la légalité républicaine sur le territoire continental, est expressément constatée la nullité de la loi du 22 novembre 1941 concernant l'exercice de la médecine, et plus généralement de toutes les dispositions qui instituent une distinction entre les Français qui sont nés de père français et ceux qui n'ont pas cette qualité ; qu'il suit de là que la loi du 16 août 1940,*

en vertu de la loi du 17 juin 1938 conservent bien sûr le bénéfice de leur autorisation tandis que ceux qui avaient été interdits d'exercice en application de la loi du 31 décembre 1941 vont pouvoir à nouveau exercer dans les conditions fixées par la loi de 1938. Pour éviter toute contestation, des décisions explicites d'autorisation sont parfois prises. C'est par exemple le cas pour le docteur vétérinaire Boris Marcoff, réautorisé à exercer par décision du ministre de l'Agriculture en date du 29 janvier 1945[4].

Si la vie des six vétérinaires interdits d'exercice fut sans aucun doute difficile du fait de la privation de leur moyens d'existence, il ne faut pas croire que tout s'est bien passé pour ceux qui ont obtenu l'autorisation d'exercer, notamment ceux qui sont juifs :

– Certains ont été arrêtés et transférés à Drancy. Émile Bercoff (cf. points 25, 26 et 35) est déporté à Auschwitz le 22 juin 1942 et n'en reviendra pas. Émile Kessler est interné à Drancy le 1er août 1944 sous le matricule 26197 en provenance de Saint-Étienne (numéro de carnet de fouille 159, reçu de 67 francs numéro 6799)[5]. Le 17 août 1944, le consul de Suède Raoul Nordling, muni d'un document émanant de l'état-major du général von Choltitz, entre dans le camp de Drancy avec des représentants de la Croix-Rouge. Émile Kessler est libéré le 18 août 1944 ;

– D'autres vont quitter leur lieu d'exercice et se réfugier ailleurs. C'est le cas de Nathan Bercoff (cf. supra, point 40). Il en est de même pour Georges Jessner, quittant la région parisienne pour gagner sans doute celle de Limoges. En effet, en 1945, il demande son inscription au conseil régional de l'ordre des vétérinaires de la région de Limoges. Le président de ce conseil demande à son collègue du conseil régional de l'ordre de la région de Paris des renseignements sur Georges Jessner[6]. Ce dernier lui

concernant l'exercice de la médecine, qui réservait l'exercice de la profession de médecin, de chirurgien-dentiste et de pharmacien, en France, aux Français nés de père français, et qui d'ailleurs a été abrogée par l'article 6 de la loi du 22 novembre 1941 précitée, doit être regardée comme nulle ; que, par voie de conséquence, l'arrêté du Secrétaire d'État chargé de la Santé, en date du 20 février 1941, qui a interdit au sieur Jesover l'exercice de la profession de médecin par application de la loi du 16 août 1940 est également entaché de nullité. »

[4] Archives départementales de la Haute-Vienne, 646W-163.

[5] Fichier des camps d'internement de Drancy (Mémorial de la Shoah et AN, fonds F9).

[6] Lettre du 20 février 1945 du secrétaire général de l'ordre de la région de Paris transmettant au président de ce conseil la lettre du docteur Affre, président du conseil supérieur de la région de Limoges (Archives du CSOV, consultation du 17 juillet 2025).

répond de façon très détaillée par lettre du 24 février 1945[7] : *« le docteur-vétérinaire Jessner était porté sur la liste des vétérinaires de Paris qui lui a été remise en 1942 par le syndicat des vétérinaires de Paris[8]. Le 6 février 1943, je me suis rendu 29 rue Frédéric Lemaître (20ème) où j'ai trouvé une boutique fermée. La concierge de l'immeuble m'a informé que M. Jessner est parti sans laisser d'adresse (il est israélite). En décembre 1943, je suis allé à nouveau rue Frédéric Lemaître. La concierge m'a dit qu'elle était sans nouvelles de M. Jessner. Je n'ai jamais su où il s'était réfugié. C'est la raison pour laquelle M. Jessner n'est pas inscrit au tableau régional. Je ne connaissais pas personnellement le docteur vétérinaire Jessner, mais à cette époque (1943) j'avais vu notre confrère Paul Briandet, son voisin dans le 19ème. Il ne m'a rien appris de fâcheux sur le compte de M. Jessner. D'autre part, je n'ai jamais eu aucun mauvais renseignement sur son compte. »*

Dans certains cas, les vétérinaires qui avaient été soit interdits d'exercice, soit prisonniers de guerre, soit déportés avaient été "remplacés" par de jeunes confrères. Les CROV sont plusieurs fois intervenus comme « médiateurs », soulignant l'importance accordée à la loyauté de la concurrence[9]. Cette intervention contraste avec celle concernant les médecins. Audric Capella signale[10] que *« si dans l'intervalle de leur absence un autre confrère s'est légalement installé dans leur ressort, ils ne pourront exiger son départ auprès de l'institution ordinale. Bien que cette situation puisse porter préjudice aux praticiens anciennement interdits d'exercer, elle ne peut décemment être résolue sans remettre en cause le principe de la liberté d'installation médicale. Cette règle de portée générale cesse toutefois de s'appliquer si le praticien a décidé de profiter de l'absence de son confrère pour s'installer dans son propre domicile ou local de travail. Dans une telle hypothèse, le professionnel lésé est en droit de se prévaloir de l'ordonnance du 14 novembre 1944 sur*

[7] Lettre du 24 février 1945 du docteur Hénault, président du conseil supérieur du conseil de l'ordre des vétérinaires de la région de Paris à Monsieur le secrétaire général du conseil supérieur de l'ordre des vétérinaires de la région de Limoges (Archives du CSOV, consultation du 17 juillet 2025).

[8] L'article 18 de la loi n° 296 du 18 février 1942 relative à l'institution d'un ordre des vétérinaires précitée précise, en effet, que *« les syndicats et sections syndicales de vétérinaires existants à ce jour sont déclarés dissous et que le patrimoine des syndicats départementaux ou régionaux ainsi que celui des sections départementales ou régionales sera dévolu aux conseils régionaux. »*

[9] Archives du CSOV (consultation du 17 juillet 2025).

[10] Capella (Audric), *op. cit.*, p. 622.

la nullité des actes de spoliation afin de réclamer le départ du praticien et la restitution de ses biens meubles et immeubles[11] ».

Les lignes qui suivent retracent le parcours des vétérinaires interdits d'exercice en 1942 et 1943. Leurs dossiers de naturalisation fournissent d'intéressants éléments d'information à ce sujet.

45. S'agissant du docteur Athanas Ivanoff, son dossier de naturalisation[12] précise qu'il est né le 6 octobre 1900 à Dermantzi, arrondissement de Loucovit (Bulgarie). De nationalité bulgare, il arrive en France en octobre 1927. Il fait ses études vétérinaires à l'ENV Toulouse du 18 octobre 1927 au 13 septembre 1931 et soutient sa thèse de doctorat vétérinaire (*La fourbure chronique du Cheval*) le 4 juillet 1933 à Toulouse[13].

Il s'installe à Gimont (Gers) le 6 septembre 1931. Selon le maire, il est très estimé de toute la population. Il y soigne gratuitement les chevaux de la gendarmerie locale jusqu'en octobre 1937, date de la suppression des chevaux de la brigade.

Il se marie le 25 septembre 1934 avec Inès Marie Louise Julienne Roux. Ils n'auront pas d'enfant.

Il dépose sa demande de naturalisation le 13 juin 1938. Elle lui est accordée le 5 octobre 1939 (JORF du 12 octobre 1939, p. 12176). Le 22 juillet 1941, la commission de révision des naturalisations donne un avis favorable au maintien de sa naturalisation.

Il est interdit d'exercice par arrêté du ministre de l'agriculture du 17 novembre 1942 (JOEF du 2 décembre 1942, p. 3975), après avis défavorable de la Commission supérieure de contrôle émis le 4 novembre 1942 (cf. supra, points 1 et 27).

Il semble alors s'être retiré dans la propriété de la famille de son épouse à Brugnens (Gers).

Le témoignage du Dr Jean-Louis Lacroix[14] fournit des informations sur sa reprise d'activité professionnelle à la Libération. Il est reproduit ci-dessous.

---

[11] Ordonnance du 14 novembre 1944 portant première application de l'ordonnance du 12 novembre 1943 (J.O.R.F., 15 novembre 1944, p. 1310).

[12] Dossier de naturalisation n° 39.323x38, AN, cote 19770897/137.

[13] Ivanoff (Athanas), *La fourbure chronique du cheval*, Thèse de doctorat vétérinaire, Toulouse, 1933, n° 46, 58 pages.

[14] Mél adressé à Yves Soyeux le 21 mars 2022.

« M. Ivanoff exerçait bien à Gimont jusqu'en 1942, année pendant laquelle il a dû "s'exiler" de la région par décision du Gouvernement de Vichy.

Le maire de Gimont de l'époque s'est donc retrouvé sans vétérinaire rural, au grand désespoir de ses administrés qui étaient, en ces temps, pour beaucoup éleveurs de bovins et d'équins. Il se mit alors en contact avec le directeur de l'ENVT [le professeur Marcel Petit] pour lui demander si un jeune vétérinaire pouvait venir remplacer M. Ivanoff, du moins jusqu'à son retour.

Or il se trouve qu'un jeune vétérinaire toulousain, parti sous les drapeaux depuis peu, était rentré précipitamment se "cacher" à Toulouse après avoir participé avec un de ses supérieurs à un acte de résistance à Belfort : immobilisation d'une partie de la cavalerie allemande stationnée dans la ville de Belfort après injection délibérée de térébenthine dans les tendons du suspenseur du boulet des chevaux. C'est ainsi que le Dr Jean Laporte, né en 1917 et décédé en 1989, se retrouva à Gimont en 1942 et commença à exercer dans la clientèle de M. Ivanoff.

À la Libération, M. Ivanoff récupéra l'autorisation de travailler et revint à Gimont pour reprendre sa clientèle. Mais c'était sans connaître le caractère bouillant de Jean Laporte qui lui rétorqua que, maintenant, le vétérinaire de Gimont c'était lui et que la clientèle allait dorénavant le suivre. Bref, après cette altercation pendant laquelle les deux protagonistes restèrent sur leurs positions, la clientèle se scinda en 2 parties et Messieurs Ivanoff et Laporte travaillèrent en concurrence. Tout resta sur cette base de double cabinet jusqu'en 1964, date à laquelle M. Ivanoff décida de prendre sa retraite et vendit sa clientèle, non pas à Jean Laporte, mais à un jeune gimontois fraichement sorti de l'école de Toulouse, à savoir M. Marc Clua. Quant à M. Ivanoff, il continua de vivre à Gimont. Il décéda dans les années 80, et son épouse dans les années 90.

M. Clua s'associa par la suite avec le Dr Charles Touge. Ils restèrent toujours en concurrence avec Jean Laporte. On peut dire sans exagérer que les rapports entre les deux cabinets n'étaient pas au beau fixe !

Mais, en 1987, Jean Laporte est malade du cœur et son épouse tente de trouver un repreneur. Par le jeu des aides en clientèle et en prophylaxie, c'est finalement moi qui me présente pour racheter la clientèle dont la cession sera finalisée après le décès de M. Laporte.

Par la suite et après moult tergiversations, je finirai par m'associer avec Marc Clua en janvier 1990, marquant de ce fait la réunion des deux cabinets après près de 50 ans de concurrence. M. Clua prit sa retraite libérale en 1998, et il est décédé en 2013. »

Par ailleurs, M. Jacques Lajoux, responsable des archives municipales de Gimont, indique qu'il a *« bien connu M. et Mme Ivanoff, qui logeaient au 118 rue Nationale à Gimont. [...] C'était un homme affable et courtois, parfaitement intégré dans la population gimontoise qui témoignait à son égard de l'amitié et du respect. »*[15]

Athanas Ivanoff prend sa retraite en 1964. Il décède en juin 1984, âgé de presque 84 ans (la date précise et le lieu de son décès ne sont pas connus). Il est inhumé dans la tombe familiale du cimetière de Brugnens, comme le sera plus tard son épouse, née Inès Roux, décédée le 19 octobre 1992.

46. S'agissant du docteur Petko Maltcheff (cf. figure 9), son fils Jean, lui aussi vétérinaire et qui a pris la suite de son père à Salers, affirme que celui-ci n'a jamais voulu parler de cette période[16].

Selon son dossier de naturalisation[17], il est né le 18 janvier 1905 à Kazanlik (Bulgarie) et est baptisé le 21 août 1905. Il est de nationalité Bulgare.

Il fait ses études vétérinaires à l'ENV Toulouse du 14 octobre 1928 au 13 juillet 1932. Il soutient sa thèse de doctorat vétérinaire (*Contribution à l'étude clinique de la peste porcine*) le 22 avril 1942 à Toulouse.

Il s'installe à Salers (Cantal) fin 1933 à la demande du comice agricole du canton. Le comice agricole local cherchait en effet à s'adjoindre les services d'un vétérinaire pour contribuer à l'amélioration de la race bovine Salers, très belle race mais parfois un peu nerveuse. La forte carrure de Petko Maltcheff lui permet d'être retenu.

Il se marie à Salers le 18 juillet 1939 avec Charlotte Marguerite Merle. Ils auront 3 enfants : Jean, Jacques et Anne.

Sa demande de naturalisation est transmise au ministère de la Justice avec avis très favorable le 12 janvier 1940 par le préfet d'Aurillac. Le 17 juin 1940, il est avisé que sa naturalisation lui est acquise dès qu'il aura versé les droits de sceaux. Mais la débâcle survient et sa naturalisation reste en suspens.

---

15 Lettre de M. Lajoux à Yves Soyeux, datée du 27 mars 2022.

16 Entretien téléphonique du Dr Jean Maltcheff avec Yves Soyeux le 7 juin 2022.

17 Dossier de naturalisation n° 1679x39, AN, cote 19770899/31.

Sur plainte du syndicat des vétérinaires du Cantal déposée le 30 juillet 1941, le tribunal correctionnel de Mauriac le condamne le 6 février 1942 à 200 frs d'amende avec sursis pour exercice illégal de la médecine (usurpation du titre de docteur vétérinaire et délivrance illégale de substances toxiques)[18].

Par arrêté du 3 octobre 1941, le préfet du Cantal lui interdit d'exercer. Le 23 août 1942, les maires de plusieurs communes du canton adressent une requête au préfet pour qu'il puisse exercer.

En application de la loi du 31 décembre 1941, il est interdit d'exercice par arrêté du ministre de l'agriculture du 17 novembre 1942 (JOEF du 02/12/1942) après avis défavorable de la commission supérieure de contrôle émis le 21 octobre 1942 (cf. supra, points 1 et 27).

Son fils Jean sait qu'il est entré dans la Résistance après son interdiction d'exercice. Selon son dossier FFI[19], il s'est en effet mis à la disposition du groupe de résistance de Salers dès le mois de novembre 1942. Il fait d'abord partie du groupement Renaud dans le Cantal. Il est ensuite volontaire au maquis à la 2e demi-brigade Thollon et participe, à ce titre, à divers combats (Pas de Compaing, Lioran, Decize, Lyon, Bourbon-Lancy et Dijon). Le 26 septembre 1944, il est nommé sous-lieutenant vétérinaire par le commandant Thollon. Il est titulaire d'une citation à l'ordre du régiment, rédigée par le lieutenant-colonel Thollon, commandant la 3ème demi-brigade : *« Maquisard de la 1ère heure, bien que de nationalité étrangère, n'a pas hésité à abandonner son métier et sa spécialité pour libérer le sol français. A fait preuve d'un courage et d'un sang-froid remarquables sous les feux de l'ennemi pendant les combats du Cantal, de Lyon et des rives de la Loire. Lors de l'engagement de Champlevois, volontaire comme d'habitude, s'est porté au secours d'un camarade grièvement blessé. Est un exemple pour ses camarades français. »* Démobilisé le 1er octobre 1944, il fait partie du groupe de résistance de Salers jusqu'au 15 octobre 1944.

---

[18] Une lettre du 27 septembre 1945 du procureur de la République d'Aurillac indique qu'à cette époque Petko Maltcheff avait été victime des tracasseries d'un vétérinaire de la région.

[19] SHD, Vincennes, dossier 16P387749. Son appartenance FFI a été reconnue par la commission régionale le 28 mai 1948.

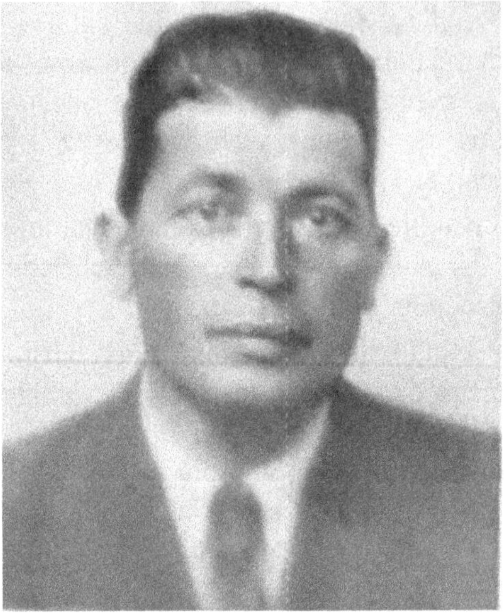

Figure 9. – Petko Maltcheff (dossier FFI. Homologation de grade FFI) Après la Libération, il reprend son activité professionnelle à Salers.

Il est naturalisé français par décret du 12 mars 1947[20]. Il exerce à Salers jusqu'en 1978. Il y décède le 10 janvier 1978 en partant travailler. Il a alors 73 ans.

47. S'agissant du docteur Boris Marcoff (cf. figure 10), selon son dossier de naturalisation[21], il est né le 22 avril 1897 à Rébro, district de Breznik (Bulgarie). De nationalité bulgare, il entre en France le 11 novembre 1927. Il fait ses études vétérinaires à l'ENV Toulouse du 7 décembre 1927 à fin juillet 1931 et soutient sa thèse de doctorat vétérinaire (*Étude sur la valeur anti-infectieuse des dérivés sulfamidés en thérapeutique canine*) le 20 décembre 1937 à Toulouse.

Il effectue différents stages et remplacements à Niort, Ruffec, Parthenay, St Jean d'Angely et Arcigny avant de s'installer à Nexon (Haute-Vienne) le 1er janvier 1939, prenant la succession du Dr Beziau. C'est là qu'il se fixe après avoir épousé le 8 juillet 1939 Céline Léonide Lucienne Lelong, la fille du médecin exerçant dans cette commune et issu d'une famille ayant une certaine fortune[22]. Ils n'auront pas d'enfant.

---

[20] Décret publié au JORF du 16 mars 1947, p. 2512.

[21] Dossier de naturalisation n° 2615x42, AN, cote 19770906/55.

[22] À son décès, Lucienne Lelong lègue à la commune de Nexon tous ses avoirs d'un montant de 2.800.000 euros (mél du Dr Jean Atzémis à Yves Soyeux le 5 juillet 2022).

Il fait sa demande de naturalisation le 16 mars 1939. Tous les documents établis, à l'appui de sa demande, par les vétérinaires l'ayant employé comme aide ou remplaçant, par les préfets des départements où il exerce pendant ses périodes d'aide ou de remplacement, par ses enseignants et par les personnes chez qui il loge lui sont favorables. Dans sa lettre du 24 février 1940, le préfet du département des Deux-Sèvres signale tout d'abord que, *« pendant son séjour dans le département, la conduite, la moralité et l'attitude au point de vue national de cet étranger n'ont donné lieu à aucune critique. »*

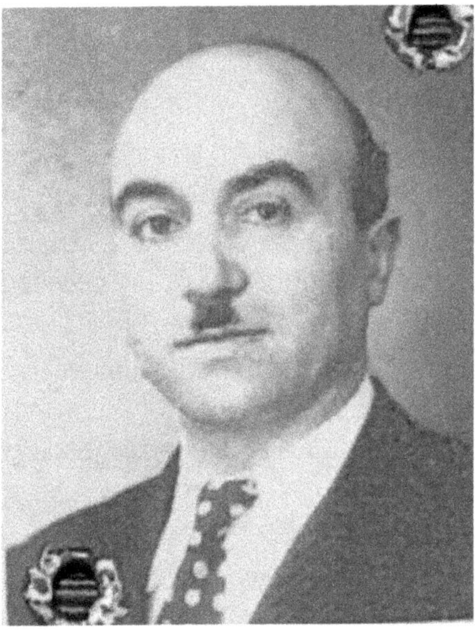

Figure 10. – Boris Markoff (dossier de naturalisation)

Mais il indique ensuite que, *« cependant, le commissaire de police de Parthenay signale que, dans cette ville, Markoff paraissait nourrir une certaine sympathie pour les doctrines communistes sans toutefois extérioriser ses sentiments en public. »* Il estime *« que, dans ses conditions, sa demande de naturalisation ne devrait être accueillie que dans le cas où son attitude actuelle, au point de vue national, serait absolument correcte. »* Sans doute, l'appréciation de son attitude est-elle jugée défavorable, puisque, par décision du 24 janvier 1943, le Secrétaire général du ministère de la Justice, sa demande est ajournée.

Son dossier de naturalisation est à nouveau présenté après la Libération. Les différents rapports des autorités municipales et préfectorales lui sont cette fois-ci favorables. De plus, dans son dossier, figure un document de poids, à savoir le certificat établi le 28 juillet 1948[23] par Guy Durengue, chirurgien-dentiste à Nexon, nom de guerre J. Laramet, président de la section des anciens de l'A.S. de Nexon, membre du Comité directeur départemental[24] :

« Le docteur Boris Marcoff s'est offert spontanément à me conduire sur ses propriétés quand je recherchais des terrains de parachutage. Sur ma demande, il a fait le relevé topographique de ces terrains.

Il m'a toujours demandé d'être incorporé à notre groupe de Résistance. Étant donné sa qualité d'étranger, et surtout ayant son confrère Chambon, alors S.O.L.[25] puis supposé membre de la milice, qui ne cessait de le surveiller, usant même de ses prérogatives du moment pour lui faire interdire l'exercice de sa profession, je l'ai fait paraître le moins possible.

Le docteur Marcoff nous a rendu de très grands services (nous a remis les armes qu'il avait,... essence, liaisons, etc.). »

Boris Marcoff est naturalisé par décret du 4 mars 1949[26]. Il continue à exercer à Nexon jusqu'en novembre 1967. Il y décède 2 ans plus tard, le 2 octobre 1969, à l'âge de 72 ans.

48. S'agissant de Michel Kirsch, un document manuscrit, daté du 13 février 1943, établi par le service des Renseignements généraux de la préfecture de police[27], fournit des indications sur son parcours :

« Ayant obtenu le divorce le 15 août 1920 à Essentouki (Russie), sa ville de naissance, il se serait remarié le 21 novembre 1922 à Sofia (Bulgarie). Après avoir séjourné successivement comme réfugié russe en Turquie, Bulgarie, Tchécoslovaquie, Italie et Suisse, il est arrivé en France le 24 juillet 1921, venant de Constantinople, nanti d'un passeport brésilien délivré à Prague par le représentant consulaire du Brésil en cette ville.

---

[23] Émis sur papier à en-tête de la Confédération nationale des maquis et des militants de la Résistance (AD de la Haute-Vienne, Dossiers individuels de naturalisation accordées pendant l'année 1949 646W163).

[24] Ex-chef de secteur à la Résistance (A. S.), ex-capitaine au 3ème bataillon O.R.A., médaille de la Résistance.

[25] Le Service d'Ordre Légionnaire (S.O.L.) était conçu pour maintenir l'ordre et défendre les idées du maréchal Pétain, mais il a rapidement évolué vers des activités de collaboration avec l'occupant allemand. En 1943, le S.O.L. fut intégré dans la Milice française (NDLR).

[26] Décret publié au JORF du 13 mars 1949, p. 2618.

[27] Archives PP, dossier Hélène Don Fezing et Michel Kirsch, cote 91.975.

Michel Kirsch revendique la nationalité brésilienne et était connu comme tel dans les services de la préfecture de police[28].

De 1936 à mai 1941, il habitait 68 rue d'Auteuil à Paris (16ème arrondissement) et exploitait une clinique vétérinaire à cette adresse.

Frappé en novembre 1940 de l'interdiction d'exercer l'art vétérinaire en tant qu'étranger en application de la loi du 12 novembre 1940, il déclare que, sans occupation et sans ressources, il s'est mis à cette époque à la disposition des autorités occupantes, service de l'intendance, pour achat de marchandises non contingentées. Le 22 juillet 1941, lesdites autorités lui ont délivré un certificat l'habilitant pour ces achats. Toutefois, il est à noter qu'il a été mêlé, avec plusieurs comparses la plupart étrangers, dans une affaire de marché noir. De ce fait, il a été interné le 27 mars 1942 au camp des Tourelles, d'où il a été libéré le 2 septembre 1942 sur intervention des autorités occupantes. Depuis sa libération, il déclare être employé par lesdites autorités comme employé auxiliaire et homme de confiance, chargé de démarches commerciales et administratives.

Il est titulaire d'un récépissé de demande d'une carte d'identité en qualité de "travailleur industriel", délivré par la préfecture de police le 6 janvier 1943, valable jusqu'au 6 avril 1943, au titre d'"employé", en exécution de la circulaire ministérielle n° 339 datée du 22 juillet 1941. Depuis mai 1941, il est domicilié 48 bis rue Raynouard à Paris (16ème arrondissement).

Il sollicite l'annulation de la mesure le frappant d'interdiction d'exercer l'art vétérinaire et, si possible, l'autorisation d'exercer à Paris, comme auparavant.

Il est connu aux Archives centrales (dossier n° 19.280) par un rapport daté de juin 1941 établi sur l'Union de Bienfaisance des Dames du Don en France. On ne relève rien de particulier à son égard. Il y a un dossier (n° 87.891) le concernant aux Archives de la police judiciaire dans lequel se trouve un rapport de la brigade de la voie publique de la police judiciaire au sujet d'une lettre anonyme, adressé à la Sûreté nationale, le signalant comme se livrant à des agissements suspects. Ce rapport ne relève rien de défavorable, mais on mentionne toutefois qu'il est sans occupation définie et que ses ressources sont précaires. Il est inconnu aux Archives spéciales mixtes[29] *et aux sommiers judiciaires.*

---

[28] Comme indiqué précédemment (cf. supra, point 15), le préfet de police l'a inscrit sur le registre prévu par la loi du 17 juin 1938 en tant que Brésilien.

[29] Ces archives sont appelées « mixtes » parce qu'elles combinent des éléments pertinents issus à la fois de l'administration générale et de la police judiciaire ou politique (NDLR).

Des renseignements pris à son dossier, il semble que toutes réserves doivent être faites sur sa conduite et sa moralité. Depuis son arrivée dans notre pays, il n'a jamais eu d'activité régulière en dehors de l'époque où il a effectivement exploité sa clinique vétérinaire, rue d'Auteuil. Il fait figure d'aventurier, n'ayant vécu la plupart du temps que d'expédients. »

Si l'avis motivé du préfet de police joint au dossier de demande d'autorisation d'exercice sollicitée par Michel Kirsch s'est appuyé sur cette conclusion, il n'est pas surprenant que la Commission supérieure de contrôle émette, le 26 mai 1943, un avis défavorable que va suivre le ministre en prenant un arrêté d'interdiction, non publié, daté du 12 juin 1943 (cf. supra, point 28).

Les recherches effectuées n'ont pas permis de trouver trace d'une reprise d'activité professionnelle de la part de Michel Kirsch après la Libération. Il n'y a aucune trace d'une naturalisation.

Domicilié 48 bis rue Raynouard[30], il décède le 7 octobre 1947, à l'âge de 56 ans, à l'Hôpital de la Pitié-Salpêtrière[31]. Il est inhumé dans un des carrés juifs du cimetière parisien de Bagneux.[32]

49. Joseph Narvi, vétérinaire à Broons (Côtes-du-Nord), à qui le préfet de ce département avait notifié en décembre 1940 une interdiction d'exercice, laquelle fut désavouée par la *Feldkommandatur* de Saint-Brieuc (cf. supra, point 34), poursuit son activité pendant quelque temps, comme le font un certain nombre de Juifs du département. Cette situation irrite le chef des services de sécurité allemands (*Aussenkommando* de Saint-Brieuc) qui s'en plaint vertement auprès du préfet par lettre du 22 décembre 1942 : « *Ces temps derniers, nous avons remarqué à plusieurs reprises que les services français de la police du département des Côtes-du-Nord exécutent, contrairement à tous les règlements en vigueur, les mesures à prendre contre les Juifs avec une complaisance que je ne tolèrerai pas plus longtemps.* » Le préfet y répond en tentant de justifier ses fonctionnaires. Il s'attire une réponse cinglante : « *Veuillez me faire parvenir un rapport mentionnant que la préfecture a pris les mesures nécessaires [...] et des sanctions disciplinaires à l'encontre des services de police français responsables.* » Cet accès de colère rendait, hommage, bien involontairement, à la police et à la gendarmerie des Côtes-du-Nord, pour

---

[30] C'est ce domicile dont fait état la CSC au cours de sa réunion du 26 mai 1943 (cf. supra, point 28), comme le fait le document du service des Renseignements généraux.

[31] Acte de décès n° 3441 (Archives de Paris, Actes de décès, 1947, 13e arrondissement, cote 13D 350, vue 6/31).

[32] Cimetière parisien de Bagneux, Division 115, Section 1, ligne 1, tombe 10.

le peu de zèle apporté à l'application des ordonnances allemandes. Civisme confirmé par le témoignage de Madame Narvi, épouse de Joseph Narvi. Alors qu'il se rendait à une convocation du *Aussenkommando* de Saint-Brieuc, en août 1943, Joseph Narvi rencontra deux gendarmes qu'il informa du but de son déplacement. Ceux-ci le dissuadèrent vivement de poursuivre son voyage et lui conseillèrent de ne pas retourner chez lui. Sans quitter le département, il vécut les derniers mois de l'Occupation dans la clandestinité.[33] Effectivement, en octobre 1943, sur le fichier des Juifs des Côtes du Nord, il est signalé que Joseph Narvi, vétérinaire à Broons a "disparu en août 1943" et que les recherches entreprises pour le retrouver sont "demeurées infructueuses"[34].

Les recherches effectuées n'ont pas permis de retrouver la trace de son activité professionnelle après la Libération.

50. Au total, à la Libération et jusqu'en 1982, la réglementation applicable aux vétérinaires étrangers reste celle prévue par la loi de 1938, qui ne permet à aucun nouvel étranger vétérinaire de pouvoir exercer, dans la mesure où il n'exerçait pas au moment de la promulgation de cette loi et n'avait pu se faire inscrire sur le registre tenu par le préfet du département. Toutefois, en 1948, le législateur édicte des règles particulières pour les vétérinaires étrangers qui se sont engagés dans la Résistance.

B. La reconnaissance du législateur envers les vétérinaires étrangers résistants

51. La loi du 17 juin 1938 relative à l'exercice de la médecine vétérinaire dispose en son article 1er : *« Sont seuls autorisés à exercer la médecine et la chirurgie des animaux, les personnes de nationalité française munies du diplôme d'État français de vétérinaire ou du diplôme d'État français de docteur-vétérinaire ».* Elle prévoit toutefois, en son article 6, des dérogations à ces dispositions, mais celles-ci sont limitatives dans le temps (cf. supra, point 14).

Il en résulte qu'un certain nombre de vétérinaires étrangers naturalisés français depuis la loi du 17 juin 1938 ou en instance de naturalisation, titulaires soit du diplôme français de vétérinaire ou de docteur-vétérinaire,

---

[33] Claude Toczé, *op. cit.*, p. 313. L'auteur indique (p. 360) que *« dans les Côtes-du-Nord, en janvier 1944, il ne restait plus de Juifs connus des autorités. Les rares résidents, comme Joseph Narvi, le vétérinaire de Broons, avaient choisi la clandestinité. »*

[34] Lambert (Annie), 1990, *op. cit.*, p. 41.

délivré à titre étranger, soit d'un diplôme de vétérinaire délivré à l'étranger, résidant en France pendant la durée des hostilités, ayant rendu au pays de grands services dans l'armée ou dans la résistance, se trouvent dans l'impossibilité d'exercer légalement la médecine et la chirurgie des animaux sur Je territoire français.

Compte tenu des services qu'ils ont rendus à la nation, un projet de loi est soumis au Parlement. Son but est de leur accorder l'autorisation d'exercer leur profession. Établi en accord avec l'ordre national des vétérinaires[35] et s'inspirant de l'ordonnance du 6 août 1945 relative à l'exercice de la médecine par les médecins étrangers[36], il précise les conditions de dérogations aux dispositions de la loi du 17 juin 1938.

L'Assemblée nationale, après avoir entendu le rapport du député Raymond Moussu, docteur vétérinaire[37], président de la commission de l'agriculture de cette assemblée, adopte le 27 avril 1948, en première lecture, un projet de loi relatif à l'exercice de la médecine et de la chirurgie des animaux par des vétérinaires étrangers.

L'article 1er du projet de loi prévoit que les vétérinaires d'origine étrangère, naturalisés français ou en instance de naturalisation à la date de la présente loi, s'ils sont titulaires soit du diplôme français de vétérinaire ou de docteur-vétérinaire à titre étranger, soit d'un diplôme de vétérinaire délivré à l'étranger dont l'équivalence avec le diplôme français sera reconnue, pourront exercer la médecine et la chirurgie des animaux s'ils remplissent l'une des conditions suivantes :

1° S'être engagé pour la durée de la guerre dans une unité combattante de l'armée française en 1939-1940 ;

2° S'être engagé dans une formation des Forces françaises libres ;

3° S'être engagé dans une des formations françaises qui ont combattu contre l'Axe depuis le mois de novembre 1942 ;

4° Avoir participé effectivement à la Résistance en France avant le 6 juin 1944.

---

[35] Loi n° 47-1564 du 23 août 1947 relative à l'institution d'un ordre national des vétérinaires (JORF du 24 août 1947, pp. 8375-8377).

[36] Ordonnance du 6 août 1945 relative à l'exercice de la médecine par des vétérinaires étrangers (JORF du 7 août 1945, p. 4887).

[37] Moussu (Raymond) Thèse de doctorat vétérinaire, *Recherches sur certaines affections enzootiques du système nerveux central des animaux domestiques*, Alfort, 1926, n° 104.

Il confère ainsi aux bénéficiaires un droit de plein exercice, contrairement à l'exercice restreint accordé aux vétérinaires étrangers par la loi du 17 juin 1938.

Il subordonne l'autorisation à l'avis d'une commission spéciale et prévoit qu'elle sera accordée par arrêté du ministre de l'Agriculture. L'autorisation cessera de plein droit d'avoir effet à l'expiration d'un délai de trois mois à compter du jour de la notification du refus de naturalisation opposé à un vétérinaire étranger.

L'article 2 fixe la composition de la commission d'examen, chargée de donner son avis sur les demandes présentées et sur les équivalences de diplômes étrangers possédés par les docteurs-vétérinaires ou vétérinaires étrangers sollicitant le bénéfice des dispositions prévues. Plus étoffée que la commission supérieure de contrôle prévue par la loi du 31 décembre 1941 qui ne comportait que cinq membres (cf. supra, point 25), elle en comporte le double dont l'inspecteur général des écoles nationales vétérinaires, un représentant du conseil supérieur de l'ordre des vétérinaires et un représentant du syndicat national des vétérinaires de France et des colonies.

Le projet adopté est alors transmis au Conseil de la République. Son rapporteur est Charles Brune, docteur vétérinaire lui aussi[38]. Il fait observer que l'exposé des motifs du projet de loi énonçait que *« la loi sera également applicable à l'Algérie et aux territoires relevant du ministère de la France d'outre-mer »*. Le texte du projet adopté par l'Assemblée nationale est muet sur ce point. Il précise que la commission de l'agriculture, estimant cette extension souhaitable, propose d'ajouter au projet de loi un article 3 rédigé comme suit : *« Un règlement d'administration publique rendra la présente loi applicable à l'Algérie et aux territoires dépendant du ministère de la France d'outre-mer. »* Il fait observer qu'une disposition analogue est, du reste, inscrite dans la loi du 17 juin 1938 (art. 8). Le 3 juin 1948, le Conseil de la République adopte le projet de loi ainsi complété.

Transmis à l'Assemblée nationale pour une ultime lecture après examen d'un nouveau rapport de Raymond Moussu, celle-ci adopte, le 21 septembre 1948, le projet de loi dans les mêmes termes que ceux du

[38] Brune (Charles), Thèse de doctorat vétérinaire, *Le décret du 24 janvier 1934 et les saisies en matière de tuberculose (viandes, abats, sangs)*, Alfort, 1938, n° 1.

Conseil de la République. Vincent Auriol, Président de la République, promulgue le 22 septembre 1948 la loi ainsi adoptée.[39]

Son arrêté d'application du 19 novembre 1948[40], directement inspiré de l'arrêté du 25 août 1945 concernant les médecins étrangers[41], énumère les documents à joindre à leur demande par les pétitionnaires (article 1er), la commission d'examen pouvant en outre exiger tout complément d'information qu'elle juge nécessaire. Son article 2 précise que les vétérinaires d'origine étrangère ainsi admis à exercer en France sont soumis à l'ensemble des dispositions législatives en vigueur réglant l'exercice de la médecine vétérinaire, notamment celles édictées par la loi du 23 août 1947 relative à l'institution d'un ordre national des vétérinaires.

Par arrêté du 13 octobre 1949[42], cinq vétérinaires d'origine étrangère naturalisés français sont autorisés à exercer la médecine et la chirurgie des animaux :

– M. Bassire[43] (Taghi), né le 23 juillet 1910 à Téhéran (Iran), demeurant à Lyon (Rhône) ;

– M. Decaris (Louis-Jacques), né le 6 septembre 1909 à Trogir (Yougoslavie), demeurant à Paris, 88, rue Reynouard ;

– M. Kirmaier (Simon), né le 28 mai 1911 à Storojinet (Roumanie), demeurant à Saint-Germain-les-Belles (Haute-Vienne) ;

– M. Lunati (Bruno), né le 2 août 1921 à Volfraso (Italie), demeurant à Lévignac-sur-Save (Haute-Garonne) (l'arrêté de rejet du 5 avril 1949 le concernant étant rapporté) ;

– M. Spiegelman (Aron), né le 15 janvier 1915 à Bedzin (Pologne), demeurant à L'Hébergement (Vendée), tandis que l'autorisation est refusée pour trois autres :

---

[39] Loi n° 48-1465 du 22 septembre 1948 relative à l'exercice de la médecine et de la chirurgie des animaux par des vétérinaires étrangers (JORF du 23 septembre 1948, p. 9365).

[40] Exercice de la médecine et de la chirurgie des animaux par des vétérinaires étrangers. Arrêté du 19 novembre 1948 (JORF du 28 novembre 1948, p. 11585).

[41] Arrêté du 25 août 1945 relatif à l'exercice de la médecine par les médecins et les chirurgiens-dentistes étrangers visés par l'ordonnance du 6 août 1945 (JORF du 30 août 1945, p. 5427).

[42] Autorisation d'exercer la médecine et la chirurgie des animaux. Arrêté du 13 octobre 1949 (JORF du 20 octobre 1949, p. 10570).

[43] Son nom est en fait Bassiri, et non pas Bassire (cf. sa thèse de doctorat vétérinaire et son dossier de naturalisation, dont les références sont mentionnées ci-dessous).

– M. Drbal (Zdenck), né le 9 avril 1912 à Cerveny-Hradek (Tchécoslovaquie), demeurant à ferme Manuca, à Vernon (Eure) ;

– M. Irzykowski (Zbigniew), né le 8 août 1916 à Stryj (Pologne), demeurant impasse Guichenon à Bourg (Ain) ;

– M. Rollinger (Jean), né le 17 juillet 1914 à Kossawa (Pologne), demeurant à Saint-Sornin-Leulac (Haute-Vienne).

Aux archives nationales, il n'y a aucune trace ni des dossiers individuels des pétitionnaires, ni des procès-verbaux de la commission chargée d'examiner les demandes et de transmettre son avis au ministre de l'Agriculture. Ceci conduit à faire quelques hypothèses sur la situation de ces huit vétérinaires pendant le régime de Vichy.

Parmi ces huit vétérinaires, quatre ont soutenu leur thèse de doctorat vétérinaire à des dates comprises entre 1945 et 1949 :

– Dzenek Drbal (thèse en 1949[44]) ;

– Zbigniew Irzykowski (thèse en 1945[45]) ;

– Bruno Lunati (thèse en 1947[46]) ;

– Aron Spiegelman (thèse en 1947[47]).

Dzenek Drbal est ingénieur agronome et vétérinaire diplômé de l'école de Brno. Il a été autorisé à passer les examens de fin de scolarité à la session d'octobre 1948 par décision ministérielle n° 4493 du 23 août 1948. Il a obtenu le certificat de fin de scolarité le 30 octobre 1948 avec une moyenne générale de 12,05 sur 20[48]. Il n'était donc pas élève à Alfort pendant le régime de Vichy.

Zbigniew Irzykowski et Bruno Lunati[49] sont élèves à l'ENVT et obtiennent leur certificat de fin de scolarité en juin 1944.[50] Leur naturalisation étant survenue après la Libération (hypothèse pour le

[44] Drbal (Zdenek), *La castration des oiseaux domestiques*, Thèse de doctorat vétérinaire, ENV Alfort, 1949, n° 51.

[45] Irzykowski (Zbigniew), *Les animaux victimes des infections humaines*, Thèse de doctorat vétérinaire, ENV Toulouse, 1945, n° 35.

[46] Lunati (Bruno), *Les concours d'animaux, Organisation actuelle, Critique*, Thèse de doctorat vétérinaire, ENV Toulouse, 1947, n° 2.

[47] Spiegelman (Aron), *Sérodiagnostic précoce de la gestation chez la jument (méthode de Friedmann-Schneider)*, Thèse de doctorat vétérinaire, ENV Alfort, 1947, n° 86.

[48] AD Val-de-Marne, École vétérinaire de Maisons-Alfort (ENVA), Registre de contrôle des élèves, alphabétique, 1943-1954 1 ETP 115, D à E, vue 10/30.

[49] Bruno Lunati est naturalisé par décret du 29/10/1948 (JORF du 7 novembre 1948, p. 10829), Dossier de naturalisation 02.08.21 - 30716 x 47-31, AN, 19780030/14.

[50] Recueil de médecine vétérinaire, Tome CXX, N° 12, Décembre 1944, p. 192.

premier nommé, mais certitude pour le second), ils n'étaient donc pas concernés par les dispositions du décret du 1er juillet 1942 relatives aux vétérinaires, mais auraient pu l'être pour celles relatives aux étudiants. Il ne semble pas avoir été fait de demande puisque leur nom ne figure pas dans les PV de la CSC (cf. supra, point 31 et infra, annexe IX).

Quant à Aron Spiegelman[51], il n'y a aucune trace de sa scolarité éventuelle à l'ENVA avant la soutenance de sa thèse en 1947[52]. Il ne fait pas partie des élèves étrangers dont les dossiers ont été examinés par la CSC de 1942 à 1944.

Parmi les quatre autres vétérinaires, la situation de Simon Kirmaier a été plusieurs fois évoquée précédemment. Certes, l'arrêté du 12 juin 1943 qui l'avait frappé d'interdiction d'exercice (cf. supra, point 27) est d'effet nul à la Libération et il peut donc à nouveau exercer, mais seulement dans les limites prévues par la loi du 17 juin 1938. L'intérêt pour lui d'être autorisé à exercer en application de la loi du 22 septembre 1948 est qu'il bénéficie alors d'un exercice de plein droit.

L'examen de la situation des trois autres vétérinaires conduit aux constations et hypothèses suivantes :

– Jan Rollinger ayant soutenu sa thèse à Toulouse en 1944[53] à l'âge de 30 ans, il est probable qu'il n'était pas étudiant à l'ENVT à cette période, ce qui peut expliquer qu'il n'y a pas de délibération par la CSC à son sujet[54] ;

– Louis-Jacques Decaris a soutenu sa thèse de doctorat vétérinaire le 27 novembre 1935 à Lyon[55]. Il était peut-être établi en France avant la promulgation de la loi du 17 juin 1938. Si oui, et s'il s'est fait inscrire dans les temps sur le registre préfectoral *ad hoc*, il aurait été tenu de faire une demande s'il souhaitait continuer à exercer[56] ;

---

[51] Aron Spiegelman est naturalisé par décret du 22 février 1947 (JORF du 23 février 1947, p. 1718).

[52] Le nom de Aron Spiegelman ne figure pas dans les registres de contrôle des élèves des lettres R à S pour les années 1935 à 1946, ni pour les années 1943 à 1954.

[53] Rollinger (Jan), *Contribution à l'étude du purpura hémorragique chez le Chien (son traitement par la vitamine C)*, Thèse de doctorat vétérinaire, ENV Toulouse, 1944, n° 2.

[54] Jean Rollinger est né le 17 juillet 1914 à Kozowa en Pologne (Dossier de naturalisation n° 10899 X 46, AN, 19780007/171).

[55] Decaris (Vjekoslav), *Le cancer de l'ovaire chez les femelles domestiques (étude anatomoclinique)*, Thèse de doctorat vétérinaire, ENV Lyon, 1935, n° 2.

[56] Louis Decaris est né le 06/10/1909 (ou le 06/09/1909, selon les sources) à Trogir en Yougoslavie (Dossier de naturalisation n° 40544 X 45, AN, 19770907/137).

– Taghi Bassiri a soutenu une thèse de doctorat vétérinaire à Toulouse en 1937[57]. Aucun autre renseignement n'est disponible à son sujet[58].

52. Simon Kirmaier (cf. figure 11) s'est effectivement engagé dans une formation des Forces Françaises de l'Intérieur (FFI)[59], de même que Bruno-Edouard Lunati[60]. Selon son dossier de naturalisation[61], Simon Kirmaier est né le 29 mai 1911 à Storojinet (Roumanie). Il se marie en Roumanie en 1934 avec Fanny Feige Sternberg. Ils auront un garçon né le 7 juin 1939.

De nationalité roumaine, il arrive en France, à Montpellier, le 30 octobre 1931, en qualité d'étudiant. Il repart en Roumanie du 2 juillet 1933 au 28 octobre 1933. Le 30 octobre 1933, il revient en France à Toulouse et fait ses études vétérinaires à l'ENV Toulouse du 7 novembre 1933 au 13 juillet 1937. Il soutient sa thèse de doctorat vétérinaire (*Application de l'hémoprévention dans la prophylaxie médicale de la fièvre aphteuse*) en juillet 1938 à Toulouse.

Il s'installe en avril 1938 à St Germain-les-Belles (Haute-Vienne) dans un logement que la municipalité de la commune met gratuitement à sa disposition tant il est apprécié des éleveurs locaux dont il a pu soigner les animaux lors d'un stage effectué en 1937 chez le Dr Pierre Grador à Uzerche.

Il fait sa demande de naturalisation le 16 janvier 1939 mais celle-ci est rejetée le 6 janvier 1940 au motif qu'il a été condamné par le tribunal correctionnel de St Yrieix pour usurpation du titre de docteur vétérinaire. Pourtant, une lettre du maire de St Germain-les-Belles, datée du 7 mai 1938, certifie qu'il n'a jamais allégué être pourvu du diplôme de docteur vétérinaire, mais simplement être vétérinaire diplômé de l'ENV de Toulouse.

---

[57] Bassiri (Taghi), *Contribution à l'étude du venin de scorpion*, Thèse de doctorat vétérinaire, Toulouse, 1937, 99 pages.

[58] Taghi Bassiri est né le 23/07/1910 à Téhéran en Iran (Dossier de naturalisation n° 15448 X 46, AN, 19780013/4).

[59] Simon Kirmaier. Dossier FFI, SHD Vincennes, GR 16P°320330.

[60] Bruno-Edouard Lunati, né le 02/08/1921 à Volfraso (Italie), dossier FFI, SHD Vincennes, GR 16P 380511.

[61] Dossier de naturalisation n° 29323x1939, AN, cote 19770901/70.

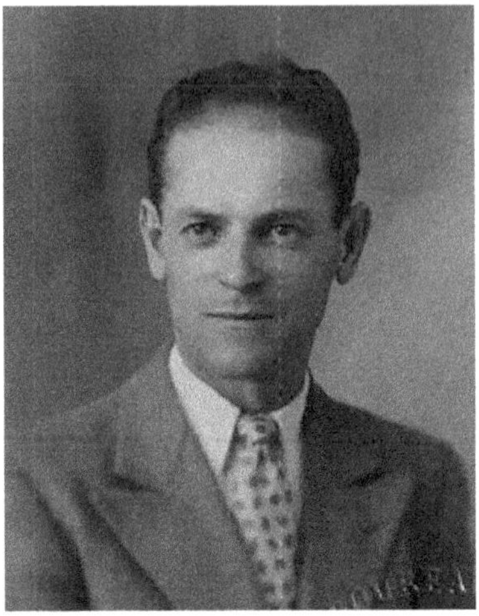

Figure 11. – Simon Kirmaier
(dossier de naturalisation)

Il est interdit d'exercice par arrêté du ministre de l'agriculture du 12 juin 1943, non publié au JOEF, après avis défavorable du 26 mai 1943 de la commission supérieure de contrôle (cf. supra, points 4 et 27).

Très apprécié des éleveurs et soutenu par une pétition ayant recueilli 360 signatures et par la Corporation paysanne locale, Simon Kirmaier, assigné à résidence à Bellac, va travailler comme salarié dans un centre de parasitologie installé par les laboratoires Batipan et fait des tournées de conseil auprès des éleveurs.

Il entre dans le maquis de Bussière-Poitevine (Haute-Vienne) en février 1943, son nom de guerre est Jobeles. Le certificat individuel n° 008494, établi le 7 novembre 1944 par le commandant Maud, président de la commission départementale d'attribution de la qualité de membre des FFI, et l'état signalétique qui y est joint, rendent compte des services rendus à la Résistance par l'adjudant Kirmaier. Le 19 septembre 1941, il est arrêté et interné au camp de Rivesaltes pour propagande gaulliste et désobéissance aux ordres de Vichy. Il est libéré le 5 mai 1942 et envoyé en résidence surveillée à Blanzac de Bellac. Du mois de février 1943 au mois de juillet 1944, il héberge et camoufle, malgré une surveillance étroite, son confrère Pierre Monnet, directeur des services vétérinaires de l'Aube à Troyes, recherché par la Gestapo et la police de Vichy pour avoir organisé des parachutages en zone occupée. Le 1er juin 1944, il gagne le camp Murat Nouic en cours de formation sous le commandement du capitaine Delbecq. Le 10 août 1944, il rejoint Les Planchettes (Saint-

Barbant) et rentre dans les FFI de la Vienne. Le 26 août 1944, il prend part aux opérations de Civray (30 tués, 5 blessés, 12 prisonniers dont 1 personnellement) et s'empare de deux canons, deux mitrailleuses lourdes, un camion tracteur et une citerne d'essence. Le 27 août 1944, il est volontaire pour la mission de nuit au Breuil d'Haleine près de Saint-Saviol, et commande 17 hommes dans cette mission. Le 28 août 1944, à 11h00, il fait sauter le pont du Breuil d'Haleine à la suite d'un débarquement de deux trains ennemis à Saint-Macoux. Il tend une embuscade avec ses 17 hommes à la Croix du Breuil près de Saint-Bonnet. Il décroche à 18h00 lorsqu'il est encerclé par l'ennemi. Poursuivi par l'ennemi, il s'aide de fusées éclairantes et réussit à gagner Charroux avec ses 17 hommes et de là Asnois où se trouve sa compagnie. Il est nommé adjudant-chef, adjoint au capitaine Delbecq, à dater du 1er septembre 1944. Le 24 septembre 1944, le capitaine Delbecq le propose pour une citation et pour la médaille de la Libération.

L'attestation délivrée le 5 avril 1949 par le capitaine de réserve Jalladeau, ex-commandant le 7/125ème R.I., précise qu'il a participé non seulement aux combats pour la libération de la Haute-Vienne, mais aussi aux opérations de libération de la Vienne (Civray, Le Breuil, etc.) et aux combats au sud de l'estuaire de la Loire, et indique qu'il a regagné ses foyers le 7 novembre 1944.

La commission départementale et la commission régionale donnent un avis favorable le 8 avril 1949 pour l'établissement d'un certificat d'appartenance du docteur vétérinaire Simon Kirmaier aux FFI pour la période courant du 15 février 1943 au 7 novembre 1944.

Après la Libération, il retourne exercer à Saint-Germain-les-Belles. Il est naturalisé par décret du 31 décembre 1947 (JORF du 11/01/1948). L'arrêté du 13 octobre 1949 précité lui confère le plein exercice en application de la loi du 22 septembre 1948 précitée.

Il ne prend sa retraite qu'en 1991, à l'âge de 80 ans. Il est décédé le 20 juin 2005 à Verneuil-sur-Vienne (Haute-Vienne) à l'âge de 94 ans.

53. Hormis l'ouverture opérée par la loi du 22 septembre 1948, le droit d'exercice pour des vétérinaires étrangers reste encadré par la loi du 17 juin 1938. Seuls ceux qui ont été inscrits dans les temps requis sur le registre préfectoral peuvent continuer à exercer leur vie durant. Aucune nouvelle installation n'est autorisée. Cette situation a évolué petit à petit jusqu'à la situation actuelle qui étend l'autorisation d'exercice à plusieurs catégories d'étrangers.

C. Évolution ultérieure du droit d'exercice en France pour les vétérinaires étrangers

54. A l'heure actuelle, l'exercice de la médecine vétérinaire en France par des étrangers est régi par des règles spécifiques, qui varient en fonction de l'origine géographique de l'étranger (UE/EEE ou hors UE/EEE) et de la nature de son diplôme. La présentation détaillée des modifications législatives ayant conduit des conditions en vigueur en 1948 à la situation actuelle en 2025 sort du cadre de la présente étude. Seules les principales étapes sont ici présentées.

55. L'objet même de la loi du 22 septembre 1948 limitant son application dans le temps, c'est donc à juste titre, comme le précise P. Monet, qu'en 1955 elle ne fut pas insérée dans le Code rural[62]. En 1955[63], la loi du 17 juin 1938, à l'exception de ses articles 6 et 8, fut reprise dans le Code rural au Livre II (Des animaux et des végétaux), Titre VIII (De l'exercice de la médecine et de la chirurgie des animaux) articles 309, 310 et 311 et Titre IX (Des pénalités) article 340. Cependant la situation de vétérinaires d'origine étrangère, également fondés à prétendre à la bienveillance des pouvoirs publics, mais dont la naturalisation n'était pas intervenue dans les délais prescrits, ne pouvait être résolue dans un sens favorable. Une modification de la législation dut être envisagée. Les études conduites à cette fin aboutirent à la publication du décret n° 62-1481 du 27 novembre 1962[64]. Ce texte fait disparaître toute référence à la date d'acquisition ou de recouvrement de la nationalité française. Mais allant beaucoup plus loin, il ouvre au ministre de l'Agriculture, pour une durée non déterminée, la possibilité, sous certaines conditions et réserves, d'autoriser des vétérinaires d'origine étrangère naturalisés ne possédant pas le diplôme d'État de docteur visé à l'article 340 du code rural[65], à

---

[62] Monet P., *L'exercice de la médecine et de la chirurgie des animaux. Évolution de la législation et de la réglementation.* In: Bulletin de l'Académie Vétérinaire de France, tome 127, n°2, 1974, pp. 59-71.

[63] Décret n° 55-433 du 16 avril 1955 portant codification sous le nom de Code rural, des textes législatifs concernant l'agriculture (JORF du 19 avril 1955, pp. 3871-4012). Dans le livre II, intitulé "*Des animaux et des végétaux*", le titre VIII, intitulé "*De l'exercice de la médecine et de la chirurgie des animaux*", comporte 33 articles, numérotés de 309 à 341 (pp. 3896-3898).

[64] Décret n° 62-1481 du 27 novembre 1962 relatif à l'exercice de la médecine et chirurgie des animaux par des vétérinaires ayant acquis ou recouvré la nationalité française (JORF du 7 décembre 1962, p. 12014).

[65] Article 340 du code rural en vigueur en 1962 : *« Exerce illégalement la médecine ou la chirurgie des animaux :*

exercer leur art, sans qu'il leur soit nécessaire de justifier de services de guerre. C'est dire, comme le fait remarquer P. Monet, que le champ d'application de la loi de 1948 a été singulièrement étendu. Ces importantes modifications, introduites par décret, n'avaient alors pas paru au Conseil d'État, ressortir aux attributions du pouvoir législatif[66]. Une commission, réunie par le ministre de l'Agriculture, examine les titres et formule son avis sur l'aptitude professionnelle et l'honorabilité des candidats. Le décret énumère les diplômes français de vétérinaire ou de docteur vétérinaire dont les candidats doivent être titulaires. Pour les candidats titulaires d'un diplôme de vétérinaire délivré à l'étranger, l'autorisation ministérielle ne peut être accordée que si la commission précitée reconnaît leur équivalence avec un diplôme français. La composition de cette commission est voisine de celle prévue par la loi du 22 septembre 1948. Elle comprend dix membres dont un représentant de la direction générale de l'enseignement du ministère de l'agriculture, un professeur des écoles nationales vétérinaires, un représentant du conseil supérieur de l'ordre des vétérinaires et un représentant du syndicat national des vétérinaires.

56. En 1956, le décret du 18 août[67] crée le diplôme de docteur vétérinaire des universités de Paris, Lyon et Toulouse accessible aux

---

1° Toute personne qui ne remplit pas les conditions prévues à l'article 309 et qui, à titre habituel, en matière médicale ou chirurgicale, même en présence d'un vétérinaire, donne des consultations, établit des diagnostics ou des expertises, délivre des prescriptions ou certificats, pratique des soins préventifs ou curatifs ou des interventions de convenance ;
2° Le vétérinaire ainsi que l'élève ou ancien élève des écoles vétérinaires françaises relevant des articles 309-1 à 309-8 qui, frappés de suspension ou d'interdiction, exercent l'art vétérinaire. »

[66] L'article 2 de l'ordonnance n° 200-550 du 15 juin 2000 (JORF du 22 juin 2000, pp. 9358-9362) énonce que *« Les dispositions de l'annexe II de la présente ordonnance constituent la partie Législative du livre IX (nouveau) du code rural intitulé : "Santé publique vétérinaire et protection des végétaux"*. Ses dispositions ont été ratifiées par l'article 31 de la loi n° 2003-591 du 2 juillet 2003 habilitant le Gouvernement à simplifier le droit (JORF n° 0152 du 3 juillet 2003, Texte n° 2).

[67] Décret n° 56-840 du 18 août 1956 portant création d'un diplôme de docteur vétérinaire des universités de Paris, Lyon et Toulouse et fixant les conditions de transformation de ce diplôme ou d'un diplôme étranger de vétérinaire en diplôme français d'État de docteur vétérinaire (JORF du 22 août 1956, p. 8058). Pour tenir compte de la création de l'ENV de Nantes, ce décret a été complété [sic] par le décret du 4 juillet 1979 précité (cf. supra, point 11). L'article 4, ainsi que les articles 5 et 6 non commentés ci-dessus, du décret du 18 août 1956 ont été abrogés par l'article 5 du décret n° 2003-768 du 1er août 2003 relatif à la partie Réglementaire du livre II du code rural (JORF du 7 août 2003, pp. 13688-13690). Leurs dispositions n'ont pas été reprises dans cette partie réglementaire.

vétérinaires étrangers. Les candidats au diplôme d'université de docteur vétérinaire sont dispensés du concours d'entrée dans les écoles nationales vétérinaires. Ils sont soumis au même régime d'études et d'examens que les candidats au diplôme d'État de docteur vétérinaire. Pour les étrangers naturalisés Français et titulaires de ce diplôme, l'article 4 de ce décret fixe les conditions de sa transformation en diplôme français d'État de docteur vétérinaire. Ils doivent justifier du baccalauréat français et satisfaire aux épreuves du concours d'entrée dans les écoles nationales vétérinaires. Ils sont dispensés de la scolarité des trois premières années d'études et des trois premiers examens de fin d'année. Ils doivent, à nouveau, accomplir la scolarité de la quatrième année d'études, satisfaire au quatrième examen de fin d'année et soutenir la thèse.

57. À ce stade, les vétérinaires étrangers exerçant légalement en France sont ceux et seulement ceux qui ont pu bénéficier des dispositions transitoires prévues par l'article 6 de la loi du 17 juin 1938 et par celles de la loi du 22 septembre 1948. Il faut attendre la mise en œuvre du traité de Rome pour que la situation se modifie radicalement. En effet, le traité de Rome du 25 mars 1957 instituant la Communauté économique européenne (CEE) stipule la liberté de circulation pour les marchandises, les personnes, les services et les capitaux. Celle des personnes ouvre, en principe, le droit pour tout ressortissant d'un État-membre de pouvoir s'installer et exercer son activité professionnelle dans n'importe quel État-membre. Ce principe est toutefois encadré pour les membres des professions dites réglementées, dont celles du secteur médical. Des directives sectorielles sont adoptées à cette fin par le Conseil. Pour les vétérinaires, deux directives datées du 18 décembre 1978 sont publiées en 1978, la directive 78/1026/CEE visant à la reconnaissance mutuelle des diplômes[68], la directive 78/1027/CEE visant à la coordination des dispositions législatives, réglementaires et administratives concernant les activités des vétérinaires[69]. La transposition de ces directives dans le droit français est opérée par la loi

[68] Directive 78/1026/CEE du Conseil, du 18 décembre 1978, visant à la reconnaissance mutuelle des diplômes, certificats et autres titres de vétérinaire et comportant des mesures destinées à faciliter l'exercice effectif du droit d'établissement et de libre prestation de services (JOCE N° L 362 du 23 décembre 1978, pp. 1-6).

[69] Directive 78/1027/CEE du Conseil du 18 décembre 1978 visant à la coordination des dispositions législatives, réglementaires et administratives concernant les activités du vétérinaire (JOCE N° L 362 du 23 décembre 1978, pp. 7-9).

n° 82-899 du 20 octobre 1982[70]. Son décret d'application du 17 juin 1983[71] prévoit des modalités différentes selon que le ressortissant d'un État membre est titulaire du diplôme d'État français de docteur vétérinaire obtenu entre le 1er septembre 1952 et le 18 décembre 1980 ou avant le 1er décembre[72] [sic] 1952. Dans ce dernier cas, l'attestation à produire à l'appui de la demande d'autorisation d'exercice doit certifier que le ressortissant s'est consacré effectivement et légalement à l'exercice des activités de vétérinaire pendant au moins trois années au cours des cinq années qui précèdent la délivrance de cette attestation.

En application du deuxième alinéa de l'article 309 du code rural, des dispositions particulières sont prises pour les vétérinaires français ou ressortissants d'un autre État membre de la CEE lorsqu'ils sont titulaires d'un diplôme émanant d'un pays tiers. Le décret du 10 avril 1990[73] abroge le décret n° 62-1481 du 27 novembre 1962 précité et fixe le quota annuel de ces vétérinaires susceptibles de bénéficier d'une autorisation d'exercice s'ils ont satisfait au contrôle des connaissances dont les conditions sont fixées par le décret du 31 janvier 1991[74].

Ceux des vétérinaires mentionnés ci-dessus qui sont titulaires d'un diplôme, certificat ou titre de vétérinaire délivré dans un pays figurant sur la liste mentionnée à l'article 309 du code rural sont soumis à un contrôle de leurs connaissances en matière de législation sanitaire. Outre le contrôle prévu à l'alinéa ci-dessus, les vétérinaires titulaires

---

[70] Loi n° 82-899 du 20 octobre 1982 relative à l'exercice des activités de vétérinaire (JORF du 31 octobre 1982, p. 3179).

[71] Décret n° 83-506 du 17 juin 1983 relatif aux activités de vétérinaire (JORF du 19 juin 1983, pp. 1855-1856). Ce décret a été abrogé par l'article 6 du décret n° 2003-768 du 1er août 2003. Ses dispositions ont été reprises et actualisées dans la partie réglementaire du code rural et de la pêche maritime.

[72] Il faut sans doute lire "septembre" au lieu de "décembre".

[73] Décret n° 90-336 du 10 avril 1990 fixant le quota annuel des vétérinaires de nationalité française ou ressortissants d'un autre État membre de la Communauté économique européenne susceptibles de bénéficier d'une autorisation d'exercer la médecine et la chirurgie des animaux au bénéfice d'un diplôme, certificat ou autre titre de vétérinaire émanant d'un pays tiers (JORF du 14 avril 1990, p. 4601).

[74] Décret n° 91-141 du 31 janvier 1991 fixant les conditions du contrôle des connaissances des vétérinaires de nationalité française ou ressortissants d'un autre État membre de la Communauté économique européenne qui sont titulaires d'un diplôme, certificat ou titre de vétérinaire émanant d'un pays tiers et demandant à être autorisés à exercer la médecine et la chirurgie des animaux (JORF du 6 février 1991, p. 1885). Il est modifié par le décret n° 95-547 du 4 mai 1995 qui précise que nul ne peut se présenter aux épreuves du contrôle de connaissances plus de trois fois (JORF du 6 mai 1995, p. 7260).

d'un diplôme, certificat ou titre de vétérinaire délivré dans un pays ne figurant pas sur la liste mentionnée à l'article 309 précité sont soumis à un contrôle de leurs connaissances dans les domaines des sciences cliniques, de l'hygiène alimentaire et de la production animale, et en matière de législation sanitaire. Les programmes et les modalités d'organisation des épreuves destinées à assurer le contrôle des connaissances sont fixés par arrêté du ministre chargé de l'agriculture. Les candidats qui ont subi avec succès le contrôle prévu à l'article 1er du décret sont autorisés, dans l'ordre de présentation de leur candidature audit contrôle et dans la limite du quota annuel prévu à l'article 309 précité, à exercer la médecine et la chirurgie des animaux. Au cas où le nombre des candidats ayant satisfait au contrôle des connaissances excède le quota annuel mentionné ci-dessus, les intéressés conservent le bénéfice de ce contrôle et prennent rang par ordre d'antériorité de leur demande.

Ce décret du 10 avril 1990, modifié par le décret du 25 octobre 1993[75], est finalement abrogé par l'article 3 du décret n° 2000-134 du 16 février 2000[76]. L'article 1er de ce dernier décret maintient le contrôle des connaissances comportant des épreuves écrites d'admissibilité et des épreuves orales et pratiques d'admission dans les domaines des sciences cliniques, de l'hygiène, qualité et technologie alimentaires, des productions animales et de la législation sanitaire. Les programmes et les modalités d'organisation des épreuves destinées à assurer ce contrôle ainsi que la composition du jury sont fixés par arrêté du ministre chargé de l'agriculture. Son article 2 fixe le quota annuel à 3 % du nombre des élèves admis dans les écoles nationales vétérinaires pour l'année civile précédant le contrôle, arrondi à l'unité supérieure. Par ailleurs, son article 4 abroge le décret du 31 janvier 1991 précité.

58. En 2005, la directive 2005/36/CE regroupe dans un seul texte les directives sectorielles concernant les professions d'infirmier responsable des soins généraux, de praticien de l'art dentaire, de vétérinaire, de sage-femme, d'architecte, de pharmacien et de

[75] Décret n° 93-1201 du 25 octobre 1993 modifiant le décret n° 90-336 du 10 avril 1990 (JORF du 30 octobre 1993, p. 15061).

[76] Décret n° 2000-134 du 16 février 2000 pris pour l'application de l'alinéa 3 de l'article 309 du code rural (JORF du 18 février 2000, pp. 2575-2576).

médecin[77]. Elle est transposée en droit français par l'ordonnance n° 2008-507 du 30 mai 2008[78]. Son chapitre XXXVI comporte les dispositions relatives à la profession vétérinaire, réunies dans un seul article, l'article 46, qui modifie l'article L. 241-2 du code rural. La directive établit les règles selon lesquelles un État membre doit assimiler à un titre de formation tout titre de formation délivré dans un pays tiers dès lors que son titulaire a, dans la profession concernée, une expérience professionnelle de trois ans sur le territoire de l'État membre qui a reconnu ledit titre et certifiée par celui-ci (point 3 de l'article 3). Les modifications introduites dans cette ordonnance permettent ainsi de reconnaître les titres de formation de vétérinaire dans les cas répondant aux règles décrites ci-dessus. Par ailleurs, la directive prévoit des droits acquis spécifiques aux vétérinaires (article 39). L'ordonnance reprend strictement ces dispositions.

La directive 2013/55/UE du 20 novembre 2013[79] a complété la directive de 2005 en introduisant notamment la carte professionnelle européenne, carte numérique présentant les qualifications et expériences professionnelles d'une personne souhaitant exercer dans un autre État membre de l'Union européenne (UE). Elle est transposée dans le droit français par l'ordonnance n° 2016-1809 du 22 décembre 2016[80]. Le chapitre V comporte les dispositions générales relatives aux connaissances linguistiques. Son article unique, l'article 10, précise les situations pour lesquelles les autorités compétentes françaises vérifient l'acquisition de ces connaissances. Le titre II de cette ordonnance rassemble les dispositions sectorielles concernant quatorze professions,

---

[77] Directive 2005/36/CE du Parlement européen et du Conseil du 7 septembre 2005 relative à la reconnaissance des qualifications professionnelles (JOUE L 255 du 30 septembre 2005, pp. 22-142).

[78] Ordonnance n° 2008-507 du 30 mai 2008 portant transposition de la directive 2005/36/CE du Parlement européen et du Conseil du 7 septembre 2005 relative à la reconnaissance des qualifications professionnelles (JORF n° 126 du 31 mai 2008, Texte 16, 37 pages).

[79] Directive 2013/55/UE du Parlement européen et du Conseil du 20 novembre 2013 modifiant la directive 2005/36/CE relative à la reconnaissance des qualifications professionnelles et le règlement (UE) n° 1024/2012 concernant la coopération administrative par l'intermédiaire du système d'information du marché intérieur (« règlement IMI ») (JOUE L 354 du 28 décembre 2013, pp. 132-170).

[80] Ordonnance n° 2016-1809 du 22 décembre 2016 relative à la reconnaissance des qualifications professionnelles de professions réglementées (JORF n° 298 du 23 décembre 2016, Texte 19, 13 pages).

dont sont absentes les professions réglementées du secteur de la santé, y compris la profession vétérinaire.

Toutes ces dispositions législatives et réglementaires concernent non seulement les vétérinaires ressortissants d'un des 28 États-membres de l'UE, mais aussi ceux ressortissants de la Suisse ou d'un État partie à l'accord sur l'Espace économique européen (EEE) : Islande, Liechtenstein et Norvège.

59. En 2006, une autre directive, la directive 2006-/123/CE du 12 décembre 2006[81] a ouvert de nouvelles possibilités pour les ressortissants des États-membres de l'UE. Elle a suscité de nombreux commentaires au sein des professions réglementées, notamment la profession vétérinaire[82 et 83]. Ni loi-cadre ni ordonnance à caractère général n'ont assuré la transposition de cette directive. Ce sont donc de très nombreux textes de lois, d'ordonnances, de décrets ou d'arrêtés qui ont assuré une transposition sectorielle. Pour la profession vétérinaire, c'est par exemple le décret n° 2010-780 du 8 juillet 2010[84] qui fixe les dispositions relatives à l'exercice en commun de la profession vétérinaire en France.

Cette directive permet et encadre la libre prestation de service. Ainsi, tout vétérinaire ressortissant d'un État membre parmi les 32 États précités et légalement établi pour ses activités de vétérinaire dans l'un de ces États, peut pratiquer dans un autre de ces États à titre temporaire et occasionnel. Si cet État est la France, il doit se déclarer annuellement auprès de l'Ordre des vétérinaires et est alors soumis aux lois et règlements en vigueur en France où il se rend occasionnellement.

60. Les vétérinaires ayant la nationalité d'un pays tiers ne peuvent pas exercer en France. Toutefois, s'ils acquièrent la nationalité française, ils peuvent bénéficier, dans certaines conditions, des dispositions énoncées par l'article L. 241-1 du code rural et de la pêche

---

[81] Directive 2006/123/CE du Parlement européen et du Conseil du 12 décembre 2006 relative aux services dans le marché intérieur (JOUE L 376 du 27 décembre 2006, pp. 36-68).

[82] Lequiller (Pierre), *Présentation générale de la directive du 12 décembre 2006 relative aux services dans le marché intérieur, dite « directive services »*. In: Bulletin de l'Académie Vétérinaire de France, tome 163, n° 1, 2010, pp. 27-31.

[83] Rondeau (Christian), Guérin (Jacques). *Directive services : quoi, pourquoi, comment ?* In: Bulletin de l'Académie Vétérinaire de France, tome 163, n°3, 2010, pp. 223-225.

[84] Décret n° 2010-780 du 8 juillet 2010 adaptant le livre II du code rural et de la pêche maritime à la directive 2006/123/CE relative aux services dans le marché intérieur (JORF du 10 juillet 2010, Texte 45, 3 pages).

maritime[85]. Selon cet article, *« le ministre chargé de l'agriculture peut autoriser à exercer la médecine et la chirurgie des animaux les personnes de nationalité française ou ressortissantes d'un autre État membre de l'Union européenne ou d'un autre État partie à l'accord sur l'Espace économique européen qui, titulaires d'un diplôme, certificat ou titre de vétérinaire non mentionné aux articles L. 241-2 à L. 241-4, ont satisfait à la vérification d'ensemble de leurs connaissances selon les modalités fixées par décret. »* Selon l'article R-241-25 de ce même code, les candidats sont *« soumis à un contrôle des connaissances comportant des épreuves écrites d'admissibilité et des épreuves orales et pratiques d'admission dans les domaines des sciences cliniques, de l'hygiène, qualité et technologie alimentaires, des productions animales et de la législation sanitaire. Les programmes et les modalités d'organisation des épreuves destinées à assurer ce contrôle ainsi que la composition du jury sont fixés par arrêté du ministre chargé de l'agriculture. »* L'arrêté du 18 janvier 2021[86] fixe les modalités de ce contrôle et précise la composition du jury comprenant 9 membres, dont deux de droit, les sept autres étant nommés par arrêté du ministre en charge de l'agriculture.

Concernant la médecine humaine, des dispositions particulières, prévues aux articles L. 4111-2 et L. 4111-2-1, existent pour les praticiens à diplôme hors Union européenne (Padhue)[87], dont certains sont des médecins étrangers ressortissants de pays tiers. Pour pouvoir exercer, ils doivent satisfaire aux épreuves de vérifications des connaissances (EVC) et effectuer un parcours de consolidation des compétences (PCC). Ils peuvent obtenir le statut de praticien associé. Les non-lauréats peuvent obtenir une autorisation temporaire d'exercice (ATE). Au 1er janvier 2025, les anciens Padhue inscrits au tableau de l'ordre sont 19 154 médecins en activité dont 83 % en

[85] Sont omis ici les textes antérieurs ayant mis en place des dispositions relatives aux conditions permettant à ces vétérinaires d'être autorisés à exercer la médecine et la chirurgie des animaux.

[86] Arrêté du 18 janvier 2021 relatif à l'organisation du contrôle des connaissances pour les vétérinaires dont le diplôme ne bénéficie pas d'une reconnaissance automatique en France pour exercer la médecine et la chirurgie vétérinaires (JORF du 26 janvier 2021, Texte 14, 3 pages).

[87] Elles concernent aussi les praticiens à diplôme hors l'espace économique européen.

activité régulière (15 972). Ces praticiens représentent désormais 8 % du corps médical en activité régulière[88].

61. Les conditions d'exercice en France des vétérinaires étrangers actuellement en vigueur sont précisées dans la fiche professionnelle publiée en 2023 par Christophe Hugnet dans la Revue de l'Ordre national des vétérinaires[89]. En 2025, fin juillet, sur les 22 158 vétérinaires inscrits au tableau de l'Ordre, il y a 3 247 étrangers, soit près de 15 pour cent.[90]

---

[88] Arnault (François) et Mourgues (Jean-Marcel), *Les anciens PADHUE inscrits au tableau. Situation au 1er janvier 2025*, Service études et Recherches statistiques, Ordre national des médecins, Conseil national de l'Ordre, non daté, p. 41.

[89] Hugnet (Christophe), *Les conditions d'exercice en France des vétérinaires étrangers* (fiche professionnelle), Revue de l'Ordre national des vétérinaires, N° 86, août 2023, p. 22.

[90] Guérin (Jacques), communication personnelle du 22 juillet 2025.

Conclusion

62. En juin 2015, de nombreux vétérinaires ont reçu un mél du Collectif pour la mémoire vétérinaire (CPLMV). Son site internet communiquait de multiples informations relatives à la période 1939-1945, notamment sur le sort de vétérinaires victimes des mesures prises par le gouvernement de Vichy. Il mettait plus particulièrement en avant celle concernant l'interdiction d'exercice concernant quatre vétérinaires. Il signalait que, dans sa rubrique "Informations diverses", une des revues professionnelles publiait en mars 1943 leur nom et la commune où ils exerçaient, sans autre précision : ni la date de cette décision, ni son auteur n'en sont indiqués. Sans préciser qu'il ne s'agissait que d'une hypothèse, les responsables du CPLMV en attribuaient la paternité à l'Ordre des vétérinaires, créé en 1942. Le site internet du collectif présentait, en outre, une notice détaillée relative à l'un de ces quatre vétérinaires, Léon Palaria, juif bessarabien, réfugié en Bretagne chez un confrère, qui, après avoir été capturé et torturé par la Gestapo et la milice locale, fut fusillé par les Allemands le 8 juillet 1944, dans la forêt de l'Hermitage-Lorge, à une vingtaine de kilomètres de Saint-Brieuc. Par le mél de juin 2015 ci-dessus évoqué, 160 signataires, en majorité vétérinaires, demandaient solennellement à l'Ordre des Vétérinaires la réhabilitation de Léon Palaria et sa réinscription à titre posthume au tableau de l'Ordre.

En raison de la polémique survenue entre les responsables du Collectif et les dirigeants du Conseil national de l'Ordre des vétérinaires à propos de ces évènements, il est apparu nécessaire de faire la lumière en essayant de répondre à plusieurs questions :

– quels étaient les motifs de ces interdictions ?

– qui en était l'auteur et selon quelle procédure ?

– quels confrères concernaient-elles : des Français, des étrangers, des Juifs ?

– quel avait été le parcours de ces vétérinaires, notamment celui de Léon Palaria ?

Au fur et à mesure de ces recherches, l'intérêt s'est fait sentir d'élargir les investigations au-delà de la seule période 39-45 pour mieux situer l'évolution d'ensemble du début du XXe siècle jusqu'à nos jours et l'illustrer, autant que faire se peut, en relatant ses conséquences sur les individus concernés.

En France, au sein des professions libérales, la xénophobie est particulièrement marquée au cours du XXe siècle chez les avocats et les médecins, comme le souligne Julie Fette[1]. Selon la conclusion de son article, *« en jouant sur leur puissant statut social, avocats et médecins ont élaboré toute une série d'arguments et de moyens visant à assurer l'exclusion de divers concurrents étrangers [ou] naturalisés français. Vue sous cette perspective, l'exclusion xénophobe et antisémite au sein des professions libérales sous Vichy s'apparentera plus à l'aboutissement d'un processus qu'à une véritable innovation. A bien des égards, l'exclusion de l'entre-deux-guerres a servi de laboratoire en vue de sa systématisation durant les années noires. »*[2]

En revanche, au sein de la profession vétérinaire, il ne semble pas y avoir eu de débats au sujet des étrangers. Les préoccupations majeures concernent la concurrence exercée par les "empiriques", professionnels du secteur de l'élevage exerçant la médecine et la chirurgie des animaux (hongreurs, maréchaux-ferrants, etc.) et dont l'effectif, d'au moins 7 000 dans les années 30, est nettement plus important que celui des vétérinaires diplômés (environ 3 000). Pour autant, cette profession n'a pas échappé à des mesures frappant les étrangers, notamment pendant le régime de Vichy. Ceci conduit à retracer l'influence de cette ambiance xénophobe qui s'est traduite par touches successives plus ou moins intenses depuis le début du XXe siècle jusqu'à nos jours :

- À partir de 1903 (décret du 10 septembre), les étrangers admis sans concours dans les écoles vétérinaires françaises obtiennent à l'issue de leurs études non pas le titre de vétérinaire mais un simple certificat d'aptitude à l'exercice de la médecine des animaux, qui leur interdit, entre

[1] Fette (Julie), *Avocats et médecins xénophobes (1919-1939)*, pp. 345-357. In *Les exclus en Europe. 1830-1930*, sous la direction de André Gueslin et Dominique Kalifa, Les Éditions de l'Atelier/Éditions ouvrières, 1999, 480 pages.

[2] Fette (Julie), *op. cit.*, p. 355.

autres, d'intervenir dans les situations de maladies légalement réputées contagieuses (tuberculose, fièvre aphteuse, etc.) ;

– En 1920 (décret du 13 mars), ce certificat est remplacé par le titre de vétérinaire délivré à titre étranger qui prive son bénéficiaire des droits et prérogatives attachés à la possession du titre de vétérinaire pour l'exercice en France de la médecine et de la pharmacie vétérinaires : leur titulaire ne peut intervenir dans les situations de maladies légalement réputées contagieuses ni utiliser à des fins thérapeutiques certaines substances médicamenteuses toxiques ;

– En 1923 (loi du 31 juillet) et 1924 (décret d'application du 28 mars) le diplôme d'État de docteur vétérinaire nouvellement créé est réservé aux Français et leur ouvre le plein exercice, tandis que les vétérinaires étrangers ne peuvent obtenir qu'un diplôme d'université de docteur vétérinaire assorti des restrictions d'exercice précédemment évoquées ;

– En 1938, la loi du 17 juin relative à l'exercice de la médecine vétérinaire consacre le monopole de l'exercice de la médecine et de la chirurgie des animaux aux seuls Français munis du diplôme d'État français de vétérinaire ou de docteur vétérinaire. Le projet de loi initial ne comportait aucune mesure spécifique pour les étrangers. Au cours des débats parlementaires, un amendement est adopté qui va permettre aux vétérinaires praticiens étrangers exerçant à la date de la promulgation de la loi de continuer à exercer, moyennant le respect de formalités administratives (inscription sur un registre spécial tenu par la préfecture du département où ils exercent), mais toujours avec les mêmes restrictions auxquelles s'ajoute celle relative au contrôle de la salubrité des viandes ;

– Dès 1940, la situation se durcit sous le régime de Vichy (loi du 12 novembre 1940 puis loi du 31 décembre 1941 plusieurs fois modifiée). Non seulement les étrangers exerçant légalement en France en application de la loi de 1938 perdent ce droit, mais les vétérinaires français naturalisés n'ont plus le droit d'exercer, car, pour ce faire, il faut être né de père français. Des dérogations sont toutefois possibles pour les vétérinaires de ces deux catégories s'ils remplissent certaines conditions énumérées par la loi. Ainsi, une cinquantaine de vétérinaires étrangers ou naturalisés vont faire une demande d'autorisation auprès du ministre de l'agriculture de l'époque. Les archives nationales ne disposent d'aucun des dossiers individuels des pétitionnaires. Seuls subsistent les procès-verbaux de la commission supérieure de contrôle chargée de transmettre au ministre de l'agriculture un avis sur la demande émise par chaque pétitionnaire. Ce ministre (et non pas l'ordre des vétérinaires, l'hypothèse évoquée ci-dessus étant donc erronée), se conformant à l'avis de la commission précitée, arrête, d'une part, les listes de ceux qui sont autorisés à exercer, et, d'autre part, celles de ceux à qui cet exercice est interdit. Ces derniers sont au nombre de six : un naturalisé, et cinq étrangers parmi lesquels trois Juifs, dont Léon Palaria ;

– Sous le régime de Vichy, la profession vétérinaire est la seule des professions du secteur de la santé à ne pas être soumise à un *numerus clausus* vis-à-vis des professionnels juifs. En revanche, un *numerus clausus* de 3 % est appliqué aux candidats au concours d'entrée dans les écoles nationales vétérinaires ;

– Étant de nationalité roumaine, et non pas russe comme l'affirme le chef des services vétérinaires de l'époque, Léon Palaria aurait dû bénéficier de la réciprocité prévue par la convention franco-roumaine de 1929 et être autorisé à poursuivre son activité professionnelle. Exerçant dans la banlieue parisienne, il va se réfugier d'abord en Normandie, puis en Bretagne où il devient aide d'un vétérinaire qu'il a connu pendant ses études à l'ENV d'Alfort. S'étant engagé dans la Résistance, il est arrêté et torturé par la Gestapo. Repris après une tentative d'évasion, il est fusillé par les Allemands le 8 juillet 1944 ;

– Les cinq autres vétérinaires interdits (Athanas Ivanoff, Simon Kirmaier, Michel Kirsch, Petko Maltcheff et Boris Marcoff) dont plusieurs se sont, eux aussi, engagés dans la Résistance, vont traverser la période de guerre et reprendre, pour quatre d'entre eux, leur activité professionnelle après la Libération, les actes dits lois du régime de Vichy encadrant l'exercice de la médecine vétérinaire ayant été annulés par une ordonnance du 11 octobre 1944. Cet exercice reste ainsi régi par la loi du 17 juin 1938. Seuls les vétérinaires étrangers qui s'étaient fait inscrire à temps sur le registre préfectoral en 1938 peuvent exercer, les restrictions précédemment évoquées restant en vigueur. Toutefois, une loi du 22 septembre 1948 va conférer le droit au plein exercice à quelques vétérinaires naturalisés s'étant dignement comportés pendant la guerre, notamment ceux qui se sont engagés dans la Résistance ;

– Il faudra attendre 1982, date à laquelle sont transposées dans le droit national les deux directives communautaires relatives à la formation et à l'exercice de la profession vétérinaire, pour que s'instaure la libre circulation des vétérinaires ressortissants des États membres de la CEE ou de l'AELE ;

– Cependant, s'agissant des vétérinaires des pays tiers, cet exercice leur reste interdit tant qu'ils n'ont pas été naturalisés français et à condition qu'ils réussissent un contrôle de connaissance selon des modalités fixées par arrêté du ministre de l'agriculture.

Yves Soyeux
Paris, 16 septembre 2025

Sources archivistiques

Archives nationales de Pierrefitte-sur-Seine

Crimes de guerre commis dans le département des Côtes-du-Nord

Dossier 15205/2791, Fosses de la forêt de Lorges, 2988

Ministère de l'agriculture – Direction qualité

Dossier 19880158/62 (1940/1943)

Application de la loi du 12 novembre 1940 concernant l'exercice de la médecine et de la chirurgie des animaux

Dossier 19880158/63 (1940/1943)

Application de la loi du 31 décembre 1941

– Arrêtés portant autorisation ou interdiction d'exercer pour certaines personnes d'origine étrangère

– Commission supérieure de contrôle : désignation des membres, convocation, règlements, procès-verbal, liste des pétitionnaires

Dossier 19880158/64 (1939/1949)

Contrôle de l'exercice de la médecine vétérinaire par des vétérinaires français, étrangers, en instance de naturalisation ou naturalisés : rapports, correspondance.

Dossier 19880158/65 (1923/1941)[1]

Ordre National des Vétérinaires : correspondance, vœux, documentation

Dossiers naturalisation

Dossier Ivanoff (39.323x38, cote 19770897/137)

Dossier Kirmaier (29.323x39, cote 19770901/70)

Dossier Maltcheff (1679x39, cote 19770899/31)

Dossier Markoff (2615x42, cote 19770906/55)

Dossier Palaria-Vorona (678x37, cote 19770892/24)

[1] Cette plage temporelle est manifestement erronée.

Archives de la Préfecture de police

Secrétariat général pour l'administration, Service de la Mémoire et des Affaires Culturelles, CC 1.642559 (microfilm)

Dossier Palaria 1 W art. 1114-57343.

Dossier Hélène Don Fezing et Michel Kirsch, cote 91.975.

Archives départementales des Côtes-du-Nord – Côtes d'Armor

Recensement de 1936, commune de Moncontour

Archives départementales de la Haute-Saône

Dénombrements de 1931 et 1936, commune de Frétigney

Dénombrement de 1936, commune de Vesoul

Archives départementales de la Haute-Vienne

Dossiers individuels de naturalisation accordées pendant l'année 1949 646W-163 (L-Z)

Procès-verbaux adressés par les brigades de gendarmerie de la Haute-Vienne (1939-1948) 1488W-29

Rapports du chef de la police aux questions juives 185W148

Archives départementales des Hauts-de-Seine

Actes de décès

Archives départementales du Val-de-Marne

École vétérinaire de Maisons-Alfort (ENVA), Registre détaillé des élèves inscrits

École vétérinaire de Maisons-Alfort (ENVA), Registre de contrôle des élèves

Recensement de la population, 1931, Maisons-Alfort

Archives de Paris

Actes de décès

Bibliothèque historique des postes et télécommunications

Annuaires du commerce Didot-Bottin

Haute-Saône – Vesoul (années 1936, 1939 à 1940)

Paris – La Garenne-Colombes (années 1940 à 1943)

Mémorial de la Shoah

Fichier Drancy adultes

Fond David Diamant, Fiche 754, Leova Palaria

Musée, centre de documentation, service Photothèque Référence : ML_A2_72.jpg)

Webographie

site http://ekladata.com/_o3AaPCiDrOcJv93nUB_n0qDnEI/RECIT-DES-DERNIERES-HEURES-DE-LEON-PALARIA.pdf, consulté le 20 juin 2021.

site https://maitron.fr/spip.php?article203419, consulté le 20 juin 2021.

site http://bdi.memorialdelashoah.org/internet/jsp/core/MmsRedirector.jsp?id=1264271&type=NOTICE, consulté le 20 juin 2021.

site https://www.usamv.ro/images/Istoric/2018_Brosura_istorie_USAMV_FR_LR.pdf, consulté le 16 août 2022.

site https://fr.wikipedia.org/wiki/For%C3%AAt_de_Lorge, consulté le 29 juillet 2022.

site https://www.herodote.net/almanach-ID-75.php, consulté le 2 août 2023.

site https://data.over-blog-kiwi.com/1/48/53/62/20180815/ob_b1a40c_decrets-cremieux.pdf, consulté le 21/04/2024.

Bibliographie

Ouvrages

Immigration, emploi et chômage. Un état des lieux empirique et théorique, Les dossiers de cerc-association n° 3, 1999, Paris, 123 pages.

La persécution des juifs de France 1940-1944 et le rétablissement de la légalité républicaine. Recueil des textes officiels 1940-1999. La Documentation française, Paris, 2000, 530 pages.

Arditi (Roger), *Vichy au ministère de l'Agriculture. L'antisémitisme administratif dans un ministère ordinaire (1940-1944)*, L'Harmattan, 2023, 209 pages.

Arnault (François) et Mourgues (Jean-Marcel), *Les anciens PADHUE inscrits au tableau. Situation au 1er janvier 2025*, Service études et Recherches statistiques, Ordre national des médecins, Conseil national de l'Ordre, non daté, 41 pages.

Badinter (Robert), *Un antisémitisme ordinaire. Vichy et les avocats juifs (1940-1944).* Fayard, Paris, 1997, 257 pages.

Birnbaum (Pierre), *Les larmes de l'histoire. De Kichinev à Pittsburgh*, nrf Gallimard, 2022, 199 pages.

Bonnet (Marie-Josèphe), *Un réseau normand sacrifié. Manipulations anglaises sur un groupe de résistants infiltré par les Allemands*, Éditions Ouest-France, 2016, 192 pages.

Brion (A.), *Précis de jurisprudence vétérinaire*, Vigot Frères éditeurs, Paris, 1943, 386 pages.

Brion (A.), *Précis de législation vétérinaire*, quatrième édition entièrement refondue, Vigot Frères éditeurs, Paris, 1970, 388 pages.

Bruhman (Danièle), *Exils bessarabiens. Entre Kichineff et Paris, itinéraires d'une association d'émigrés bessarabiens en France (1925-1939)*, L'Harmattan éditeur, Paris, 2012, 265 pages.

Capella (Audric), *L'encadrement des professions médicales en France – La création des ordres professionnels (XIXe-XXe siècles)*, PULIM éditeur, 2019, 533 pages.

Conte A. et Pleindoux A., *La Profession vétérinaire et sa législation* – Mistral, imprimeur – éditeur, Cavaillon (Vaucluse), 1945, 527 pages.

Diamant (David), *Les Juifs dans la Résistance française 1940-1944 (Avec ou sans armes)*, Le Pavillon Roger Maria éditeur, Paris, 1971, 365 pages.

Gallais (Alain), *Cadoudal. Épisodes de la Résistance bretonne dans les cantons de Moncontour, Plouguenast et Collinée*, Éditions Récits, Langast, 2014, 266 pages.

Jacobzone (Alain), *Le destin des Juifs en Anjou (1940-1944). L'éradication tranquille*, Éditions du Petit Pavé, Les Garennes-sur-Loire, 2024, 293 pages.

Joly (Laurent), *Dénoncer les juifs sous l'Occupation, Paris 1940-1944*, CNRS éditions, Paris, 2017, 231 pages.

Joly (Laurent), *L'État contre les juifs. Vichy, les nazis et la persécution antisémite (1940-1944)*, Éditions Flammarion, 2020, Édition revue et mise à jour, 372 pages.

Joly (Laurent), *La rafle du Vèl d'hiv, Paris, juillet 1942*. Éditions Grasset, Paris, 2022, 387 pages.

Joly (Laurent), La France et la Shoah. Vichy, l'occupant, les victimes, l'opinion, Mémorial de la Shoah et Calmann-Lévy, 2023, 557 pages.

Klein (Michel), *Ces bêtes qui m'ont fait homme*, Coédition Robert Laffont - Opéra Mundi, 1976, 376 pages.

Klarsfeld (Serge), *La Shoah en France. Le calendrier de la persécution des juifs de France, tome 2, juillet 1940 – août 1942*, Fayard, 2001, 1000 pages.

Lalieu (Olivier), *Les engagés volontaires juifs étrangers dans les armées françaises durant les deux guerres mondiales*, Mémorial de la Shoah, Paris, 2014, 48 pages.

Luc (Benoît), *Les déportés de France vers Aurigny, 1942-1944*, Éditions Eurocibles, Collection « Inédits et Introuvables du patrimoine normand », 2010, 288 pages.

Nahum (Henri), *La médecine française et les Juifs*, L'Harmattan éditeur, Paris, 2006, 412 pages.

Noiriel (Gérard), *Le creuset français, histoire de l'immigration XIXe-XXe siècles*, Points Seuil, 1988, 442 pages.

Peschanski (Denis) et Poznanski (Renée), *Des étrangers dans la Résistance en France*, Mémorial de la Shoah, Paris, 2024, 56 pages.

Rosner (Guy), *Une histoire de Clara Kamil-Rosner, Juive de Bukovine, de Wiznitz à Lyon, 1908-1987*, Éditions Le Manuscrit, Paris, 2021, 429 pages.

Singer (Claude), *Vichy, l'Université et les Juifs*, Paris, Les Belles Lettres, 1992, 436 pages.

Toczé (Claude), avec la collaboration d'Annie Lambert, *Les juifs en Bretagne (Ve-XXe siècles)*, Presses universitaires de Rennes, 2006, 435 pages.

Roy (G.), *Annuaire vétérinaire*[1].

Weil (Patrick), *Qu'est-ce qu'un Français ? Histoire de la nationalité française depuis la Révolution*, Gallimard, édition revue et augmentée, collection Folio histoire, 2004, 651 pages.

Wieviorka (Olivier), *Histoire totale de la seconde guerre mondiale*, Ministère des Armées/Perrin, 2023, 1068 pages.

Zipperstein (Steven J.), *Pogrom - Kichinev ou comment l'Histoire a basculé*, [traduit de l'anglais (américain) par Odile Demange], Éditions Flammarion, 2025, 361 pages.

Thèses

Brauneisen (Philippe), *Le parcours d'un illustre de la profession vétérinaire et de la Résistance au XXe siècle : Marcel Petit ou l'engagement à toute épreuve*, Thèse de doctorat vétérinaire, Toulouse, 2024, TOU 3 4022, 340 pages.

Bussinger (Daniel), *L'empirisme vétérinaire dans la Mayenne*, Thèse de doctorat vétérinaire, École nationale vétérinaire d'Alfort, 1955, n° 16, 67 pages.

Capella (Audric), *L'encadrement des professions libérales en France : l'exemple du corps médical de la IIIe République à la IVe République. De la conception à la confirmation des ordres de santé*, Thèse de doctorat en droit, Université Nice Sophia Antipolis – Faculté de droit et science politique, 23 novembre 2015, 850 pages.

Jousseaume (Jean), *Réglementation de l'exercice de la médecine vétérinaire. Historique*, Thèse de doctorat vétérinaire, École nationale vétérinaire d'Alfort, 1947, N° 49, 96 pages.

Toussaint (Hervé), *L'organisation professionnelle vétérinaire de la France sous l'Occupation*, Thèse de doctorat vétérinaire, École nationale vétérinaire de Lyon, 1999, n° 108, 91 pages.

[1] Exemplaires disponibles à la bibliothèque de l'ENVA pour les années suivantes : 1921, 1923 à 1927, 1930 à 1938, 1948 à 1973, 1976 à 2015, 2017 et suivantes.
Exemplaires disponibles à la BNF François-Mitterrand pour les années suivantes : 1922 et 1923, 1925 à 1939, 1949 à 1952, 1956, 1958 à 1985/86, 1990 à 2000, 2002 à 2006.

Mémoire

Lambert (Annie), *Les juifs dispersés des quatre départements bretons face à l'antisémitisme institutionnalisé*, mémoire de D.E.A. de l'Université de Rennes-II, 1990, 127 pages et 6 annexes.

Articles

Arditi (Roger), *L'éviction par Vichy des Juifs, des femmes et des francs-maçons du ministère de l'Agriculture*, Revue d'histoire de la Shoah, 2020/2, n° 212, pp. 215-231.

Arditi (Roger), *L'Institut national agronomique et l'application des lois raciales de Vichy*. Dans *Guerres mondiales et conflits contemporains*, 2021/2 (N° 282), Éditions P.U.F., p. 131-151.

Brion (Abel), *Les droits des étrangers à l'exercice de la médecine vétérinaire*, Revue de médecine vétérinaire, Nouvelle série, Tome V, mars-avril 1942, 73-82.

Danowski (S., Dr), *Quelques souvenirs d'un toubib*, pp. 19-24. *Le combattant juif volontaire 1939-1945*, 1971, 212 pages (édité à l'occasion du 25ème anniversaire de l'Union des engagés volontaires et anciens combattants juifs 1939-1945. Supplément au n° 130 de « Notre Volonté » bulletin de l'Union).

Dumas (Emmanuel), *Les vétérinaires morts pour la France pendant la guerre de 1939-1945*, Bull. soc. fr. hist. méd. sci. vét., 2010,10 : 65-119.

Fette (Julie), *Avocats et médecins xénophobes (1919-1939)*, pp. 345-357. In *Les exclus en Europe. 1830-1930*, sous la direction de André Gueslin et Dominique Kalifa, Les Éditions de l'Atelier/Éditions ouvrières, 1999, 480 pages.

Gros (Marion), *« Je veux combattre les nazis » : motivations et expériences de l'engagement au 21e Régiment de Marche de Volontaires Étrangers en France (1939-1940)*, Les Cahiers Sirice, 2021/2 (N° 27), pp. 39-49[2].

Hugnet (Christophe), *Les conditions d'exercice en France des vétérinaires étrangers* (fiche professionnelle), Revue de l'Ordre national des vétérinaires, N° 86, août 2023, p. 22.

Informations diverses, Revue de médecine vétérinaire, tome XCII, Nouvelle série, Tome IV, mars 1943, p. 45.

Laguerre (Bernard). *Les dénaturalisés de Vichy (1940-1944)*. In : Vingtième Siècle, revue d'histoire, n°20, octobre-décembre 1988. pp. 3-15.

[2] Article disponible en ligne à l'adresse https://www.cairn.info/revue-les-cahiers-sirice-2021-2-page-39.htm

Lapras (Michel), *L'Ordre, l'Anniversaire et la Souvenance*, Revue de l'Ordre des vétérinaires, 4ème trimestre 1997, p. 158 à 160.

Laval-Reviglio (Marie-Claire), *Parlementaires xénophobes et antisémites sous la IIIe République. Débats relatifs à la nationalité et à la « protection du travail national »*, pp. 85-114, *in* Le droit antisémite de Vichy, Le genre humain, Seuil, mai 1996, Seuil, 612 pages.[3]

Lehr (Johanna), *De la Santé vers Drancy. Trajectoire de persécution des contrevenants au statut des juifs en France (1941-1944)*, Annales. Histoire, Sciences sociales, 2021/3 (76E année), pp. 547-579.[4]

Lequiller (Pierre), *Présentation générale de la directive du 12 décembre 2006 relative aux services dans le marché intérieur, dite « directive services »*. In: Bulletin de l'Académie Vétérinaire de France, tome 163, n°1, 2010, pp. 27-31.

Marcou (Jean), *Le Conseil d'État : juge administratif sous Vichy*, pp. 83-96, in *Juger sous Vichy*, Le genre humain, Seuil, novembre 1994, 160 pages.

Monet P., *L'exercice de la médecine et de la chirurgie des animaux. Évolution de la législation et de la réglementation.* In: Bulletin de l'Académie Vétérinaire de France, tome 127, n°2, 1974, pp. 59-71.

Nocard (Edmond), *Chronique, 15 mars 1886. In* Recueil de Médecine Vétérinaire, 63ème volume, 1886, p. 189.

Patriotes découverts dans les fosses de la forêt de Lorge, rubrique La Bretagne au combat. *In* Ami entends-tu... Journal de la Résistance bretonne, n° 128, Premier trimestre 2004.

Perreau (E.-H.), *Lois sur la médecine vétérinaire depuis le début de la présente guerre*, Revue de médecine vétérinaire, Nouvelle série, Tome V, juillet-août 1942, pp. 179-183.

Perreau (E. H.), *L'Ordre des vétérinaires (Loi du 18 février 1942)*, Revue de Médecine Vétérinaire, Tome XCIV, Nouvelle série, Tome VI, mai-juin 1943, pp. 133-136.

Prélude à l'affaire Beilis. Les pogroms de Kichinev, Le Monde Juif, 1963/1, N° 32-33, pp. 63-67, Éditions du Centre de documentation juive contemporaine[5].

[3] Ouvrage édité sous la direction de Dominique Gros et résultant d'un colloque international, intitulé *L'Encadrement juridique de l'antisémitisme sous le régime de Vichy*, qui s'est tenu à Dijon les 19 et 20 décembre 1994.

[4] Article disponible en ligne à l'adresse https://www.cairn.info/revue-annales-2021-3-page-547.htm

[5] Article disponible en ligne à l'adresse https://www.cairn.info/revue-le-monde-juif-1963-1-page-63.htm

Roca (Michel), *Quels fonts baptismaux pour le Conseil de l'Ordre*, La Semaine Vétérinaire, n° 870, 25 octobre 1997, pages 4 et 6.

Rondeau (Christian), Guérin (Jacques). *Directive services : quoi, pourquoi, comment ?* In: Bulletin de l'Académie Vétérinaire de France, tome 163, n°3, 2010, pp. 223-225.

Roussarie (Nathalie), *L'affaire Kirmaier ou le vétérinaire juif et les paysans*, Bull. soc. fr. hist. méd. sci. vét., 2017, 17 : 71-82.

Jurisprudence

Arrêt du Conseil d'État du 4 janvier 1936 – 34.113, *Sieur Faber,* Rec. Lebon, 1936, p. 16.

Arrêt du Conseil d'État du 12 novembre 1938, section, 58.832 *Sieur Smilovici*, Rec. Lebon, pp. 838-839.

Arrêt du Conseil d'État du 28 mars 1939, 58.902 *Sieur Weiss*, Rec. Lebon, p. 222.

Arrêt du Conseil d'État du 12 octobre 1939 – 66.383. *Sieur Benoit*, Rec. Lebon, 1939, p. 539.

Arrêt du Conseil d'État du 7 juin 1940, 67.470, *Sieur Ghelber*, Rec. Lebon, 1940, pp. 195-196.

Arrêt du Conseil d'État du 30 décembre 1942, 71.506, *Sieur Sallis*, Rec. Lebon, 1942, pp. 363-364.

Arrêt du Conseil d'État du 19 mars 1943, 71.188, *Sieur Bejarano*, Rec. Lebon, 1943, p. 73.

Arrêt du Conseil d'État du 21 avril 1943, 72.161, *Sieur Zamkoff*, Rec. Lebon, 1943, p. 107.

Arrêt du Conseil d'État du 5 janvier 1944 – 70.569, 70.572, 70.573, 70.574, *Époux Schklarewsky*. Rec. Lebon, 1944, p. 3.

Arrêt du Conseil d'État du 15 mars 1944, Section, 74.914, *Sieur Cottineau*, Rec. Lebon, pp. 87-88.

Arrêt du Conseil d'État du 4 août 1944, 70.037, *Sieur Barati*, Rec. Lebon, p. 224.

Arrêt du Conseil d'État du 15 décembre 1944, 71.107, *Sieur Jesover*, Rec. Lebon, p. 323.

Annexes

Annexe I.
Lettre de Jacqueline Peker au ministre de l'Agriculture

Paris, le 15.12.2015,

Monsieur le Ministre,

Je vous écris pour vous demander solennellement de réhabiliter le docteur vétérinaire Léon Palaria, vétérinaire juif bessarabien, diplômé de l'École nationale vétérinaire de Maisons Alfort en 1933, interdit d'exercice par un jugement de l'Ordre des vétérinaires en mars 1943 en tant qu'étranger, et héros de la résistance, fusillé par les nazis en juillet 1944.

J'espère que vous saurez user de votre autorité sur l'Ordre des vétérinaires qui n'a toujours pas répondu à cette demande de révision portée par plus de 160 signataires. Si par malheur l'Ordre des vétérinaires se refusait à réparer l'injustice criminelle causée par l'Ordre des vétérinaires pendant l'Occupation, il se situerait alors en dehors de la République qui, depuis le discours du Président Jacques Chirac, demande aux institutions de reconnaître les crimes antisémites du régime du Maréchal Pétain et en tant que Ministre de tutelle, vous partageriez alors, avec lui, la responsabilité du crime commis contre Léon Palaria.

Faites vite, c'est la femme âgée de 79 ans qui vous en prie, c'est la vétérinaire qui a exercé toute sa carrière au service des animaux et des hommes qui vous le demande, c'est la petite enfant juive cachée dans une ferme pendant l'occupation nazie qui vous l'exige au nom de [s]on père Henri Peker arrêté en 1941 par la police française, interné à Drancy, déporté et assassiné à Auschwitz, au nom de [s]on oncle Jacques Feldman, résistant, dénoncé, torturé et fusillé par la Gestapo, au nom de [s]on grand-père Ferdinand Feldman, résistant, fusillé le 15.12.1941 par les nazis au Mont-Valérien en chantant la Marseillaise, au nom de [s]a mère Rose Feldman, chef de la Résistance à Saint-Honoré-les-Bains, au nom de Mme Teyssèdre, Juste des Nations, qui [l]'a sauvée du gouvernement de Vichy et des nazis en [la] cachant, et au nom de tous les membres de [s]a famille morts pour la France et la Liberté. Aujourd'hui alors que souffle à nouveau sur la France le vent mauvais du racisme et du fascisme, c'est votre honneur qui vous oblige à réviser la condamnation prononcée par l'Ordre des vétérinaires du gouvernement illégal de Vichy à l'encontre de notre confrère le docteur vétérinaire Léon Palaria.

Jacqueline Peker
Docteur vétérinaire,
Chevalier de l'Ordre National du Mérite,
Lauréate de l'Académie Vétérinaire de France,
Présidente de l'Instituto homeopatico de Campinas – Brésil,
Présidente d'Honneur de la Société française d'Homéopathie

Annexe II.
État français

MINISTÈRE DE L'AGRICULTURE

Demande d'admission au bénéfice de l'article 2 de la loi du 12 novembre 1940 concernant l'exercice de la médecine et de la chirurgie des animaux

---

Déposée le : ....

à la préfecture de : ....

État civil

Nom : ....

Prénoms : ....

Date de naissance : ....

Lieu de naissance : ....

Date et mode d'acquisition de la nationalité française : ....

Domicile actuel : ....

Domiciles antérieurs : ....

Situation de famille

Enfants : ....

État civil du conjoint : ....

État civil des enfants : ....

État civil du père : ....

État civil de la mère : ....

Situation universitaire : ....

Situation militaire :

Pièces jointes : ....

(Le demandeur est admis à présenter à l'appui de sa requête toutes pièces justificatives.)

A .... le ....

(Signature du demandeur)

Annexe III.
Demande d'admission au bénéfice des articles 3 et 5 de la loi relative à la médecine et la chirurgie des animaux[1]. Application de l'article 2 du décret du 1er juillet 1942

Nom :..
Prénoms :..
Date de naissance :..
Lieu de naissance (localité, pays) :...
Date et mode d'acquisition de la nationalité française : ....

Qualité du Demandeur[1]	a) Docteur vétérinaire b) Vétérinaire c) Étudiant ayant terminé sa scolarité (indiquer l'école) mais n'ayant pas obtenu le diplôme de docteur vétérinaire d) Élève d'une école vétérinaire (indiquer laquelle) e) Professionnel autorisé par l'article 6 de la loi du 17 juin 1938 (indiquer la catégorie de professionnel)

Domicile actuel :..
Domicile antérieur : ....

Situation de famille

État civil du père : ....
État civil de la mère : ....
État civil du conjoint :...
État civil des enfants :...

Situation militaire

....

[1] La présente demande doit être accompagnée de pièces justificatives.

Déclaration

Je soussigné déclare sur l'honneur *ne pas appartenir*[2] ou *appartenir*[2] à une catégorie de personnes considérées comme juives par la loi du 11 avril 1940.

Fait à...

le ....

Signature

[1] Rayer les mentions inutiles [2] Rayer la mention inutile

NDLR : Ce formulaire devait figurer en annexe du décret du 1er juillet 1942, telle que prévue par son article 2 mais l'annexe n'a pas été publiée dans le Journal officiel du 5 juillet 1942. Elle l'a été dans le Bulletin sanitaire des Services vétérinaires (tome 48, n° 882 du 15 juillet 1942, p. 171) *et figure à la page 228 de l'ouvrage de A. Conte et A. Pleindoux, La Profession vétérinaire et sa législation – Mistral, imprimeur – éditeur, Cavaillon (Vaucluse), 1945, 527 pages.*

Annexe IV.
Demande d'inscription au tableau Ordre des Vétérinaires

RÉGION de....................

QUESTIONNAIRE[2]

1° Nom et prénoms..

Nom de naissance. En cas dc changement de nom autorisé par le Conseil d'État, avec date du décret et n° du « Journal Officiel »

2° Date et lieu de naissance ....

3° Nationalité...

Est-ce votre nationalité d'origine ?..

Sinon, est-elle acquise par le mariage ....

Ou par naturalisation ?...

À quelle date ?...

Nationalité du père ?..

Nationalité de la mère ? ....

Ont-ils été naturalisés ?

À quelle date ?...

4° Êtes-vous juif au sens de la loi ?...

5° Domicile actuel ....

6° École vétérinaire où vous avez fait vos études..

Date de sortie ....

7° Faculté de médecine où vous avez soutenu votre thèse...

Date de soutenance de la thèse ....

8° Titres universitaires..

9° Distinctions honorifiques...

10° Exercez-vous la clientèle ?...

Exercez-vous la médecine générale ?..

Exercez-vous exclusivement une spécialité ? ....

Laquelle ?..

Où exercez-vous ?

Avez-vous exercé en d'autres endroits ?...

[2] Conte A. et Pleindoux A., 1945, *op. cit.*, pp. 154-155.

Où et quand ?

Avez-vous plusieurs cabinets ? ....

Où sont-ils situés ? ....

Dans quelle résidence êtes-vous patenté ? ....

11° Êtes-vous Vétérinaire fonctionnaire (ne faisant aucun acte de clientèle, ne payant pas de patente) *?* ....

12° Êtes-vous chef d'une entreprise vétérinaire (laboratoire, droguerie, etc.) *?* ....

13 °Êtes-vous salarié d'une entreprise vétérinaire ? ....

Laquelle ?

14° Êtes-vous célibataire ? Marié ? Veuf ? Divorcé ? ....

Votre conjoint ou conjointe possède-t-il la nationalité française à titre originaire ? ....

Avez-vous des enfants vivants ? ....

Combien ? ....

Quelles dates de naissance ? ....

Quel est leur sexe ? ....

Avez-vous eu d'autres enfants ? ....

Combien ? ....

Jusqu'à quel âge les avez-vous élevés ? ....

Avez-vous des petits-enfants ? ....

Combien ? ....

Sont-ils à votre charge ? ....

15° Avez-vous encouru des peines judiciaires ou syndicales concernant votre activité professionnelle ? ....

Lesquelles ? ....

À quelle date ? ....

16° Avez-vous encouru des condamnations de droit commun ? ....

Lesquelles ? ....

À quelle date ? ....

17° Quel est l'état de vos services militaires ? ....

18° Êtes-vous en règle avec la caisse des allocations familiales des professions médicales ? ....

19° Apparteniez-vous au Syndicat national (isolé ou à une section syndicale) *?* ...

Laquelle ? ....

20° Avez-vous payé vos cotisations des années 1939 ?............................

1940 ?............................

1941 ?............................

Faire suivre ce questionnaire de la déclaration suivante :

« Je demande mon inscription au Tableau de l'Ordre des Vétérinaires de la région de..

Je jure sur l'honneur que les déclarations ci-dessus sont conformes à la vérité ; j'autorise toutes les vérifications nécessaires et je m'engage à envoyer au Conseil de l'Ordre régional un rectificatif dès qu'il se produira une modifications dans les déclarations précédentes. »

Annexe V.
Membres ayant siégé au cours des 7 réunions de la Commission supérieure de contrôle

NOM Prénom	Fonction Qualité	Date de réunion						
		21/10/1942	28/10/1942	04/11/1942	18/11/1942	29/12/1942	26/05/1943	02/08/1944
BOUSSARD Camille-Henri-Eugène	Président Inspecteur général Chef des Services Vétérinaires	OUI	OUI	Empêché Remplacé par M. Vignardou	OUI	OUI	OUI	OUI
ODENT Raymond[1]	Maître des requêtes au Conseil d'État, désigné par M. le Garde des Sceaux, Ministre	OUI	OUI	OUI	excusé	OUI	Non précisé	OUI

[1] Arrêté du 22 septembre 1942 (JOEF du 23 septembre 1942, p. 3251).

	Secrétaire d'État à la Justice							
ROUX René[2]	Consul Général, désigné par M. le Chef du Gouvernement, Ministre Secrétaire d'État aux Affaires étrangères	OUI	OUI	OUI	OUI	OUI	Non précisé	excusé
VIGNARDOU Pierre	Inspecteur Général des Services Vétérinaires, désigné par M. le Ministre Secrétaire d'État à l'Agriculture et au Ravitaillement	OUI	OUI	OUI	OUI	OUI	Non précisé	OUI

[2] Lettre du 7 juillet 1942 (AN, 19880158/63, Application de la loi du 31 décembre 1941, Commission supérieure de contrôle, désignation des membres).

DEGOIS Émile-Georges[3]	Président du Conseil supérieur de l'Ordre des Vétérinaires	OUI	OUI	OUI	Représenté par M. Brévot	Représenté par M. Brévot	Non précisé	Représenté par M. Brévot
BRÉVOT Georges	Secrétaire Général du Conseil supérieur de l'Ordre des Vétérinaires	Sans objet	Sans objet	Sans objet	OUI	OUI	Non précisé	OUI

[3] Nommé par l'article 1er du décret n° 849 du 20 mars 1942 déterminant la composition du conseil supérieur de l'ordre des vétérinaires (pris en application de l'article 5 de la loi n° 296 du 18 février1942 relative à l'institution d'un ordre des vétérinaires). Le docteur Georges Brévot, nommé par ce même texte, siège en qualité de représentant du docteur Émile Degois.

Annexe VI.
Liste alphabétique des 8 vétérinaires étrangers ou d'origine étrangères autorisés à exercer de plein droit

N°	NOM Prénom	Né le	Né à	Nationalité	Exerçant à	Date de l'avis de la CSC	Motif retenu
1	BERCOFF Émile	24/09/1905	Haïfa (Syrie)	Français	Buchy (Seine-inférieure)	26/05/1943	Ancien combattant
2	DOCHY Daniel	28/06/1914	Zonnebeke (Belgique)	Français	La Ferté-Gauthier (Seine-et-Marne)	18/11/1942	Ancien combattant
3	KARSENTI Émile*	07/04/1912	Mascara (Oran)	Français	Toulouse (Haute-Garonne)	29/12/1942	Né d'un père juif, français à la naissance de son fils
4	KESSLER Émile	02/04/1901	Livow (Pologne)	Français	Saint-Etienne (Loire)	26/05/1943	Ancien combattant
5	NIZZA Pierre	10/05/1913	Monaco	Monégasque	Monaco	29/12/1942	Sujet monégasque
6	STAHL Adolphe	24/01/1915	Sundhausen (Bas-Rhin)	Français	Montbrison (Loire)	26/05/1943	Grand-père alsacien
7	STAROZINSKY Élie	10/07/1903	Baptaï (Lithuanie)	**	Tlemcem (Algérie)	18/11/1942	Loi non applicable en Algérie

8	XIROUDAKIS Nicolas	06/08/1897	Halki (Constantinople)	**	Casablanca (Maroc)	29/12/1942	Dans l'attente de l'examen de son dossier

*Son prénom de naissance est Élie.** non précisé

Pour les pétitionnaires pour lesquels les informations mentionnées dans les PV de la CSC étaient incomplètes, la consultation de leur thèse de doctorat vétérinaire et de l'annuaire Roy a permis de renseigner ce tableau plus complètement.

Annexe VII.
Liste alphabétique des 6 vétérinaires étrangers ou d'origine étrangères auxquels l'exercice de leur profession est interdit

N°	NOM Prénom	Né le	Né à	Nationalité[4]	Exerçant à	Date de l'avis de la CSC[5]	Date de l'arrêté	Date et page du JOEF
1	IVANOFF Athanas	16/10/1900	Dormanty (Bulgarie)	Naturalisé français	Gimont (Gers)	04/11/1942	17/11/1942	02/12/1942
2	KIRMAIER Simon	28/06/1911	Storojinet (Roumanie)	Non précisé[6] dans le PV	Blanzac (Haute-Vienne)	26/05/1943	12/06/1943	Non publié
3	KIRSCH Michel	03/09/1891	Essentouki (Russie)	Russe	Paris	26/05/1943	12/06/1943	Non publié
4	MALTCHEFF Petko	18/07/1905	Viazanlize (Bulgarie)	Non précisé dans le PV[7]	Salers (Cantal)	21/10/1942	17/11/1942	02/12/1942

[4] Selon les indications mentionnées dans les procès-verbaux de la Commission supérieure de contrôle.

[5] Certains dossiers ont nécessité un complément d'information, ce qui explique la présence de plusieurs dates d'examen par la Commission supérieure de contrôle.

[6] Non précisé dans le PV de la CSC. Le tableau dactylographié établi par l'administration à l'intention des membres de la CSC mentionne qu'il est roumain.

[7] Tel qu'il est rédigé, le procès-verbal permet de déduire que le Dr Petko MALTCHEFF est bulgare. Le tableau dactylographié établi par l'administration à l'intention des membres de la CSC indique qu'il est bulgare.

5	MARCOFF Boris	22/04/1897	Relvo (Bulgarie)	Bulgare	Nexon[8] (Haute-Vienne)	21/10/1942	17/11/1942	02/12/1942
6	PALARIA Léon	07/06/1909	Beltzi (U.R.S.S.)	Non précisé dans le PV[9]	Paris	28/10/1942	17/11/1942	02/12/1942

Outre ces 6 vétérinaires, il convient d'évoquer le cas de Hassan Homayouni, iranien, dont le dossier a été considéré par la CSC du 26 mai 1943 comme non recevable du fait que l'intéressé n'avait pas demandé son inscription sur le registre spécial prévu par l'article 6 la loi du 17 juin 1938. En réalité, du fait de sa non-inscription au registre, il n'avait plus le droit d'exercer dès l'expiration du délai de deux mois courant depuis la date de promulgation de la loi de 1938. Ce n'est donc pas le régime de Vichy qui l'a interdit d'exercice.

[8] L'arrêté du 2 décembre 1942 indique qu'il exerce à Lignac (Haute-Vienne). Il s'agit vraisemblablement d'une erreur. Son dossier de naturalisation disponible aux AD de la Haute-Vienne indique qu'il n'a pas quitté Nexon pendant toute la durée de la guerre.

[9] Non précisé dans le PV de la CSC, nationalité russe indiquée dans le rapport transmis au ministre pour signature de l'arrêté d'interdiction d'exercice. Mais le tableau dactylographié établi par l'administration à l'intention des membres de la CSC mentionne qu'il est roumain.

Annexe VIII.
Liste alphabétique des 34 vétérinaires étrangers ou d'origine étrangère autorisés à exercer en France la médecine et la chirurgie des animaux

N°	NOM Prénom	Né le	Né à	Nationalité	Exerçant à	Date de l'avis de la CSC[10]	Date de l'arrêté	Date et page du JOEF
1	BERCOFF Nathan	24/04/1894	CaÏffa (lire Haïffa) (Syrie)	Naturalisé français	Tassin-la-Demi-Lune (Rhône)	26/05/1943	12/06/1943	04/08/1943 Page 2032
2	BOUROUNOFF Maurice	02/06/1897	Porkhoff (Russie)	Naturalisé français	Montrevel (Ain)	28/10/1942	17/11/1942	02/12/1942 Page 3975
3	BRON Samuel	25/06/1889	Marioupol (Russie)	Naturalisé français	Grenoble (Isère)	28/10/1942	17/11/1942	02/12/1942 Page 3975
4	BRUGGE Amédée	14/04/1898	Nechin (Belgique)	Naturalisé français	Lannoy (Nord)	04/11/1942	17/11/1942	02/12/1942 Page 3975
5	COHEN Abraham	20/07/1907	Hébron (Palestine)	Naturalisé français	Lignac (Indre)	28/10/1942 26/05/1943	12/06/1943	04/08/1943 Page 2032

[10] Certaines demandes ont nécessité un complément d'information, voire une enquête complémentaire, ce qui explique la présence de plusieurs dates d'examen par la Commission supérieure de contrôle.

6	DEHAVAY Georges	10/09/1889	Étavigny (Oise)	Né d'un père belge	Gamaches (Somme)	18/11/1942	26/11/1942	12/12/1942 Page 4064
7	FABER Pius	27/04/1878	Moschopol (Albanie)	Naturalisé français	Pavillons-sous-Bois (Seine)	18/11/1942 29/12/1942	11/01/1943	21/01/1943 Page 191
8	FALK Félix	01/07/1900	Dantzig (Allemagne)	Naturalisé français	Louvres (Seine-et-Oise)	29/12/1942	11/01/1943	21/01/1943 Page 191
9	FONTANI Gaston	05/09/1904	Marseille (France)	A opté pour la nationalité française avant sa majorité	Guéméné (Morbihan)	04/11/1942	17/11/1942	02/12/1942 Page 3975
10	HARSLEM Armand	02/03/1883	Salzbourg (Autriche)	Naturalisé français	Arnaville (Meurthe-et-Moselle)	26/05/1943	12/06/1943	04/08/1943 Page 2032
11	HIERNAUX Gillain	19/01/1885	Matagne-la-Grande (Belgique)	Naturalisé français	Barre-en-Ouche (Eure)	04/11/1942	17/11/1942	02/12/1942 Page 3975
12	JESSNER Georges	07/07/1907	Paris France (Seine)	Né d'un père russe	Paris (Seine)	18/11/1942	26/11/1942	12/12/1942 Page 4064
13	KARESTZDJIAN Sepon	21/02/1876	Constantinople	Naturalisé français	Amiens (Somme)	18/11/1942	26/11/1942	12/12/1942 Page 4064

N°	NOM Prénom	Né le	Né à	Nationalité	Exerçant à	Date de l'avis de la CSC	Date de l'arrêté	Date et page du JOEF
14	LANGE Lucien	13/06/1880	Paris	Naturalisé français	Clichy (Seine)	02/08/1944	17/0/1944	Non publié
15	LEGRAND Hector	20/03/1894	Bauffe (Belgique)	Naturalisé français	Auffay (Seine-inférieure)	18/11/1942	26/11/1942	12/12/1942 Page 4064
16	MARGULIÈS Léon	21/04/1910	Storojinett (Roumanie)	Roumain	Antérieurement à Paris (Seine)	21/10/1942	17/11/1942	02/12/1942 Page 3975
17	MEYER Louis	04/06/1882	Neunkirchen (Sarre)	Naturalisé français	Antérieurement à Rueil (Seine-et-Oise)	18/11/1942	26/11/1942	12/12/1942 Page 4064
18	MGUEBRICHVILI Jean	08/02/1896	Koutaïs (Géorgie)	Géorgien	Val-André-en-Pléneuf (Côtes-du-Nord)	28/10/1942	17/11/1942	02/12/1942 Page 3975
19	PANAYOTIDES Charles	13/01/1900	Stroumilza (Grèce)	Naturalisé français	Chaulnes (Somme)	04/11/1942 29/12/1942 26/05/1943	12/06/1943	04/08/1943 Page 2032
20	PENEFF Nicolas	15/10/1906	Kozarevetz (Bulgarie)	Naturalisé français	Cadours (Haute-Garonne)	18/11/1942	26/11/1942	12/12/1942 Page 4064

21	PETROV* Christo	18/07/1889	Tirnovo (Bulgarie)	Naturalisé français	Carbonne (Haute-Garonne)	18/11/1942	26/11/1942	12/12/1942 Page 4064
22	RADEFF Grolon	23/06/1908	Klainn-Livad (Bulgarie)	Naturalisé français	Héricourt (Haute-Saône)	18/11/1942	26/11/1942	12/12/1942 Page 4064
23	RAÏSKY Michel	09/05/1912	Coulanges-sur-Yonne (Yonne)	Né d'un père naturalisé	Toucy (Yonne)	04/11/1942	17/11/1942	02/12/1942 Page 3975
24	RUPP Joseph	22/08/1880	Felsberg (Sarre)	Naturalisé français	Arras (Pas-de-Calais)	04/11/1942	17/11/1942	02/12/1942 Page 3975
25	SCHNELLER Jean	18/03/1876	Zwiesel (Bavière)	Naturalisé français	Soyaux (Charente)	29/12/1942	11/01/1943	21/01/1943 Page 191
26	SHIRTLIFFE Charles	25/07/1858	Paris (France)	Naturalisé français	Machecoul (Loire-inférieure)	04/11/1942	17/11/1942	02/12/1942 Page 3975
27	SOTIS Spyridon	28/08/1895	Latras (Grèce)	Naturalisé français	La Haye-Pesnel (Manche)	18/11/1942	26/11/1942	12/12/1942 Page 4064

* Petrov Christo n'est autre que Christophe Pétroff évoqué plus haut au point 11 pour radiation de la liste préfectorale des vétérinaires en exercice.

N°	NOM Prénom	Né le	Né à	Nationalité	Exerçant à	Date de l'avis de la CSC	Date de l'arrêté	Date et page du JOEF
28	STAMENOFF Stavri ou Strawi	04/02/1902	Sirichnyk (Bulgarie)	Naturalisé français	Aspet (Haute-Garonne)	18/11/1942	26/11/1942	12/12/1942 Page 4064
29	STAQUET Nestor	05/10/1885	Ittre (Belgique)	Naturalisé français	Bourbourg (Nord)	18/11/1942	26/11/1942	12/12/1942 Page 4064
30	STOLIAROFF Michel	16/09/1917	Paris	Naturalisé français	Gentilly (Seine)	02/08/1944	17/08/1944	Non publié
31	WALKS William	10/11/1888	Elderslie (Canada)	Naturalisé français	Noyon (Oise)	04/11/1942	17/11/1942	02/12/1942 Page 3975
32	ZAHARIEFF-KOLEFF Tsevetan	15/04/1907	Madretz (Bulgarie)	Naturalisé français	Saint-Paul-Cap-de-Jeux (Tarn)	04/11/1942	17/11/1942	02/12/1942 Page 3975
33	ZEITOUN Édouard	01/09/1907	Tantah (Égypte)	Égyptien	Joinville-le-Pont (Seine)	28/10/1942 04/11/1942	17/11/1942	02/12/1942 Page 3975
34	ZUMBRUNN Gaston	22/05/1887	Joinville (Haute-Marne)	Né de père suisse	Prauthoy (Haute-Marne)	18/11/1942	26/11/1942	12/12/1942 Page 4064

Pour les pétitionnaires pour lesquels les informations mentionnées dans les PV de la CSC étaient incomplètes, la consultation de leur thèse de doctorat vétérinaire et de l'annuaire Roy a permis de renseigner ce tableau plus complètement.

Annexe IX.
Liste alphabétique des 17 élèves vétérinaires étrangers ou d'origine étrangère relevés de l'incapacité d'exercer

N°	NOM Prénom	Né le	Né à	Nationalité	Étudiant à l'ENV de	Date de l'avis de la CSC	Date de l'arrêté	Date et page du JOEF
1	BALIS Jean	25/01/1921	Nantes (Loire inférieure)	Français (père belge)	Alfort	26/05/1943	30/06/1943	23/07/1943 Page 1947
2	COEN (de) Marcel	24/07/1917	Paris	(père belge)	Scolarité terminée Pas encore docteur	18/11/1942	26/11/1942	12/12/1942 Page 4064
3	DERAMAIX Jean	14/05/1921	Saint-Julien-du-Sault (Yonne)	Français (père belge)	Alfort	26/05/1943	30/06/1943	23/07/1943 Page 1947
4	DUBOIS Jean	22/08/1921	Anvers (Belgique)	Français (père belge)	Alfort	26/05/1943	30/06/1943	23/07/1943 Page 1947
5	Del POZO Robert	20/10/1920	Alfort (Seine)	Français (père espagnol)	Alfort	26/05/1943	30/06/1943	23/07/1943 Page 1947
6	FABRY Jean	29/11/1920	Sauve (Gard)	Français (père suisse)	Toulouse	26/05/1943	30/06/1943	23/07/1943 Page 1947
7	FENSTERBANK	07/09/1925	Le Havre	Français	Alfort	26/05/1943	30/06/1943	23/07/1943

	René		(Seine-inférieure)	(père suisse)				Page 1947
8	GHISLAIN Gérard	02/05/1923	Bry (Nord)	Non précisé	Lyon	02/08/1944	néant	
9	LAET (de) Gustave	21/06/1920	Valence (Drôme)	Français (père belge)	Toulouse	26/05/1943	30/06/1943	23/07/1943 Page 1947
10	MOSTACHI Charles	15/06/1917	Issy-les-Moulineaux (Seine)	Français (père belge)	Alfort	26/05/1943	30/06/1943	23/07/1943 Page 1947
11	MOULIN Arthur	04/07/1924	St-Aubin (Nord)	Non précisé	Toulouse	02/08/1944	néant	
12	POLITZER Jean	16/05/1924	Paris	Non précisé	Alfort	02/08/1944	néant	
N°	NOM Prénom	Né le	Né à	Nationalité	Étudiant à l'ENV de	Date de l'avis de la CSC	Date de l'arrêté	Date et page du JOEF
13	SANTAMARIA Joseph	02/04/1920	Florensac (Hérault)	Naturalisé (père espagnol)	Scolarité terminée Pas encore docteur	18/11/1942	26/11/1942	12/12/1942 Page 4064
14	SIDONINOS Eugène	10/10/1922	Marseille	Non précisé	Toulouse	02/08/1944	néant	
15	SPILTHOOREN René	04/03/1921	Arras (Pas-de-Calais)	Français (père belge)	Alfort	26/05/1943	30/06/1943	23/07/1943 Page 1947

16	STAQUET Robert	09/07/1921	Bourbourg (Nord)	Non précisé[11]	Toulouse	02/08/1944	néant	
17	TAYLOR Hubert	07/06/1921	Chantilly (Oise)	Français (père anglais)	Alfort	26/05/1943	30/06/1943	23/07/1943 Page 1947

[11] Il est le fils de Nestor Staquet, naturalisé français (cf. annexe VIII, n° 29).

Annexe X.
Les dernières heures de Léon Palaria

MEMOIRE RESISTANCE ET DEPORTATION 22

Association lycéenne pour la Mémoire de la Résistance et de la Déportation

Uzel : Jean Lebranchu aux mains des tortionnaires (6-7 juillet 1944)

Jean Lebranchu doit prendre des responsabilités à l'état-major départemental FTP. Il roule à bicyclette vers Corlay avec Georges Le Gac, qui doit lui succéder à la tête du maquis de Boquen. Une double crevaison les jette dans les griffes des tortionnaires d'Uzel.

En ce matin du 6 juillet 1944, chambres à air réparées, les deux hommes remontent en selle quand des camions chargés de soldats en uniforme blanc, surgissent. Direction l'école d'Uzel.

Le Sicherheitsdienst (SD), le « service de protection de l'armée allemande », y anime, avec les SS et les miliciens bretons de la Bézenn Perrot, un sinistre champ d'interrogatoire. Dès le début, les deux hommes songent à s'évader.

Vers 13 h, Jean Lebranchu comparaît devant un officier du SD : *« Tu fais partie de la Résistance. Tu es jeune. Si tu veux collaborer avec nous et nous indiquer l'emplacement des maquis, tu te promets un bel avenir. »* L'instituteur ironise : *« Le maquis, ça n'existe pas par ici, il faut aller en Corse. »* Le gradé ne goûte pas la plaisanterie.

« La position idéale pour les coups »

Jean Lebranchu est ligoté et bâillonné. On lui passe un solide bâton entre les coudes et derrière les genoux. On le suspend entre deux chaises, tête en bas, postérieur en l'air. *« La position idéale pour recevoir des coups de bâton, de cravache, de nerf de bœuf. Je ne sais pas combien de temps ça a duré. »*

Le maquisard ne parle pas. Il est remis aux miliciens qui « travaillent » de l'autre côté du couloir. « Trois individus en tenue vert-de-gris et en cravate noire et un civil en costume bleu marine. » Les coups recommencent à pleuvoir, méthodiquement appliqués sur les jarrets, les fesses, le bas du dos. *« Pendant ce temps-là, j'entendais les Allemands dans la première salle qui battaient Georges. »*

Quand les miliciens se lassent de tabasser Jean, ils frappent Léon Palaria, *« un vétérinaire d'origine roumaine »*[1]. Ils font venir Georges. *« Ils espéraient sans doute qu'il craquerait en assistant à mon supplice. »*

« Quelles sont les limites ? »

Jean Lebranchu s'est forgé des raisons de ne pas parler : *« Ma volonté de vaincre, incompatible avec la trahison. Mon éducation, nourrie des grands principes de la Déclaration des Droits de l'Homme. Mon désir de ne pas décevoir ma mère, mes frères qui avaient combattu en 14-18, mes maîtres, mes camarades de combat. »*

Abruti par les coups, brûlé par un liquide corrosif instillé dans son nez, ses yeux, sa bouche, Jean conserve un fond de lucidité : *« Quelles sont les limites de la résistance humaine ? La seule façon de ne pas parler, c'est de s'évader. Le plus vite possible. »*

Il a dépassé le stade *« où le cerveau perçoit le message intégral de la douleur. »* Ses bourreaux connaissent leur « métier », ils suspendent la séance. Georges Le Gac s'inquiète : *« il va mourir ! »* Le chef des tortionnaires ordonne : *« Apportez-lui une couverture, il est capable de claboter. »*

La nuit tombe, les miliciens se retirent dans une chambre voisine, jouent aux cartes puis s'endorment. Le Gac et Lebranchu veulent tenter l'impossible. Jean ronge les cordes qui entravent les poignets de Georges, celui-ci délie ses deux compagnons, ouvre sans bruit la fenêtre qui donne sur la cour, accroche au balconnet une corde de fortune confectionnée avec sa veste, leurs ceintures et... la couverture des miliciens.

Jean ne sent plus ses jambes. Il descend à la force des bras les 4,50 m qui le séparent du sol. Georges le suit. Reste à franchir un mur d'enceinte haut de 3 mètres. *« J'en étais incapable. Le Gac m'a soulevé jusqu'à ce que je réussisse à atteindre le sommet du mur. Je me suis laissé tomber de l'autre côté. »*

Georges Le Gac franchit à son tour le mur. À ce moment, la corde de fortune cède. Léon Palaria chute brutalement, hurlant sa douleur et sa peur. Les nazis se réveillent. La chasse à l'homme commence.

« J'avais peur de perdre connaissance »

Les deux évadés se séparent dans Uzel. Pour brouiller les pistes, Jean longe un bâtiment en forme de L, flanqué d'une tranchée accessible par des marches. *« Une cachette trop évidente ! »* Des sommations, des exclamations en allemand, l'informent que Georges a été repris. L'évadé se couche le long du bâtiment dans une bande de hautes herbes. Des lampes-torches explorent la tranchée. Les soldats fouillent la bâtisse vide. « À aucun moment, ils n'ont pensé à chercher dans les herbes. »

---

[1] Voir supra, point 42, les explications permettant de comprendre la présence de Léon Palaria, alors que les Allemands n'ont arrêté que deux cyclistes [NDLR].

Plus tard, Jean se traîne à l'intérieur, se glisse entre deux paillasses d'un débarras hétéroclite. Au matin, des Allemands arrivent. Nouvelle fouille ? Non : des bruits d'outils le rassurent. Le bâtiment sert d'atelier.

Le 7 juillet s'écoule dans la souffrance. *« J'avais peur de perdre conscience et de délirer à voix haute. »* Il doit fuir cette cachette précaire. A la nuit tombée, il cherche à sortir. Mais les bottes d'une sentinelle martèlent la chaussée.

« À ce moment, un orage à tout casser a éclaté. Je n'ai plus entendu la sentinelle. J'ai décidé de gagner la première maison venue. » C'est le presbytère ! Un curé ne refusera pas l'asile à un instituteur laïc en détresse. Jean franchit la grille quand il remarque le panneau « Wasser » (eau) : le presbytère doit être occupé. Il longe la maison, traverse le jardin et part au hasard à travers champs.

« Ces braves gens qui risquaient leur vie »

Au petit jour, à la Croix-de-l'Argentière, Eugène Le Marchand le trouve gisant dans son écurie. Les miliciens ont déjà fouillé la ferme. Ils peuvent revenir. Il le transporte en charrette à La Ville-Neuve, chez Pierre Le Clézio dont les enfants, Odette et Pierre n'ont rien oublié. Là encore, le risque est trop grand. L'évadé est finalement caché chez Pierre Jouan, dans le grenier d'un vieux bâtiment. Une voisine septuagénaire, Anne-Marie Audierne, lui apporte ses repas. *« Tous ces braves gens qui risquaient leur vie et celle de leur famille ne m'ont jamais demandé mon nom. Le fait que je sois un résistant évadé devait leur suffire. »*

Dix jours plus tard, aidé par les gens de la Ville-Neuve, Jean Lebranchu se sent assez fort pour gagner, appuyé sur un bâton, le domicile familial d'un camarade d'École normale, au Quillio. *« Raymond m'a reçu comme un frère. »* Encore quelques jours et l'instituteur le conduit chez Jean Quéré, le chef du maquis de Mûr-de-Bretagne. Il y achève sa convalescence. Début août, il rejoint enfin son poste à l'état-major départemental FTP-FFI.

Le malheureux Léon Palaria, et son ami Georges, iront jusqu'au bout du martyre, fusillés à la Butte-Rouge.

Source : *Supplément Ouest-France « La Libération des CDN »* 1994, p. 39.

Source site : http://almr22.fr

Annexe XI.
Notice Palaria Léon par Alain Prigent, Serge Tilly

PALARIA Léon

Alain Prigent, Serge Tilly

Né le 10 juin 1909 à Betzi (Roumanie) ; massacré par les Allemands le 8 juillet 1944 à L'Hermitage-Lorge (Côtes-du-Nord ; Côtes d'Armor) ; vétérinaire ; marié un enfant ; FFI.

Fils d'Huma Palaria et de Margulis Feiga, marié, un enfant, Léon Palaria était réfugié, venant de Paris à Moncontour (Côtes-du-Nord ; Côtes d'Armor).

Après son arrestation il fut enfermé dans l'école d'Uzel-Prés-L'Oust et martyrisé par les miliciens du Bezen Perrot. Georges Le Gac, Léon Palaria et Jean Lebranchu (emprisonné avec eux) décidèrent de s'évader le 6 juillet 1944. Ils confectionnèrent une corde pour escalader le mur d'enclos. Malheureusement, au cours de l'évasion, Léon Palaria se brisa une jambe et ses plaintes donnèrent l'éveil à la sentinelle. Seul Jean Lebranchu réussit à s'évader.

Le 8 juillet 1944, six résistants furent massacrés dans la forêt de Lorge à L'Hermitage-Lorge : Léon Palaria, Eugène Besnard, François Lanoë, Félix Couteau, Georges Le Gac et Alphonse Hémery. Leurs corps furent découverts le 20 octobre 1944.

Léon Palaria avait 35 ans, son nom figure sur La stèle du Champ des Martyrs de L'Hermitage-Lorge et sur Le Monument des Martyrs de L'Hermitage-Lorge.. Site des Lieux de Mémoire du Comité pour l'Étude de la Résistance Populaire dans les Côtes-du-Nord

SOURCES : Arch. Dép. Côtes d'Armor, 2W236. – Archives de l'ANACR. – Alain Prigent et Serge Tilly, *L'occupation allemande dans les Côtes-du-Nord (1940-1944), Les Lieux de Mémoire, Cahiers de la Résistance Populaire dans les Côtes-du-Nord*, n° 10 (2004) et n° 11 (2005).

Pour citer cet article :

https://maitron.fr/spip.php?article203419, notice PALARIA Léon par Alain Prigent, Serge Tilly, version mise en ligne le 17 juillet 2018, dernière modification le 5 septembre 2018.

Appendice.

Textes publiés au Journal officiel

Liste des
Textes publiés au Journal officiel

Médecine vétérinaire, médecine et chirurgie des animaux

Loi du 17 juin 1938 relative à l'exercice de la médecine vétérinaire

Loi du 12 novembre 1940 concernant l'exercice de la médecine et de la chirurgie des animaux

Décret du 11 décembre 1940 [relatif aux demandes de dérogation prévues par l'article 2 de la loi du 12 novembre 1940]

Loi n° 3138 du 26 juillet 1941 relative à l'exercice de la médecine vétérinaire

Loi n° 5505 du 31 décembre 1941 concernant l'exercice de la médecine et de la chirurgie des animaux

Loi n° 296 du 18 février 1942 relative à l'institution d'un ordre des vétérinaires

Décret n° 1971 du 1er juillet 1942 pour l'application de la loi du 31 décembre 1941 relative à l'exercice de la médecine et de la chirurgie des animaux

Loi n° 273 du 22 juin 1944 modifiant la loi du 13 février 1942 relative à l'institution d'un ordre des vétérinaires

Loi n° 48-1465 du 22 septembre 1948 relative à l'exercice de la médecine et de la chirurgie des animaux par des vétérinaires étrangers

Arrêté du 13 octobre 1949 [Autorisation d'exercer la médecine et la chirurgie des animaux]

Textes relatifs aux Juifs

Loi [du 3 octobre 1940] portant statut des juifs

Loi [du 4 octobre 1940] sur les ressortissants étrangers de race juive

Loi [n° 1450] du 29 mars 1941 créant un commissariat général aux questions juives

Loi [n° 2332] du 2 juin 1941 remplaçant la loi du 3 octobre 1940 portant statut des juifs

Loi [n° 2333] du 2 juin 1941 prescrivant le recensement des juifs

Loi [n° 2570] du 21 juin 1941 réglant les conditions d'admission des étudiants juifs dans les établissements d'enseignement supérieur

Loi n° 5275 du 19 décembre 1941 modifiant les articles 2 et 3 de la loi du 21 juin 1941 réglant les conditions d'admission des étudiants juifs dans les établissements d'enseignement supérieur

Loi n° 979 du 9 novembre 1942 relative au séjour et à la circulation des Juifs étrangers

Loi du 17 juin 1938 relative à l'exercice de la médecine vétérinaire

(Journal officiel de la République française du 22 juin 1938, p. 7091)

Le Sénat et la Chambre des députés ont adopté,

Le Président de la République promulgue la loi dont la teneur suit :

Art. 1er. – Sont seules autorisées à exercer la médecine et la chirurgie des animaux, les personnes de nationalité française munies du diplôme d'État français de vétérinaire ou du diplôme d'État français de docteur-vétérinaire.

Art. 2. – Les vétérinaires ou docteurs-vétérinaires sont seuls requis par les autorités administratives ou judiciaires pour tous les actes de leur compétence.

Art. 3. – Tout vétérinaire ou docteur-vétérinaire désirant exercer sa profession est tenu, dans le mois qui suit son établissement, de faire enregistrer, sans frais, son diplôme à la préfecture de son département et au greffe du tribunal civil de son arrondissement. Le fait de porter son domicile dans un autre département oblige à un nouvel enregistrement du diplôme dans le même délai.

Art. 4. – Il est établi, chaque année, dans chaque département, une liste portant les noms et prénoms, la résidence, la date et la provenance du diplôme des vétérinaires ou docteurs-vétérinaires, visés par la présente loi. Cette liste est affichée dans toutes les communes du département.

Art. 5. – Exerce illégalement la médecine vétérinaire toute personne non désignée à l'article 1er qui, de façon habituelle, avec ou sans rémunération, pratique la médecine ou la chirurgie des animaux.

Toutefois, les interventions faites par les maréchaux ferrants dans les maladies du pied, les opérations de castration des animaux autres que les équidés et les soins d'urgence, hors le cas des maladies contagieuses, ne tombent pas sous le coup de la loi.

Art. 6. – À titre transitoire, et par dérogation à l'article 1er, les personnes de nationalité française exerçant la médecine et la chirurgie vétérinaire à la date de la promulgation de la présente loi sont autorisées, dans les limites prévues par les lois, à continuer leur vie durant leur profession. Ces personnes devront demander leur inscription à la préfecture du département de leur résidence sur un registre spécial qui sera clos deux mois après la publication de la présente loi.

Dans les mêmes conditions de formalité et de délai, pourront demander leur inscription provisoire, les personnes de nationalité française âgées de dix-sept ans au moins et de vingt-cinq ans au plus, en cours d'apprentissage depuis une année au minimum à la date de la promulgation de la présente loi. L'inscription définitive donnant à ces personnes le droit d'exercer la médecine et la chirurgie vétérinaire dans les limites prévues par les lois, ne leur sera accordée que lorsqu'elles pourront justifier avoir accompli trois années d'apprentissage.

Les dispositions qui précèdent sont applicables aux vétérinaires étrangers exerçant leur profession sur le territoire français avant la promulgation de la présente loi.

En cas de litige sur le droit à l'inscription prévue ci-dessus, le préfet se prononce après avis d'une commission composée d'un fonctionnaire de l'administration préfectorale, du directeur départemental des services vétérinaires et d'un membre élu par la chambre d'agriculture.

Les personnes d'origine étrangère ayant obtenu la nationalité française avant la promulgation de la présente loi, titulaires d'un diplôme de vétérinaire ou de docteur-vétérinaire délivré soit à l'étranger, soit en France, à titre étranger, et exerçant leur profession sur le territoire français avant la promulgation de la présente loi, sont autorisés à jouir des droits et prérogatives attachés au diplôme d'État français de vétérinaire ou de docteur-vétérinaire. Ces personnes devront, sous peine de déchéance, demander à la préfecture du département de leur résidence leur inscription sur la liste des vétérinaires, prévue à l'article 4, dans les deux mois qui suivront la promulgation de la présente loi.

Les mêmes dispositions sont applicables aux Français d'origine titulaires de diplômes étrangers de vétérinaire ou de docteur-vétérinaire exerçant avant la promulgation de la présente loi.

Art. 7. – Sont punies d'une amende de 16 à 50 fr. toutes infractions à la présente loi. La récidive sera punie d'une amende de 100 à 500 fr.

Ces dispositions ne sont pas applicables aux possesseurs des animaux.

Art. 8. – Un règlement d'administration publique rendra la présente loi applicable à l'Algérie, aux colonies et pays de protectorat.

La présente loi, délibérée et adoptée par le Sénat et la Chambre des députés, sera exécutée comme loi de l'État.

Fait à Paris, le 17 juin 1938.

ALBERT LEBRUN.

Par le Président de la République :

Le président du conseil, ministre

de la défense nationale et de la guerre,

ÉDOUARD DALADIER.

Le ministre de l'agriculture,

HENRI QUEUILLE.

Loi [du 12 novembre 1940] concernant l'exercice de la médecine et de la chirurgie des animaux

(Journal officiel de la République française du 17 novembre 1940, p. 5702)

Nous, Maréchal de France, chef de l'État français,

Le Conseil des ministres entendu,

Décrétons :

Art. 1er. – Nul ne peut exercer la médecine et la chirurgie des animaux dans les conditions prévues par l'article 1er et par l'article 6 de la loi du 17 juin 1938 relative à l'exercice de la médecine vétérinaire, en France et dans les colonies françaises, s'il ne possède la nationalité française à titre originaire comme étant né d'un père français.

Art. 2. – Sur la proposition du ministre secrétaire d'État à l'agriculture, ceux qui ne remplissent pas la condition prévue par l'article 1er, peuvent être autorisés par décret, à exercer la médecine et la chirurgie des animaux :

a) S'ils ont scientifiquement honoré leur patrie d'adoption ;

b) S'ils ont servi dans une unité combattante de l'armée française au cours des guerres de 1914 et 1939.

Art. 3. – La condition prévue par l'article 1er n'est pas exigée :

1° Des personnes réintégrées de plein droit dans la nationalité française à dater du 11 novembre 1918 lorsqu'elles descendent en ligne paternelle s'ils s'agit d'enfants légitimes et en ligne maternelle s'il s'agit d'enfants naturels, d'un ascendant ayant perdu la nationalité par application du traité franco-allemand du 10 mai 1871 ou lorsqu'elles sont nées en Alsace-Lorraine avant le 11 novembre 1918 de parents inconnus ainsi que des personnes qui auraient eu droit à cette réintégration si elles n'avaient déjà acquis ou revendiqué la nationalité française antérieurement au 11 novembre 1918 ;

2° Des enfants naturels nés en France de parents non dénommés ou de mère française et de père inconnu à condition toutefois qu'ils n'aient pas été postérieurement reconnus ou légitimés par un père étranger.

Art. 4. – Seront punies d'une amende de 16 à 50 fr. toute infraction à la présente loi. La récidive sera punie d'une amende de 100 à 500 fr.

Art. 5. – Le présent décret sera publié au *Journal officiel* et sera exécuté comme loi de l'État.

Fait à Vichy, le 12 novembre 1940.

PH. PETAIN.

Par le Maréchal de France, chef de l'État français :
Le ministre secrétaire d'État
à l'agriculture
PIERRE CAZIOT.

Le garde des sceaux,
Ministre secrétaire d'État à la justice
RAPHAEL ALIBERT.

Médecine
et chirurgie des animaux

Décret du 11 décembre 1940

(Journal officiel de la République française du 14 décembre 1940, pp. 6118-6119)

Nous, Maréchal de France, chef de l'État français,

Sur la proposition du ministre secrétaire d'État à l'agriculture,

Décrétons :

Art. 1er. – Les demandes de dérogation prévues par l'article 2 de la loi du 12 novembre 1940 devront être adressées au ministre secrétaire d'État à l'agriculture.

Art. 2. – Elles seront établies dans la forme prescrite au tableau annexé au présent décret.

Art. 3. – La demande sera déposée à la préfecture du domicile du requérant. Elle sera transmise au ministre secrétaire d'État à l'agriculture, avec avis motivé du préfet, sur le rapport du directeur départemental des services vétérinaires.

Art. 4. – La décision sera prise par le ministre secrétaire d'État à l'agriculture sur proposition d'une commission supérieure de contrôle.

Art. 5. – Cette commission sera composée de trois membres :

Le chef des services vétérinaires.

Le président du syndicat national des vétérinaires de France, ou son représentant.

Un membre du conseil d'État désigné par arrêté.

Art. 6. – Les demandes formulées par les vétérinaires exerçant actuellement en France devront être adressées dans le mois suivant la publication du présent décret.

Toutefois, pour les vétérinaires prisonniers de guerre, ce délai d'un mois partira du jour de leur libération.

Article 7. – Le ministre secrétaire d'État à l'agriculture est chargé de l'exécution du présent décret, qui sera publié au *Journal officiel.*

Fait à Vichy, le 11 décembre 1940.

PH. PETAIN

Par le Maréchal de France, chef de l'État français :

Le ministre secrétaire d'État

à l'agriculture

PIERRE CAZIOT

État français.
Ministère de l'agriculture

Demande d'admission au bénéfice de l'article 2 de la loi du 12 novembre 1940 concernant l'exercice de la médecine et de la chirurgie des animaux

---

Déposée le : ....

à la préfecture de : ....

État civil

Nom : ....

Prénoms : ....

Date de naissance : ....

Lieu de naissance : ....

Date et mode d'acquisition de la nationalité française : ....

....

Domicile actuel : ....

Domiciles antérieurs : ....

Situation de famille

Enfants : ....

État civil du conjoint : ....

État civil des enfants : ....

État civil du père : ....

État civil de la mère : ....

Situation universitaire : ....

Situation militaire :

Pièces jointes : ....

(Le demandeur est admis à présenter à l'appui de sa requête toutes pièces justificatives.)

A.. le ....

(Signature du demandeur)

Loi [n° 3138] du 26 juillet 1941 relative à l'exercice de la médecine vétérinaire

(Journal officiel de l'État français du 20 août 1941, p. 3494)

Nous, Maréchal de France, chef de l'État français,

Le Conseil des ministres entendu,

Décrétons :

Art. 1er. – Les élèves des écoles nationales vétérinaires ayant accompli au moins trois années d'études et subi, avec succès, leurs examens de fin d'année, pourront être autorisés à exercer la médecine et la chirurgie des animaux, pendant la durée d'une épizootie ou à titre de remplaçants d'un vétérinaire ou docteur vétérinaire.

Cette autorisation sera délivrée par le ministre secrétaire d'État à l'agriculture pour une durée de trois mois au plus ; elle pourra être renouvelée.

Art. 5. – Le présent décret sera publié au *Journal officiel* et sera exécuté comme loi de l'État.

Fait à Vichy, le 26 juillet 1941.

PH. PETAIN.

Par le Maréchal de France, chef de l'État français :

Le ministre secrétaire d'État

à l'agriculture

PIERRE CAZIOT.

Loi n° 5505 du 31 décembre 1941 concernant l'exercice de la médecine et de la chirurgie des animaux

(Journal officiel de l'État français du 27 janvier 1942, p. 370)

Nous, Maréchal de France, chef de l'État français,

Le conseil des ministres entendu,

Décrétons :

Art. 1er. – Nul ne peut exercer la médecine et la chirurgie des animaux en France, s'il n'est Français et né de père français.

Art. 2. – Par dérogation aux dispositions de l'article précèdent, ceux qui ne sont pas nés d'un père français pourront, s'ils possèdent la nationalité française, exercer les professions susvisées, en France, lorsqu'ils appartiendront à l'une des catégories salivantes :

1° Naturalisés pour services exceptionnels rendus à la France dans les conditions qui seront fixées 'par une loi ultérieure ;

2° Protégés et administrés originaires de pays de protectorat relevant du secrétariat d'État aux colonies et du secrétariat d'État aux affaires étrangères (zone française du Maroc, Tunisie, Syrie et Liban), qui sont naturalisés Français ;

3° Militaires et marins ayant servi dans les armées françaises de terre, de mer ou de l'air auxquels la qualité de combattant a été reconnue par application soit du décret du 1er juillet 1930, soit du décret du 27 décembre 1940 ;

4° Ascendants, épouses ou veuves et descendants de militaires ou marins morts pour la France ou ayant servi dans les conditions définies au paragraphe 3°, sous réserve, en ce qui concerne les épouses et les veuves, que le mariage ait été contracté avant la date de la publication de la présente loi ;

5° Alsaciens et Lorrains réintégrés de plein droit dans la nationalité française, à dater du 11 novembre 1918, lorsqu'ils descendent en ligne paternelle, s'il s'agit d'enfants légitimes et, en ligne maternelle, s'il s'agit d'enfants naturels, d'un ascendant ayant perdu la nationalité française par application du traité franco-allemand du 10 mai 1871 ou lorsqu'ils sont nés en Alsace ou en Lorraine, avant le 11 novembre 1918 de parents inconnus, ainsi que ceux qui auraient droit à cette réintégration s'ils n'avaient déjà acquis ou revendiqué la nationalité française antérieurement au 11 novembre 1918 ;

6° Enfants nés en France de parents inconnus ou de mère française et de père inconnu, à condition, toutefois, qu'ils n'aient pas-été postérieurement reconnus ou légitimés par un père étranger.

Art. 3. – Ceux qui ne sont pas nés d'un père français pourront, en outre, s'ils possèdent la nationalité française, être habilités, à titre exceptionnel, à exercer en France la profession susvisée par arrêté du ministre secrétaire d'État à l'agriculture, après avis d'une commission supérieure de contrôle, dont la composition sera déterminée par décret.

Art. 4. – Ceux qui auraient été privés du droit d'exercer la médecine et la chirurgie des animaux en exécution de la loi du 12 novembre 1940 pourront, le cas échéant, demander le bénéfice de la présente loi.

Art. 5. – Les vétérinaires étrangers exerçant la médecine et la chirurgie des animaux en France, à la date du 17 novembre 1940, seront autorisés à continuer la pratique de leur art, conformément aux conventions diplomatiques et dans les conditions prévues par les lois et règlements relatifs à l'exercice de cette profession ; cette disposition ne s'applique qu'aux vétérinaires étrangers qui ont présenté une demande de dérogation à la loi du 12 novembre 1940 dans les délais prévus par les décrets rendus pour l'application de ladite loi.

L'autorisation leur sera accordée par arrêté du ministre secrétaire d'État à l'agriculture, après avis de la commission supérieure de contrôle instituée par l'article 3 de la présente loi.

Les vétérinaires étrangers non couverts par des dispositions conventionnelles pourront, à titre exceptionnel, obtenir l'autorisation précitée dans les formes prévues à l'alinéa précédent.

Art. 6. – La loi du 12 novembre 1940 concernant l'exercice de la médecine et de la chirurgie des animaux est abrogée.

Art. 7. – Le présent décret sera publié au *Journal officiel* et exécuté comme loi de l'État.

Fait à Vichy, le 31 décembre 1941.

PH. PETAIN.

Par le Maréchal de France, chef de l'État français :

Le ministre secrétaire d'État
à l'agriculture
PIERRE CAZIOT.

L'amiral de la flotte, ministre
secrétaire d'État aux affaires étrangères
A[l] DARLAN.

Le garde des sceaux,
Ministre secrétaire d'État à la justice
JOSEPH BARTHÉLEMY.

Loi n° 296 du 18 février 1942 relative à l'institution d'un ordre des vétérinaires

(Journal officiel de l'État français du 22 mars 1942, pp. 1118-1119)

Nous, Maréchal de France, chef de l'État français,

Le conseil des ministres entendu,

Décrétons :

TITRE IER

Organisation et attributions de l'ordre

Art. 1er. – Dans chacune des régions qui seront déterminées par un règlement d'administration publique, tous les vétérinaires et docteurs vétérinaires exerçant leur art, soit à titre privé, soit pour le compte d'un service public national, soit comme chefs d'entreprise, soit comme salariés, forment un ordre régional des vétérinaires.

Les vétérinaires ou docteurs vétérinaires n'exerçant plus leur art pourront, sur leur demande, rester inscrits à un ordre régional des vétérinaires. Ils ne pourront toutefois figurer pour plus de deux membres dans les conseils supérieur ou régionaux.

Art. 2. – Le conseil de l'ordre régional se compose de douze membres choisis parmi les vétérinaires et docteurs vétérinaires de sa circonscription, nommés par le ministre secrétaire d'État à l'agriculture, sur la proposition du conseil supérieur prévu à l'article 4.

Ils sont renouvelables par tiers tous les deux ans.

Le ministre désigne parmi eux un président et un vice-président chargé de poursuivre l'exécution des décisions du conseil de l'ordre.

Art. 3. – Dans l'étendue de son ressort, le conseil de l'ordre surveille l'exercice de la médecine et de la chirurgie des animaux.

Il examine les problèmes qui s'y rapportent et peut en saisir le conseil supérieur de l'ordre.

Il défend les intérêts matériels de l'ordre, en gère les biens, assure la création et le fonctionnement de tous organismes de prévoyance et de coopération.

Il peut citer directement en justice les personnes exerçant illégalement la médecine vétérinaire et se porter partie civile contre elles dans les poursuites intentées par le ministère public.

Art. 4. – Il est institué un conseil supérieur de l'ordre des vétérinaires, doté de la personnalité civile. Ce conseil supérieur est substitué aux droits, obligations et charges du syndicat national des vétérinaires.

Art. 5. – Il est composé de douze vétérinaires ou docteurs vétérinaires, nommés par décret, parmi lesquels seront choisis le président et le vice-président.

Il est renouvelable par tiers tous les deux ans.

Art. 6. – Le conseil supérieur de l'ordre des vétérinaires maintient la discipline intérieure et générale de l'ordre, assure le respect des lois et règlements qui le régissent, le représente auprès des pouvoirs publics.

Il fixe le montant des cotisations qui devront être versées par les membres de l'ordre.

Il élabore les statuts des ordres régionaux et prend tout règlement d'ordre intérieur pour l'ensemble de la profession.

Ces règlements deviennent exécutoires deux mois après leur dépôt au secrétariat d'État à l'agriculture, et sauf opposition du ministre secrétaire d'État à l'agriculture.

Ils peuvent être attaqués par tout intéressé devant le conseil d'État par la voie du recours pour l'excès de pouvoir dans les deux mois de leur entrée en vigueur.

TITRE II

Discipline de la profession

Art. 7. – Dans chaque ordre régional est instituée une chambre de discipline, composée de six membres du conseil régional, dans l'ordre de leur ancienneté.

Elle est présidée par un conseiller à la cour d'appel ayant voix délibérative et désigné par le premier président de la cour d'appel du ressort.

Le président du conseil régional de l'ordre conclut dans l'intérêt de la loi et de la profession devant la chambre de discipline.

Art. 8. – La chambre de discipline dresse le tableau des vétérinaires et docteurs vétérinaires remplissant les conditions requises par les lois et règlements et admis à exercer leur art.

L'inscription est effectuée de droit après vérification des titres du demandeur. Elle peut être refusée par décision motivée si les conditions requises de moralité n'apparaissent pas réunies.

Art. 9. – L'inscription doit être demandée par les intéressés à l'ordre de la région dans laquelle ils exercent leur art.

En cas de changement de domicile, l'inscription sera transférée au tableau.

Le refus d'inscription au nouvel ordre ouvre droit à recours dans les conditions prévues à l'article 14.

L'inscription au tableau d'une région ne fait pas obstacle à l'exercice de la médecine et de la chirurgie des animaux sur l'ensemble du territoire.

Art. 10. – Au moment de leur inscription au tableau, les vétérinaires et docteurs vétérinaires prêtent serment d'exercer leur art avec conscience et probité.

Art. 11. – La chambre de discipline réprime tous les manquements des vétérinaires et docteurs vétérinaires aux devoirs de leur charge, sauf pour les membres de l'ordre visés à l'article 16 de la présente loi.

Elle est saisie par le président du conseil de l'ordre régional, soit à la requête d'un membre de l'ordre, soit sur plainte d'un particulier.

Chacune des parties pourra récuser un membre de la chambre de discipline.

Art. 12. – La chambre de discipline applique, suivant la gravité des manquements, les peines disciplinaires suivantes :

L'avertissement ;

La réprimande, accompagnée ou non de l'interdiction de faire partie du conseil de l'ordre, pendant un délai qui ne peut excéder dix ans ;

La suspension d'une durée maximum d'un an ;

La radiation du tableau comportant l'interdiction permanente d'exercer la profession sur l'ensemble du territoire français.

Art. 13. – Aucune peine ne peut être prononcée sans que l'intéressé ait été entendu ou appelé.

Toute décision rendue par défaut peut être attaquée par la voie de l'opposition dans le délai d'un mois.

Art. 14. – L'appel des décisions des chambres de discipline régionales est porté devant la chambre supérieure de discipline, composée de six membres du conseil supérieur dans l'ordre de leur ancienneté.

Elle est présidée par un conseiller d'État ayant voix délibérative.

La chambre supérieure peut être saisie, dans le délai d'un mois, soit par l'intéressé, soit par le président du conseil de l'ordre régional.

L'appel contre une condamnation en matière disciplinaire est suspensif.

La chambre supérieure statue sur cet appel dans un délai d'un mois

Art. 15. – Les décisions de la chambre supérieure de discipline peuvent être déférées au conseil d'État pour violation de la loi ou excès de pouvoir.

Art. 16. – Les vétérinaires et docteurs vétérinaires exerçant leur art exclusivement pour le compte d'un service public national ou local ne sont pas justiciables des chambres de discipline.

Les vétérinaires et docteurs vétérinaires exerçant leur art occasionnellement pour le compte d'un service public national ou local ne sont pas justiciables des chambres de discipline en ce qui concerne les actes de leur fonction publique.

TITRE III

Dispositions générales

Art. 17. – La loi du 17 juin 1938 relative à l'exercice de la médecine vétérinaire est ainsi modifiée :

Article 1er

Ajouter :

« ... et habilitées à cet effet par le conseil de l'ordre régional des vétérinaires ».

Article 3

Compléter ainsi la première phrase :

« L'enregistrement du diplôme doit être précédé de l'inscription au tableau de l'ordre régional des vétérinaires ».

Article 5

« Exerce illégalement la médecine vétérinaire toute personne non désignée par l'article 1er et tout vétérinaire frappé de suspension ou d'interdiction définitive par mesure disciplinaire qui, de façon habituelle... »

(Le reste sans changement)

Article 7

Abrogé et remplacé par les dispositions suivantes :

« Sont punies d'une amende de 500 à 1.000 fr, toutes infractions à la présente loi. En cas de récidive, l'amende sera doublée et une peine d'emprisonnement d'un à trois mois pourra être prononcée ».

Art. 18. – Les vétérinaires et docteurs vétérinaires n'auront pas le droit de se grouper en associations syndicales régies par le livre III du code du travail.

Les syndicats et sections syndicales de vétérinaires existants à ce jour sont déclarés dissous.

Le patrimoine du syndicat national des vétérinaires sera dévolu au conseil supérieur de l'ordre des vétérinaires. Celui des syndicats départementaux ou régionaux ainsi que celui des sections départementales ou régionales sera dévolu aux conseils régionaux.

Ces biens seront placés sous séquestre, à la requête du ministère public, par ordonnance du président de la cour d'appel de leur ressort, et liquidés dans les deux mois sans droits de mutation.

Les frais de liquidation seront imputés sur le budget des conseils de l'ordre bénéficiaires.

Art. 19. – Le conseil supérieur de l'ordre des vétérinaires et les conseils régionaux constitués en exécution de la présente loi seront dissous et remplacés par des conseils élus à une date fixée par décret. Le même décret fixera les modalités des élections des conseils supérieur et régionaux de l'ordre des vétérinaires.

Art. 20. – Toute personne qui aura fait une fausse déclaration en vue de son inscription au tableau de l'ordre sera punie d'une amende de 1.000 à 3.000 fr. et d'un emprisonnement de un à trois mois, ou de l'une de ces deux peines seulement.

Art. 21. – Le présent décret sera publié au *Journal officiel* et exécuté comme loi de l'État.

Fait à Vichy, le 18 février 1942.

PH. PETAIN

Par le Maréchal de France, chef de l'État français :

Le ministre secrétaire d'État

à l'agriculture

PIERRE CAZIOT

Le garde des sceaux,

ministre secrétaire d'État à la justice

JOSEPH BARTHELEMY

Le ministre d'État chargé de la

coordination des organismes nouveaux

HENRI MOYSSET

Décret n° 1981 du 1er juillet 1942 pour l'application de la loi du 31 décembre 1941 relative à l'exercice de la médecine et de la chirurgie des animaux

(Journal officiel de l'État français du 5 juillet 1942, page 2341)

Nous, Maréchal de France, chef de l'État français,

Vu la loi du 31 décembre 1941 et notamment les articles 3 et 5 de ladite loi,

Décrétons :

Art. 1er. – Les demandes de dérogation prévues aux articles 3 et 5 de la loi du 31 décembre 1941 devront être adressées au ministre secrétaire d'État à l'agriculture et au ravitaillement.

Art. 2. – Elles seront établies dans la forme prescrite au tableau annexé au présent décret[1].

Art. 3. – La demande sera déposée à la préfecture du lieu de résidence du requérant. Elle sera transmise au ministre secrétaire d'État à l'agriculture et au ravitaillement avec l'avis motivé du préfet pris sur le rapport du directeur départemental des services vétérinaires.

Le préfet délivrera un récépissé de cette demande.

Art. 4. – La décision sera prise par le ministre secrétaire d'État à l'agriculture et au ravitaillement après avis de la commission supérieure de contrôle prévue à l'article 3 de la loi du 31 décembre 1941.

Cette commission comprend :

1° Le chef des services vétérinaires au ministère de l'agriculture, président ;

2° Un membre du conseil d'État désigné par arrêté du garde des sceaux, ministre secrétaire d'État à la justice ;

3° Un représentant du ministre secrétaire d'État aux affaires étrangères, quand la commission aura à statuer sur la requête d'un étranger ;

4° Un inspecteur général des services vétérinaires au ministère de l'agriculture ;

5° Le président du conseil supérieur de l'ordre des vétérinaires ou son représentant.

Art. 5. – Les demandes formulées par les vétérinaires ou docteurs vétérinaires exerçant actuellement en France, par les élèves des écoles nationales vétérinaires et par les étudiants ayant terminé leur scolarité antérieurement à la publication du présent décret, mais n'ayant pas encore obtenu le diplôme de docteur vétérinaire, devront être produites dans le mois suivant la publication du présent décret.

---

[1] NDLR : ce tableau n'a pas été publié au *Journal officiel*.

Pour ceux d'entre eux qui sont prisonniers de guerre au moment de la publication du présent décret, ce délai partira du jour de leur libération.

Les candidats au concours d'admission aux écoles nationales vétérinaires doivent justifier, dans leur demande d'admission audit concours, qu'ils remplissent les conditions de nationalité requises par la loi du 31 décembre 1941 pour l'exercice de la médecine et de la chirurgie des animaux.

Les demandes de dérogation présentées par ces candidats en exécution de la loi précitée doivent être adressées au préfet de leur résidence deux mois au moins avant la date fixée pour les épreuves dudit concours. Le préfet transmettra ces demandes au ministre secrétaire d'État à l'agriculture et au ravitaillement avec son avis motivé pris sur le rapport du directeur départemental des services vétérinaires.

Art. 6. – Les dispositions du présent décret sont applicables aux personnes visées par l'article 6 de la loi du 17 juin 1938.

Art. 7. – Les décrets du 11 décembre 1940 et 16 avril 1941 sont abrogés.

Art. 8. – Le ministre secrétaire d'État à l'agriculture et au ravitaillement est chargé de l'exécution du présent décret qui sera publié au *Journal officiel* de l'État français.

Fait à Vichy, le 1er juillet 1942.

PH. PETAIN.

Par le Maréchal de France, chef de l'État français :

Le chef du Gouvernement,
ministre
Secrétaire d'état aux affaires
étrangères,
PIERRE LAVAL.

Le ministre secrétaire d'État
à l'agriculture et au
ravitaillement,
JACQUES LEROY
LADURIE.

Le garde des sceaux,
ministre secrétaire d'État à la
justice,
JOSEPH BARTHELEMY.

Loi n° 273 du 22 juin 1944
modifiant la loi du 13 février 1942 relative à l'institution d'un ordre des vétérinaires

(Journal officiel de l'État français, 1er juillet 1944, page 1674)

Le chef du Gouvernement,

Vu les actes constitutionnels nos 12 et 12 *bis*,

Le conseil de cabinet entendu,

Décrète :

Art. 1er. – L'article 7 (alinéa 2) et l'article 14 (alinéa 2) de la loi du 18 février 1942 relative à l'institution d'un ordre des vétérinaires sont modifiés comme suit :

« *Art.* 7 (alinéa 2). – Elle est présidée par un conseiller à la cour d'appel ou un magistrat du tribunal de première instance ayant voix délibérative et désigné par le premier président de la cour d'appel du ressort ».

« Art. 14 (alinéa 2). – Elle est présidée par un conseiller d'État ou un maître des requêtes ayant voix délibérative ».

Art. 2. – Les alinéas 3, 4 et 5 de l'article 18 de la loi susvisée sont modifiés comme suit :

« Alinéa 3. – Leurs biens sont mis sous séquestre par arrêté du préfet dans les formes et conditions prévues par la loi du 5 octobre 1940 confiant à l'administration de l'enregistrement l'administration et la liquidation des biens mis sous séquestre en conséquence d'une mesure de sûreté générale. Ils seront ensuite dévolus dans les conditions suivantes.

« Alinéa 4. – Le patrimoine du syndicat national des vétérinaires sera dévolu au conseil supérieur de l'ordre des vétérinaires. Celui des syndicats départementaux ou régionaux ainsi que celui des sections départementales ou régionales du syndicat national des vétérinaires seront dévolus aux conseils régionaux de l'ordre dans les circonscriptions desquels est fixé le siège des syndicats dissous.

« Alinéa 5. – La dévolution aura lieu dans les deux mois et sans droit de mutation. Les frais éventuels des opérations ci-dessus seront imputés sur le budget des conseils de l'ordre bénéficiaires.

Art. 3. – Le présent décret sera publié au *Journal officiel* et exécuté comme loi de l'État.

Fait à Vichy, le 22 juin 1944.

PIERRE LAVAL

Par le chef du Gouvernement :

Le ministre secrétaire d'État à l'économie nationale et aux finances,

Secrétaire d'État à l'agriculture et
au ravitaillement par intérim,
PIERRE CATHALA

Le garde des sceaux,
ministre secrétaire d'État à la
justice,
MAURICE GABOLDE

Le ministre secrétaire d'État
à l'économie nationale et aux finances,
PIERRE CATHALA

Loi n° 48-1465 du 22 septembre 1948 relative à l'exercice de la médecine et de la chirurgie des animaux par des vétérinaires étrangers

(Journal officiel de la République française du 23 septembre 1948, p. 9365)

L'Assemblée nationale et le Conseil de la République ont délibéré,

L'Assemblée nationale a adopté,

Le Président promulgue la loi dont la teneur suit :

Art. 1er. – Nonobstant toutes dispositions législatives ou réglementaires contraires, des autorisations d'exercer la médecine et la chirurgie des animaux peuvent être accordées par arrêté du ministre de l'agriculture, après avis d'une commission d'examen composée comme il est dit à l'article 2, aux vétérinaires d'origine étrangère, naturalisés Français ou en instance de naturalisation à la date de promulgation de la présente loi, s'ils sont titulaires soit du diplôme français de vétérinaire ou de docteur vétérinaire à titre étranger, soit d'un diplôme de vétérinaire délivré à l'étranger dont l'équivalence avec un diplôme français sera reconnue par la commission d'examen, et s'ils remplissent l'une des conditions suivantes :

1° S'être engagé pour la durée de la guerre dans une unité combattante de l'armée française en 1939-1940 ;

2° S'être engagé dans une formation des forces françaises libres ;

3° S'être engagé dans une des formations françaises qui ont combattu contre l'Axe depuis le mois de novembre 1942 ;

4° Avoir participé effectivement à la résistance en France avant le 6 juin 1944.

Ces autorisations cesseront de plein droit d'avoir effet à l'expiration d'un délai de trois mois à compter du jour de la notification du refus de naturalisation.

Art. 2. – La commission d'examen instituée par l'article 1er est composée comme suit :

L'inspecteur général, chef des services vétérinaires, président ;

L'inspecteur général des écoles nationales vétérinaires ;

Un représentant du conseil supérieur de l'ordre des vétérinaires ;

Un représentant du syndicat national des vétérinaires de France et des colonies ;

Une personnalité vétérinaire ayant servi dans la résistance, désignée par le syndicat précité ;

Un représentant du ministre de la justice ;

Un représentant du ministre de l'intérieur ;

Un représentant du ministre chargé de la défense nationale ;

Un représentant du ministre des affaires étrangères ;

Un représentant du ministre de la France d'outre-mer.

Art. 3. – Un règlement d'administration publique rendra la présente loi applicable à l'Algérie et aux territoires dépendant du ministère de la France d'outre-mer.

La présente loi sera exécutée comme loi de l'État.

Fait à Paris, le 22 septembre 1948.

VINCENT AURIOL.

Par le Président de la République :

Le président du conseil des ministres,
ministre des finances et des affaires économiques,
HENRI QUEUILLE.

Le vice-président du conseil,
garde des sceaux, ministre de la justice,
ANDRÉ MARIE.

Le ministre des affaires étrangères,
SCHUMAN.

Le ministre de l'intérieur,
JULES MOCH.

Le ministre de la défense nationale,
PAUL RAMADIER.

Le ministre de l'agriculture,
PIERRE PFIMLIN.

Le ministre de la France d'outre-mer,
PAUL COSTE-FLORET.

Arrêté du 13 octobre 1949
[Autorisation d'exercer la médecine et la chirurgie des animaux par des vétérinaires étrangers]

(Journal officiel de la République française du 28 novembre 1948, p. 11585)

Le ministre de l'agriculture,

Vu la loi du 17 juin 1938 sur l'exercice de la médecine vétérinaire ;

Vu la loi du 23 août 1947 instituant un ordre national des vétérinaires ;

Vu la loi du- 22. septembre 1948 relative l'exercice de la médecine et de la chirurgie des animaux par des vétérinaires étrangers,

Arrête :

Art. 1er. – Les demandes présentées en application de la loi du 22 septembre 1948 devront être adressées au préfet qui les transmettra au ministre de l'agriculture (service vétérinaire) avec son avis motivé.

Elles devront être accompagnées :

1° D'un extrait de l'acte de naissance ;

2° D'une copie certifiée conforme du décret de naturalisation ou d'une attestation du préfet justifiant que l'intéressé a Introduit une demande de naturalisation ;

3° D'un extrait du casier judiciaire ayant moins d'un mois de date au moment du dépôt de la demande ;

4° D'une copie certifiée conforme du diplôme français de vétérinaire, ou de docteur vétérinaire à titre étranger ou d'un diplôme de vétérinaire délivré à l'étranger ;

5° D'un état des services militaires et campagnes (modèle 7) ou d'un certificat d'appartenance aux forces françaises de l'intérieur délivré par le général commandant la région, conformément aux dispositions de l'instruction ministérielle n° 4550 FFCI/FI du 9 mai 1947.

La commission d'examen pourra en outre exiger tout complément d'information qu'elle jugera nécessaire.

Art. 2. – Les vétérinaires d'origine étrangère admis à exercer en France en application de la loi du 22 septembre 1948 sont soumis à l'ensemble des dispositions législatives en vigueur réglant l'exercice de la médecine vétérinaire, notamment à celles édictées par la loi du 23 août 1947 relative à l'institution d'un ordre national des vétérinaires.

Art. 3. –L'inspecteur général, chef des services vétérinaires, et les préfets sont chargés de l'exécution du présent arrêté qui sera publié au *Journal officiel* de la République française.

Fait à Paris, le 19 novembre 1948.

Le ministre de l'agriculture,
Pour le ministre et par délégation :
Le directeur du cabinet,
JEAN EHRHARD.

Loi [du 3 octobre 1940] portant statut des juifs

(Journal officiel de la République française du 18 octobre 1940, p. 5323)

Nous, Maréchal de France, chef de l'État français,

Le conseil des ministres entendu,

Décrétons :

Art. 1er. – Est regardé comme juif, pour l'application de la présente loi, toute personne issue de trois grands-parents de race juive ou de deux grands-parents de même race, si son conjoint lui-même est juif.

Art. 2. – L'accès et l'exercice des fonctions publiques et mandats énumérés ci-après sont interdits aux juifs :

1. Chef de l'État, membre du Gouvernement, conseil d'État, conseil de l'ordre national de la Légion d'honneur, cour de cassation, cour des comptes, corps des mines, corps des ponts et chaussées, inspection générale des finances, cours d'appel, tribunaux de première instance, justices de paix, toutes juridictions d'ordre professionnel et toutes assemblées issues de l'élection.

2. Agents relevant du département des affaires étrangères, secrétaires généraux des départements ministériels, directeurs généraux, directeurs des administrations centrales des ministères, préfets, sous-préfets, secrétaires généraux des préfectures, inspecteurs généraux des services administratifs au ministère de l'intérieur, fonctionnaires de tous grades attachés à tous services de police.

3. Résidents généraux, gouverneurs généraux, gouverneurs et secrétaires généraux des colonies, inspecteurs des colonies.

4. Membres des corps enseignants.

5. Officiers des armées de terre, de mer et de l'air.

6. Administrateurs, directeurs, secrétaires généraux dans les entreprises bénéficiaires de concessions ou de subventions accordées par une collectivité publique, postes à la nomination du Gouvernement dans les entreprise d'intérêt général.

Art. 3. – L'accès et l'exercice de toutes les fonctions publiques autres que celles énumérées à l'article 2 ne sont ouverts aux juifs que s'ils peuvent exciper de l'une des conditions suivantes :

a) Être titulaire de la carte de combattant 1914-1918 ou avoir été cité au cours de la campagne 1914-1918 ;

b) Avoir été cité à l'ordre du jour au cours de la campagne 1939-1940 ;

c) Être décoré de la Légion d'honneur à titre militaire ou de la médaille militaire.

Art. 4. – L'accès et l'exercice des professions libérales, des professions libres, des fonctions dévolues aux officiers ministériels et à tous auxiliaires de la justice sont permis aux juifs, à moins que des règlements d'administration publique n'aient fixé pour eux une proportion déterminée. Dans ce cas, les mêmes règlements détermineront les conditions dans lesquelles aura lieu l'élimination des juifs en surnombre.

Art. 5. – Les juifs ne pourront, sans condition ni réserve, exercer l'une quelconque des professions suivantes :

Directeurs, gérants, rédacteurs de journaux, revues, agences ou périodiques, à l'exception de publications de caractère strictement scientifique.

Directeurs, administrateurs, gérants d'entreprises ayant pour objet la fabrication, l'impression, la distribution, la présentation de films cinématographiques ; metteurs en scène et directeurs de prises de vues, compositeurs de scénarios, directeurs, administrateurs, gérants de salles de théâtres ou de cinématographie, entrepreneurs de spectacles, directeurs, administrateurs, gérants de toutes entreprises se rapportant à la radiodiffusion.

Des règlements d'administration publique fixeront, pour chaque catégorie, les conditions dans lesquelles les autorités publiques pourront s'assurer du respect, par les intéressés, des interdictions prononcées au présent article, ainsi que les sanctions attachées à ces interdictions.

Art. 6. – En aucun cas, les juifs ne peuvent faire partie des organismes chargés de représenter les professions visées aux articles 4 et 5 de la présente loi ou d'en assurer la discipline.

Art. 7. – Les fonctionnaires juifs visés aux articles 2 et 3 cesseront d'exercer leurs fonctions dans les deux mois qui suivront la promulgation de la présente loi. Ils seront admis à faire valoir leurs droits à la retraite s'ils remplissent les conditions de durée de service ; à une retraite proportionnelle s'ils ont au moins quinze ans de service ; ceux ne pouvant exciper d'aucune de ces conditions recevront leur traitement pendant une durée qui sera fixée, pour chaque catégorie, par un règlement d'administration publique.

Art. 8. – Par décret individuel pris en conseil d'État et dûment motivé, les juifs qui, dans les domaines littéraire, scientifique, artistique, ont rendu des services exceptionnels à l'État français, pourront être relevés des interdictions prévues par la présente loi.

Ces décrets et les motifs qui les justifient seront publiés au *Journal officiel*.

Art. 9. – La présente loi est applicable à l'Algérie, aux colonies, pays de protectorat et territoires sous mandat.

Art. 10. – Le présent acte sera publié au *Journal officiel* et exécuté comme loi de l'État.

Fait à Vichy, le 3 octobre 1940.

PH. PETAIN.

Par le Maréchal de France, chef de l'État français :

Le vice-président du conseil,

PIERRE LAVAL.

Le garde des sceaux, ministre secrétaire d'État à la justice,

RAPHAEL ALIBERT.

Le ministre secrétaire d'État à l'intérieur,

MARCEL PEYROUTON.

Le ministre secrétaire d'État aux affaires étrangères,

PAUL BAUDOIN.

Le ministre secrétaire d'État à la guerre,

G[l] HUNTZINGER.

Le ministre secrétaire d'État aux finances,

YVES BOUTHILLIER.

Le ministre secrétaire d'État à la marine,

A[l] DARLAN.

Le ministre secrétaire d'État à la production industrielle et au travail,

RENÉ BELIN.

Le ministre secrétaire d'État à l'agriculture,

PIERRE CAZIOT.

Loi [du 4 octobre 1940] sur les ressortissants étrangers de race juive

(Journal officiel de la République française du 18 octobre 19440, p. 5324)

Nous, Maréchal de France, chef de l'État français,

Le conseil des ministres entendu,

Décrétons :

Art. 1er. – Les ressortissants étrangers de race juive pourront, à dater de la date de promulgation de la présente loi, être internés dans des camps spéciaux par décision du préfet du département de leur résidence.

Art. 2. – Il est constitué auprès du ministre secrétaire d'État à l'intérieur une commission chargée de l'organisation et de l'administration de ces camps.

Cette commission comprend :

Un inspecteur général des services administratifs ;

Le directeur de la police du territoire et des étrangers, ou son représentant ;

Le directeur des affaires civiles du ministère de la justice ou son représentant ;

Un représentant du ministère des finances.

Art. 3. – Les ressortissants étrangers de race juive pourront en tout temps se voir assigner une résidence forcée par le préfet du département de leur résidence.

Art. 4. – Le présent décret sera publié au *Journal officiel* pour être observé comme loi de l'État.

Fait à Vichy, le 3 octobre 1940.

PH. PETAIN.

Par le Maréchal de France, chef de l'État français :

Le ministre secrétaire d'État à l'intérieur,
MARCEL PEYROUTON.

Le ministre secrétaire d'État aux finances,
YVES BOUTHILLIER.

Le garde des sceaux, ministre secrétaire d'État à la justice,
RAPHAEL ALIBERT.

Loi [n° 1450] du 29 mars 1941
créant un commissariat général aux questions juives

(Journal officiel de l'État français du 31 mars 1941, p. 1386)

Nous, Maréchal de France, chef de l'État français,

Le conseil des ministres entendu,

Décrétons :

Art. 1er. – Il est créé, pour l'ensemble du territoire national, un commissariat général aux questions juives.

Art. 2. – Le commissaire général aux questions juives a pour mission :

1° De préparer et proposer au chef de l'État toutes mesures législatives relatives à l'état des juifs, à leur capacité politique, à leur aptitude juridique à exercer des fonctions, des emplois, des professions ;

2° De fixer, en tenant compte des besoins de l'économie nationale, la date de la liquidation des biens juifs dans les cas où cette liquidation est prescrite par la loi ;

3° De désigner les administrateurs séquestres et de contrôler leur activité.

Art. 3. – Le commissaire général est désigné par arrêté du ministre secrétaire d'État chargé de la vice-présidence du conseil.

Art. 4. – Le présent décret sera publié au *Journal officiel* et exécuté comme loi de l'État.

Fait à Vichy, le 29 mars 1941.

PH. PETAIN.

Par le Maréchal de France, chef de l'État français :

L'amiral de la flotte,
ministre vice-président
du conseil,
Al DARLAN.

Loi [n° 2332] du 2 juin 1941 remplaçant la loi du 3 octobre 1940 portant statut des juifs

(Journal officiel de l'État français du 14 juin 1941,pp. 2475-2476)

Nous, Maréchal de France, chef de l'État français,

Le conseil des ministres entendu,

Décrétons :

Art. 1er. – Est regardé comme juif :

1° Celui ou celle, appartenant ou non à une confession quelconque, qui est issu d'au moins trois grands-parents de race juive, ou de deux seulement si son conjoint est lui-même issu de deux grands-parents de race juive.

Est regardé comme étant de race juive le grand-parent ayant appartenu à la religion juive ;

2° Celui ou celle qui appartient à la religion juive, ou y appartenait le 25 juin 1940, et qui est issu de deux grands-parents de race juive.

La non-appartenance à la religion juive est établie par la preuve de l'adhésion à l'une des autres confessions reconnues par l'État avant la loi du 9 décembre 1905.

Le désaveu ou l'annulation de la reconnaissance d'un enfant considéré comme juif sont sans effet au regard des dispositions qui précèdent.

Art. 2. – L'accès et l'exercice des fonctions publiques et mandats énumérés ci-après sont interdits aux juifs :

1. Chef de l'État, membres du Gouvernement, du conseil d'État, du conseil de l'ordre national de la Légion d'honneur, de la cour de cassation, de la cour des comptes, du corps des mines, du corps des ponts et chaussées, de l'inspection générale des finances, du corps des ingénieurs de l'aéronautique, des cours d'appel, des tribunaux de première instance, des justices de paix, des tribunaux répressifs d'Algérie, de tous jurys, de toutes juridictions d'ordre professionnel et de toutes assemblées issues de l'élection, arbitres.

2. Ambassadeurs de France, secrétaires généraux des départements ministériels, directeurs généraux, directeurs des administrations centrales des ministères, agents relevant du département des affaires étrangères, préfets, sous-préfets, secrétaires généraux des préfectures, inspecteurs généraux des services administratifs au ministère de l'intérieur, fonctionnaires de tous grades attachés à tous services de police.

3. Résidents généraux, gouverneurs généraux, gouverneurs et secrétaires généraux des colonies, inspecteurs des colonies.

4. Membres des corps enseignants.

5. Officiers et sous-officiers des armées de terre, de mer et de l'air, membres des corps de contrôle de la guerre, de la marine et de l'air, membres des corps et

cadres civils des départements de la guerre, de la marine et de l'air, créés par les lois du 25 août 1940, du 15 septembre 1940, du 28 août 1940, du 18 septembre 1940 et du 29 août 1940.

6. Administrateurs, directeurs, secrétaires généraux dans les entreprises bénéficiaires de concessions ou de subventions accordées par une collectivité publique, titulaires de postes à la nomination du Gouvernement dans les entreprises d'intérêt général.

Art. 3. – Les juifs ne peuvent occuper, dans les administrations publiques ou les entreprises bénéficiaires de concessions ou de subventions accordées par une collectivité publique, des fonctions ou des emplois autres que ceux énumérés à l'article 2, que s'ils remplissent l'une des conditions suivantes :

a) Être titulaire de la carte du combattant, instituée par l'article 101 de la loi du 19 décembre 1926 ;

b) Avoir fait l'objet, au cours de la campagne 1939-1940, d'une citation donnant droit au port de la Croix de guerre instituée par le décret du 23 mars 1941 ;

c) Être décoré de la. Légion d'honneur ou de la médaille militaire pour faits de guerre ;

d) Être pupille de la nation ou ascendant, veuve ou orphelin de militaire mort pour la France.

Art. 4. – Les juifs ne peuvent exercer une profession libérale, une profession commerciale, industrielle ou artisanale, ou une profession libre, être titulaires d'une charge d'officier public ou ministériel, ou être investis de fonctions dévolues à des auxiliaires de justice, que dans les limites et les conditions qui seront fixées par décrets en conseil d'État.

Art. 5. – Sont interdites aux juifs les professions ci-après :

Banquier, changeur, démarcheur ;

Intermédiaire dans les bourses de valeurs ou dans les bourses de commerce ;

Agent de publicité ;

Agent immobilier ou de prêts de capitaux ;

Négociant de fonds de commerce, marchand de biens ;

Courtier, commissionnaire ;

Exploitant de forêts ;

Concessionnaire de jeux ;

Éditeur, directeur, gérant, administrateur, rédacteur, même au titre de correspondant local, de journaux ou d'écrits périodiques, à l'exception des publications de caractère strictement scientifique ou confessionnel ;

Exploitant, directeur, administrateur, gérant d'entreprises ayant pour objet la fabrication, l'impression, la distribution ou la présentation de films cinématographiques, metteur en scène, directeur de prises de vues, compositeur de scénarios ;

Exploitant, directeur, administrateur, gérant de salles de théâtre ou de cinématographie ;

Entrepreneur de spectacles ;

Exploitant, directeur, administrateur, gérant de toutes entreprises se rapportant à la radiodiffusion.

Des règlements d'administration publique fixeront pour chaque catégorie les conditions d'application du présent article.

Art. 6. – En aucun cas, les juifs ne peuvent faire partie des organismes chargés de représenter les professions visées aux articles 4 et 5 de la présente loi ou d'en assurer la discipline.

Art. 7. – Les fonctionnaires juifs visés aux articles 2 et 3 sont admis à faire valoir les droits définis ci-après :

1° Les fonctionnaires soumis au régime de la loi du 14 avril 1924 recevront une pension d'ancienneté avec jouissance immédiate s'ils réunissent le nombre d'années de service exigé pour l'ouverture du droit a cette pension.

Si, sans remplir cette condition, ils ont accompli au moins quinze années de services effectifs, ils bénéficieront avec jouissance immédiate d'une pension calculée à raison, soit d'un trentième du minimum de la pension d'ancienneté pour chaque année de services de la catégorie A, soit d'un vingt-cinquième pour chaque année de services de la catégorie B ou de services militaires. Le montant de cette pension ne pourra excéder le minimum de la pension d'ancienneté augmenté, le cas échéant, de la rémunération des bonifications pour services hors d'Europe et des bénéfices de campagne ;

2° Les fonctionnaires soumis au régime de la caisse nationale des retraites pour la vieillesse obtiendront, s'ils comptent au moins quinze ans de services effectifs, la jouissance immédiate d'une allocation annuelle égale au montant de la rente vieillesse qui leur serait acquise à l'époque de la cessation de leurs fonctions si leurs versements réglementaires avaient été effectués dès l'origine à capital aliéné. Cette allocation cessera de leur être attribuée à compter de la date d'entrée en jouissance de leur rente sur la caisse nationale des retraites ;

3° Les fonctionnaires des départements, communes ou établissements publics qui possèdent une caisse spéciale de retraites bénéficieront, avec jouissance immédiate, de la pension d'ancienneté ou de la pension proportionnelle fixée par leur règlement de retraites, s'ils remplissent les conditions de durée de services exigées pour l'ouverture du droit à l'une de ces pensions ;

4° Les agents soumis au régime de la loi sur les assurances sociales et comptant au moins quinze années de services effectifs recevront, de la collectivité ou établissement dont ils dépendent, une allocation annuelle égale à la fraction de la rente vieillesse constituée par le versement de la double contribution durant toute la période où ils sont restés en service. Cette allocation cessera de leur être attribuée à compter de la date d'entrée en jouissance de ladite rente ;

5° Les fonctionnaires tributaires de la caisse intercoloniale de retraites ou des caisses locales, et comptant au moins quinze années de services effectifs, bénéficieront d'une pension dans les conditions qui seront déterminées par un règlement d'administration publique ;

6° Les fonctionnaires et agents ne remplissant pas les conditions requises pour pouvoir bénéficier des pensions et allocations ci-dessus recevront leur traitement pendant une durée qui sera fixée par un règlement d'administration publique ;

7° La situation des ouvriers des établissements militaires et industriels de l'État sera réglée par une loi spéciale.

Les fonctionnaires ou agents juifs visés par les articles 2 et 3 de la loi du 3 octobre 1940 sont considérés comme ayant cessé leurs fonctions à la date du 20 décembre 1940.

Les fonctionnaires ou agents qui sont atteints par les nouvelles interdictions édictées par la présente loi cesseront leurs fonctions dans le délai de deux mois après la publication de celle-ci.

L'application des dispositions de la présente loi aux prisonniers de guerre est différée jusqu'à leur retour de captivité.

Les fonctionnaires ou agents juifs visés aux articles 2 et 3 et actuellement prisonniers de guerre cesseront d'exercer leurs fonctions deux mois après leur retour de captivité.

Les dispositions de la présente loi ne seront applicables aux ascendants, conjoint ou descendants d'un prisonnier de guerre que dans un délai de deux mois après la libération de ce prisonnier.

En ce qui concerne les personnels en service outre-mer, un décret rendu sur la proposition des secrétaires d'État intéressés déterminera les conditions de la cessation de leurs fonctions.

Art. 8. – Peuvent être relevés des interdictions prévues par la présente loi, les juifs :

1° Qui ont rendu à l'État français des services exceptionnels ;

2° Dont la famille est établie en France depuis au moins cinq générations et a rendu à l'État français des services exceptionnels.

Pour les interdictions prévues par l'article 2, la décision est prise par décret individuel pris en conseil d'État sur rapport du commissaire général aux questions juives et contresigné par le secrétaire d'État intéressé.

Pour les autres interdictions, la décision est prise par arrêté du commissaire général aux questions juives.

Le décret ou l'arrêté doivent être dûment motivés.

Les dérogations accordées en vertu des dispositions qui précèdent n'ont qu'un caractère personnel et ne créeront aucun droit en faveur des ascendants, descendants, conjoint et collatéraux des bénéficiaires.

Art. 9. – Sans préjudice du droit pour le préfet de prononcer l'internement dans un camp spécial, même si l'intéressé est Français, est puni :

1° D'un emprisonnement de six mois à deux ans et d'une amende de 500 fr. à 10.000 fr., ou de l'une de ces deux peines seulement, tout juif qui s'est livré ou a tenté de se livrer à une activité qui lui est interdite par application des articles 4, 5 et 6 de la présente loi ;

2° D'un emprisonnement de un an à cinq ans et d'une amende de 1.000 fr. à 20.000 fr., ou de l'une de ces deux peines seulement, tout juif qui se sera soustrait ou aura tenté de se soustraire aux interdictions édictées par la présente loi, au moyen de déclarations mensongères ou de manœuvres frauduleuses.

Le tribunal peut, en outre, ordonner la fermeture de l'établissement.

Art. 10. – Les fonctionnaires ayant cessé leurs fonctions par application de la loi du 3 octobre 1940 et qui peuvent se prévaloir des dispositions de la présente loi, sont admis à solliciter leur réintégration dans des conditions qui seront fixées par décret en conseil d'État.

Art. 11. – La présente loi est applicable à l'Algérie, aux colonies, pays de protectorat, en Syrie et au Liban.

Art. 12. – La loi du 3 octobre 1940, modifiée par les lois du 3 avril et du 11 avril 1941, est abrogée ; les règlements et les décrets pris pour son application sont maintenus en vigueur jusqu'à ce qu'ils soient modifiés s'il y a lieu par des règlements et des décrets nouveaux.

Art. 13. – Le présent décret sera publié au *Journal officiel* et exécuté comme loi de l'État.

Fait à Vichy, le 14 juin 1941.

PH. PETAIN.

Par le Maréchal de France, chef de l'État français :

L'amiral de la flotte, vice-président du conseil, ministre secrétaire d'État aux affaires étrangères, à l'intérieur et à la marine,

A[l] DARLAN.

Le garde des sceaux, ministre-secrétaire d'État à la justice,

JOSEPH BARTHÉLÉMY.

Le ministre secrétaire d'État
à l'économie nationale et aux finances,
YVES BOUTHILLIER.

Le général d'armée,
ministre secrétaire d'État à la guerre,
G[l] HUNTZIGER,

Le ministre secrétaire d'État à l'agriculture,
PIERRE CAZIOT.

Loi [n° 2333] du 2 juin 1941 prescrivant le recensement des juifs

(Journal officiel de l'État français du 11 juin 1941, p. 2476)

Nous, Maréchal de France, chef de l'État français,

Le conseil des ministres entendu,

Décrétons :

Art. 1er. – Toutes personnes qui sont juives au regard de la loi du 2 juin 1941 portant statut des juifs doivent, dans le délai d'un mois à compter de la publication de la présente loi, remettre au préfet du département ou au sous-préfet de l'arrondissement dans lequel elles ont leur domicile ou leur résidence, une déclaration écrite indiquant qu'elles sont juives au regard de la loi, et mentionnant leur état civil, leur situation de famille, leur profession et l'état de leurs biens. La déclaration est faite par le mari pour la femme, et par le représentant légal pour le mineur ou l'interdit.

Art. 2. – Toute infraction aux dispositions de l'article 1er est punie d'un emprisonnement de un mois à un an et d'une amende de 100 à 10.000 fr., ou de l'une de ces deux peines seulement, sans préjudice du droit pour le préfet de prononcer l'internement dans un camp spécial, même si l'intéressé est Français.

Art. 3. – Des dispositions particulières fixeront les conditions dans lesquelles la présente loi sera appliquée en Algérie, dans les colonies, dans les pays de protectorat, en Syrie et au Liban.

Art. 4. – Le présent décret sera publié au *Journal officiel* et exécuté comme loi de l'État.

Fait à Vichy, le 2 juin 1941.

PH. PETAIN.

Par le Maréchal de France, chef de l'État français :

L'amiral de la flotte, vice-président du conseil, ministre secrétaire d'État à l'intérieur,

Al DARLAN.

Loi [n° 2570] du 21 juin 1941 réglant les conditions d'admission des étudiants juifs dans les établissements d'enseignement supérieur

(Journal officiel de l'État français du 24 juin 1941, p. 2628)

Nous, Maréchal de France, chef de l'État français,

Le conseil des ministres entendu,

Décrétons :

Art. 1er. – Le nombre des étudiante juifs admis à s'inscrire pour chaque année d'études d'une faculté, d'une école ou d'un institut d'enseignement supérieur, ne peut excéder 3 p. 100 des étudiants non juifs inscrits pour cette même année durant l'année scolaire précédente.

Art. 2. – Dans chaque faculté, institut ou école, la commission de professeurs instituée par l'article 3 ci-après arrête la liste des étudiants juifs en admettant, par priorité, et dans l'ordre suivant :

1° Les orphelins de militaires morts pour la France ;

2° Les décorés de la Légion d'honneur ou de la médaille militaire pour faits de guerre ;

3° Les titulaires de la carte du combattant instituée par l'article 101 de la loi du 19 décembre 1926 ;

4° Les titulaires d'une citation donnant droit au port de la Croix de guerre instituée par le décret du 28 mars 1941 ou les prisonniers de la guerre 1939-1940 ;

5° Les fils ou filles d'un décoré de la Légion d'honneur ou de la médaille militaire pour faits de guerre, d'un titulaire de la carte du combattant instituée par l'article 101 de la loi du 19 décembre 1926, d'un prisonnier de la guerre 1939-1940 ou d'un titulaire d'une citation donnant droit au port de la Croix de guerre instituée par le décret du 28 mars 1941 ;

6° Les postulants appartenant à des familles nombreuses ou présentant des titres scolaires particulièrement méritants.

En outre, et par dérogation aux dispositions de l'article 1er, le secrétaire d'État à l'éducation nationale et à la jeunesse peut, par arrêté motivé pris sur le rapport du commissaire général aux questions juives, admettre à s'inscrire dans les facultés, les postulants dont la famille est établie en France depuis au moins cinq générations et a rendu à l'État français des services exceptionnels.

Art. 3. – Dans chaque faculté, école ou institut, une commission composée de cinq professeurs désignés par le doyen ou par le directeur de l'école ou de l'institut procède à l'examen des demandes.

Celles-ci doivent être adressées au doyen ou au directeur chaque année avant le 15 septembre.

La liste des étudiants juifs admis à s'inscrire est arrêtée par la commission au plus tard le 31 octobre. Elle est affichée au secrétariat de la faculté, de l'institut ou de l'école.

Les décisions de la commission sont motivées et les intéressés peuvent en prendre connaissance sur le registre des délibérations. Ils peuvent dans le délai d'un mois se pourvoir contre cette décision devant le secrétaire d'État à l'éducation nationale.

Art. 4. – Si les renseignements fournis à la commission sont reconnus erronés, le doyen ou le directeur peut prononcer l'annulation des inscriptions qui ont été prises indûment. Cette décision entraîne de plein droit la nullité des examens subis par le candidat.

Art. 5. – Des décrets fixeront l'application de la présente loi en Algérie, aux colonies, en Syrie et au Liban.

Art. 6. – Le présent acte sera publié au *Journal officiel* et publié comme loi de l'État.

Fait à Vichy, le 21 juin 1941.

PH. PETAIN.

Par le Maréchal de France, chef de l'État français :

L'amiral de la flotte,
ministre vice-président du conseil,
A[l] DARLAN.

Le secrétaire d'État
à l'éducation nationale et à la jeunesse,
JÉRÔME CARCOPINO.

Loi n° 5275 du 19 décembre 1941 modifiant les articles 2 et 3 de la loi du 21 juin 1941 réglant les conditions d'admission des étudiants juifs dans les établissements d'enseignement supérieur

(Journal officiel de l'État français du 21 janvier 1942, p. 294)

Nous, Maréchal de France, chef de l'État français,

Le conseil des ministres entendu,

Décrétons :

Art. 1er. – Le dernier alinéa de l'article 2 et le dernier alinéa de l'article 3 de la loi du 21 juin 1941 sont modifiés ainsi qu'il suit :

« Art. 2 (dernier alinéa). – En outre, et par dérogation aux dispositions de l'article 1er, le secrétaire d'État dont relève la faculté, l'école ou l'institut, peut, par arrêté motivé pris sur le rapport du commissaire général aux questions juives, admettre à s'inscrire ou à suivre les cours les postulants dont la famille est établie en France depuis au moins cinq générations et a rendu à l'État français des services exceptionnels.

« Art. 3 (dernier alinéa). – Les décisions de la commission sont motivées et les intéressés peuvent en prendre connaissance sur le registre des délibérations. Ils peuvent, dans le délai d'un mois, se pourvoir contre cette décision devant le secrétaire d'État dont relève la faculté, l'école ou l'institut ».

Art. 2. – Le présent décret sera publié au *Journal officiel* et exécuté comme loi de l'État.

Fait à Vichy, le 19 décembre 1941.

PH. PETAIN.

Par le Maréchal de France, chef de l'État français :

L'amiral de la flotte, vice-président du conseil,
ministre secrétaire d'État à la marine,
Al DARLAN.

Le ministre secrétaire d'État à l'intérieur,
PIERRE PUCHEU.

Le ministre secrétaire d'État à l'agriculture,
PIERRE CAZIOT.

Le secrétaire d'État à l'éducation nationale et à la jeunesse,
JÉRÔME CARCOPINO.

Le secrétaire d'État à l'aviation,
G[l] BERGERET.

Le secrétaire d'État aux communications,
JEAN BERTHELOT.

Le secrétaire d'État à la production industrielle,
FRANÇOIS LEHIDEUX.

Le secrétaire d'État aux colonies,
A[l] PLATON.

Loi n° 979 du 9 novembre 1942 relative au séjour et à la circulation des Juifs étrangers

(Journal officiel de l'État français, 7et 8 décembre 1942, p. 4026)

Nous, Maréchal de France, chef de l'État français,

Le conseil des ministres entendu,

Décrétons :

Art. 1er. – Par mesure de sécurité intérieure, tout étranger autorisé à séjourner en France, considéré comme Juif au regard de la loi du 2 juin 1941, est astreint à résider sur le territoire de la commune où il a sa résidence habituelle et ne peut en sortir que s'il est porteur d'un titre de circulation régulier, sauf-conduit ou carte de circulation temporaire, délivré par les autorités de police.

Art. 2. – Les infractions aux dispositions de la présente loi seront punies d'un emprisonnement d'un à six mois et d'une amende de 200 à 10.000 fr., ou de l'une de ces deux peines seulement.

Les contrevenants pourront, en outre, faire l'objet de mesures d'internement administratif.

Art. 3. – Le présent décret sera publié au *Journal officiel* et exécuté comme loi de l'État.

Fait à Vichy, le 9 novembre 1942.

PH. PETAIN.

Par le Maréchal de France, chef de l'État français :

Le chef du Gouvernement, ministre secrétaire d'État aux affaires étrangères et à l'intérieur,
PIERRE LAVAL.

Le garde des sceaux, ministre secrétaire d'État à la justice,
JOSEPH BARTHÉLEMY.

Postface

L'ouvrage du Professeur Yves SOYEUX est une somme.

Il faut mesurer le travail considérable accompli sur plus de quatre années de recherches : la compilation et l'analyse de très nombreux documents, la consultation d'archives multiples et dispersées, l'étude attentive de textes, recoupés avec toute l'exigence d'un esprit critique affûté. Ce sont aussi des déplacements, des rencontres faites d'humanité et de bienveillance, des efforts et du temps non comptés. L'homme s'est montré inlassable, il a minutieusement enquêté, écouté, il a traqué les informations, les indices.

Il faut surtout en considérer le résultat. Le plan est logique et clair, le texte rend compte d'un travail d'une méticulosité sourcilleuse, quasi-microchirurgicale, pour répondre aux questions qui se sont présentées puis enchaînées. Le docteur vétérinaire s'est mué en historien, dont la méthode, exigeante, n'est en définitive qu'une adaptation de la rigoureuse méthode scientifique.

Par-dessus tout, c'est la rigueur intellectuelle et morale de l'ouvrage que je retiens, au service de la justice rendue à six confrères étrangers, dont trois juifs, victimes de la xénophobie et de l'antisémitisme de l'abject gouvernement de Vichy. Il s'agissait, en disant les faits tels qu'ils sont établis, de contribuer à rendre à ces hommes, à titre posthume, fût-ce avec trop de retard, leur dignité et surtout d'empêcher, comme cela a été dit, l'oubli.

Pour ma part, et de façon plus légère, ce fut aussi l'occasion de retrouver après plus d'un demi-siècle le souvenir du jeune vétérinaire Yves SOYEUX, que j'avais entraperçu chez un confrère que nous portons en commun dans notre mémoire, alors que j'étais adolescent et déjà me nourrissais d'une passion pour mon futur métier.

Nous nous sommes ainsi retrouvés pour la préparation de la cérémonie de réhabilitation évoquée dans la préface par le Président du Sénat, au moment même où, par une assez extraordinaire coïncidence, j'achevais la préparation d'un modeste travail historique présentant d'incontestables liens avec le sujet ici traité.

C'est dès lors pour moi le moment de dire que le travail accompli par Yves SOYEUX me touche en qualité de président d'honneur du Conseil national de l'Ordre des vétérinaires de France et aussi personnellement. En effet, au moment de la controverse de 2015 traitée par l'auteur, j'étais le président en exercice de l'Ordre national. Je percevais bien, à divers éléments de fait et de droit que je maîtrisais déjà, que l'accusation portée contre l'Ordre n'était vraisemblablement pas fondée mais je n'avais ni le temps ni les moyens d'en apporter ou faire apporter la preuve. J'avais ainsi échoué, à l'époque, à établir ou rétablir la vérité. L'ouvrage du Professeur Yves SOYEUX efface ainsi pour moi, mais surtout pour l'Ordre, une frustration, sinon une blessure, qui certes ne doit en aucun cas être mise sur le même plan que celui des humiliations, souffrances ou tragédies subies par mes confrères objets de la présente étude mémorielle.

L'ouvrage du Professeur Yves SOYEUX, de haute tenue intellectuelle et morale, est un ouvrage d'une profonde honnêteté, au service de la vérité.

Au service de la justice.

Un ouvrage qui répare et apaise. Je souhaite qu'il ouvre la voie à d'autres études mémorielles.

Michel BAUSSIER
Président d'honneur
du Conseil national de l'Ordre des vétérinaires

Remerciements

La rédaction du présent ouvrage n'aurait pu aboutir sans l'aide précieuse de nombreuses personnes, citées dans l'ordre chronologique de leur aide :

- Lionel Darrasse, docteur-vétérinaire, et Céline Lefrou de la Colonge, auxiliaire vétérinaire : la consultation de leur site internet *"Mémoire vétérinaire"* m'a décidé à me lancer dans mes recherches ; leur soutien régulier et leurs encouragements ont conforté ma persévérance dans la consultation de nombreux documents d'archives ;

– Michel Roca, docteur-vétérinaire, qui fut le premier à faire connaître par voie de presse ses interrogations sur les 4 vétérinaires interdits d'exercice en 1942 sans lesquelles cet ouvrage n'aurait jamais vu le jour ;

– Audric Capella, qui m'a aimablement transmis le fichier pdf de sa thèse de droit avant que n'en soit tiré un ouvrage publié aux Presses universitaires de Limoges ;

– Nathalie Roussarie-Sicard, historienne, qui m'a appris à consulter et exploiter les archives nationales ;

– Marc Veilly, docteur vétérinaire, secrétaire général du CNOV, qui a spontanément mis à ma disposition les archives du CSOV ;

– Emmanuel Dumas, vétérinaire général, qui m'a aidé à préciser la localité bretonne dans laquelle Léon Palaria est parti se réfugier ;

– Tsipora Schwab-Abolin, notaire, pour son aide dans l'exploitation de plusieurs documents notariés ;

– Jean-Louis Lacroix, docteur vétérinaire à Gimont (Gers), qui s'étant intéressé à l'histoire du Dr Ivanoff, m'a fourni de précieuses informations le concernant ;

– Franck Villeneuve, maire de Gimont et Jacques Lajoux, historien de la commune de Gimont, qui ont répondu avec célérité à mes demandes relatives au Dr Ivanoff ;

– Jean-Jacques Sangalli, maire de Brugnens, qui m'a fourni des éléments complémentaires sur le Dr Ivanoff ;

– Jean Atzémis, docteur vétérinaire à Nexon (Haute-Vienne), qui m'a renseigné très efficacement sur la vie du Dr Marcoff et a pris la peine d'aller consulter les archives départementales de la Haute-Vienne et de me transmettre les documents le concernant ;

– Jean Maltcheff, docteur vétérinaire à Salers (Cantal), fils du Dr Petko Maltcheff, qui a pu me transmettre le peu qu'il savait sur la vie de son père pendant la guerre ;

– Jérôme Lucas, auprès de qui j'ai pu me procurer plusieurs ouvrages sur l'histoire vécue de la Résistance dans les Côtes-du- Nord ;

– Alain Gallais, auteur de l'ouvrage Cadoudal, avec qui j'ai échangé de nombreux méls à propos de la résistance bretonne ;

– Marcel Lissak, Vice-Président / Trésorier de la Société Mutualiste BESSAROWNOD (Paris) et Gérard Pomper, BEIT BESSARABIA (Israël) pour l'intérêt porté à mes recherches ;

– Jacqueline Peker, qui m'a fortement encouragé à publier cet ouvrage ;

– Danièle Bruhman, historienne, qui m'a renseigné sur les associations bessarabiennes et fourni des informations complémentaires sur Léon Palaria et sa famille ;

– Eliane Crazover, Présidente de l'Association française des Bessarabiens, qui m'a permis de rencontrer Léon Vorona et m'a fourni les coordonnées des tombes bessarabiennes du cimetière parisien de Bagneux ;

– Léon Vorona, neveu de Léon Palaria, qui m'a donné de précieuses indications concernant la vie de sa famille et de celle de Léon Palaria pendant la période 39-45 ;

– Catherine Lechêne, secrétaire de la Mairie annexe de L'Hermitage Lorge et co-présidente de l'association pour l'entretien du site de la Butte-Rouge, qui m'a fait part de son entretien avec Estelle Palaria en 2009 et m'a fourni plusieurs photographies ;

– José Hofman, Studio Lehaïm, qui m'a fourni le portait de Léon Palaria extrait du photomontage de David Diamant ;

– Samuel Chicheportiche, doctorant, qui m'a obligeamment fourni de précieuses références de jurisprudence ;

– Karine Boquet, Pierre-Etienne Bouillot, Myriam Pommier, Gaël Thevenot et Caroline Viste-Martin, mes collègues d'AgroParisTech qui m'ont encouragé avec enthousiasme tout au long de mes recherches ;

– Cécile Moiroud, juriste, pour sa relecture attentive au fur et à mesure de l'écriture du présent ouvrage ;

– Roger Arditi, professeur honoraire à AgroParisTech, dont les écrits sur le ministère de l'agriculture sous Vichy m'ont ouvert de nouvelles pistes de recherche ;

– Pauline Debionne, archiviste au Sénat, qui m'a guidé par accéder aux débats parlementaires relatifs à la loi du 17 juin 1938 ;

– Roland Darré, professeur honoraire à l'ENV de Toulouse, qui m'a facilité la rencontre avec Michel Klein ;

– Michel Klein, docteur vétérinaire, qui m'a reçu avec chaleur pour éclaircir certains points relatifs à sa scolarité à l'ENVT au cours des années 40 ;

– Nathalie Cherchali, assistante archiviste à l'Université Paris Cité, qui m'a aidé à préciser la nature du diplôme de docteur vétérinaire de Léon Palaria ;

– Jean Claude Gluckman, professeur honoraire, qui a relu avec attention la première version de l'ouvrage ;

– Sonia Braham et Luc Requier, archivistes aux AN, pour leur aide précieuse et leurs suggestions pertinentes de pistes de recherche ;

– Dorothée Boichard, documentaliste au service Archives du Mémorial de la Shoah, pour les documents concernant Drancy ;

– Michel Baussier, ancien président du CNOV, pour son accueil très positif de la demande de réhabilitation de Léon Palaria. Elle a été l'occasion de nous remémorer notre première rencontre dans la clientèle de mon parrain, le docteur vétérinaire Henri Coirat à Charroux il y a près de 60 ans, et le prélude à de nombreux échanges et à de riches discussions ;

– Jacques Guérin, président du CNOV, pour son implication sans faille dans l'organisation de la cérémonie commémorative concernant Léon Palaria et ses 5 confrères interdits d'exercice ;

– Christophe Degueurce, directeur de l'ENV d'Alfort, pour son accueil chaleureux et sa lecture critique de l'ouvrage ;

– Alain Jacobzone, historien, pour sa réponse sur les Juifs en Anjou pendant l'Occupation ;

– Anne Laboulais, directrice de la communication au CNOV, pour le suivi de l'organisation de la cérémonie mémorielle et la fourniture de la photo de la plaque commémorative ;

– Gérard Larcher, Président du Sénat, pour avoir spontanément accepté de préfacer l'ouvrage.

Je dois une mention spéciale à :

– Marc Burelier (bhpt : bibliothèque historique des postes et télécommunication), qui, toujours avec le sourire, a transporté de très nombreux volumes de l'annuaire Didot-Bottin de la réserve à la salle de consultation ;

– Sonia Braham et Luc Requier, archiviste aux Archives nationales, pour leur aide dans l'obtention des dossiers de naturalisation et leurs suggestions de pistes de recherche qui se sont avérées fructueuses.

Je ne saurais oublier Brigitte Laude (directrice de la bibliothèque de l'ENVA) et les membres de son équipe, Jade Ka, Francis Moreau, Marie-Christine Romary et Virginie Willaime qui ont extirpé de la réserve des documents aussi poussiéreux que précieux et grimpé de nombreuses fois l'escabeau pour récupérer les ouvrages haut perchés.

Je dois des remerciements appuyés à Louis de Redon de Colombier pour avoir porté avec efficacité mes demandes de réhabilitation de Léon Palaria auprès de Marc Fesneau et Anne Genestet, ministres de l'agriculture.

Mes plus vifs remerciements vont enfin à mon beau-frère, Jacques Salavize, à ma belle-sœur, Suzanne Salavize, et à mon épouse, Annie Soyeux-Salavize, pour leurs nombreuses suggestions de pistes de recherche, leurs encouragements et leur relecture critique.

Tout ce travail de recherche et d'écriture n'a été possible que grâce au soutien constant et à la patience de mon épouse, elle qui m'a entendu raconter à maintes occasions l'histoire de Léon Palaria et de ses compagnons d'infortune.

Index des noms

Tables des figures et des tableaux

Lite des tableaux

Table des matières

Structures éditoriales du groupe L'Harmattan

L'Harmattan Italie
Via degli Artisti, 15
10124 Torino
harmattan.italia@gmail.com

L'Harmattan Hongrie
Kossuth l. u. 14-16.
1053 Budapest
harmattan@harmattan.hu

L'Harmattan Sénégal
10 VDN SICAP AMITIE 3
BP 45034 Dakar-Fann
direction@senharmattan.com

L'Harmattan Cameroun
Tsinga/Derrière polyclinique FECAFOOT
BP 11486 Yaoundé
Jacques.koukam@harmattan.fr

L'Harmattan Burkina Faso
Villa 281, secteur 23 623, rue 14.32
Ouagadougou
zagbie@outlook.fr

L'Harmattan Guinée
Almamya, rue KA 028 OKB Agency
BP 3470 Conakry
harmattanguinee@yahoo.fr

L'Harmattan RDC
185, avenue Nyangwe
Commune de Lingwala - Kinshasa
matangilamusadila@yahoo.fr

L'Harmattan Congo
219, avenue Nelson Mandela
BP 2874 Brazzaville
deunovmikhael@gmail.com

L'Harmattan Mali
Immeuble Mgr Jean Marie Cissé
Aci Hamadallaye
BP 145 Bamako
syllaka@yahoo.fr

L'Harmattan Togo
Djidjole - Maison Amela
face EPP BATOME
02 BP 20680 Lomé
didieramela11@gmail.com

L'Harmattan Côte d'Ivoire
Résidence Karl - Cité des Arts
Abidjan-Cocody
03 BP 1588 Abidjan
harmattan.ivoire@gmail.com

L'Harmattan Bénin
Rue 604, (Immeuble à l'entrée
de la rue UCAO- Cite de Saint-Jean)
Cotonou
stepcorpus@gmail.com

Nos librairies en France

Librairie internationale
16, rue des Écoles
75005 Paris
librairie.internationale@harmattan.fr
01 40 46 79 11
www.librairieharmattan.com

Librairie des savoirs
21, rue des Écoles
75005 Paris
librairie.sh@harmattan.fr
01 46 34 13 71
www.librairieharmattansh.com

www.ingramcontent.com/pod-product-compliance
Lightning Source LLC
LaVergne TN
LVHW011300061026
849535LV00005B/1327